腹部疑难病例影像解析

FUBU YINAN BINGLI YINGXIANG JIEXI

主　编　王　红

副主编　莫　蕾

科学出版社

北　京

内 容 简 介

作者精选临床上典型的、临床与影像科医师共同讨论过的、具有代表性的疑难病例，其中包括一些少见、罕见疾病和一些常见疾病的少见类型，以影像分析为主线，结合临床症状、体征、病理表现和内镜检查，阐述对腹部疑难病和少见疾病的诊断和鉴别诊断，重点突出诊断思维过程，理论联系实际，使读者对相关疾病的诊治有系统深入的了解。本书图文并茂，病例编排合理，适合消化科医师，影像科医师，临床及影像医学研究生、进修生，医学院校学生等阅读参考。

图书在版编目 (CIP) 数据

腹部疑难病例影像解析 / 王红主编 . —北京：科学出版社，2018.8
ISBN 978-7-03-058295-9

Ⅰ . ①腹…　Ⅱ . ①王…　Ⅲ . ①腹腔疾病－影像诊断　Ⅳ . ① R572.04

中国版本图书馆 CIP 数据核字 (2018) 第 158711 号

责任编辑：程晓红 / 责任校对：李　影
责任印制：李　彤 / 封面设计：蔡丽丽

科 学 出 版 社 出版
北京东黄城根北街 16 号
邮政编码：100717
http://www.sciencep.com

北京建宏印刷有限公司　印刷
科学出版社发行　各地新华书店经销

*

2018 年 8 月第 一 版　开本：889×1194　1/16
2023 年 2 月第三次印刷　印张：16
字数：458 000

定价：120.00 元
（如有印装质量问题，我社负责调换）

编 者 名 单

主　编　王　红
副主编　莫　蕾
编　委　王　红　广州市第一人民医院消化科
　　　　莫　蕾　广州市第一人民医院影像科
　　　　陈　洁　中山大学附属第一医院消化科
　　　　陈洛海　中山大学附属第一医院消化科
　　　　冯仕庭　中山大学附属第一医院放射科
　　　　叶子茵　中山大学附属第一医院病理科
　　　　刘一铭　中山大学附属第一医院肿瘤介入科
　　　　王　于　中山大学附属第一医院肿瘤介入科
　　　　王新颖　南方医科大学南方医院消化科
　　　　陈慧婷　广州市第一人民医院消化科
　　　　张　龙　广州市第一人民医院消化科
　　　　李永强　广州市第一人民医院消化科
　　　　冯志强　广州市第一人民医院消化科
　　　　刘　超　广州市第一人民医院消化科
　　　　林云安　广州市第一人民医院消化科
　　　　吴　敏　广州市第一人民医院消化科
　　　　吴　琼　广州市第一人民医院消化科
　　　　黄惠康　广州市第一人民医院消化科
　　　　刘凯杰　广州市第一人民医院消化科
　　　　江新青　广州市第一人民医院影像科
　　　　魏新华　广州市第一人民医院影像科
　　　　徐洪刚　广州市第一人民医院影像科
　　　　黄丹萍　广州市第一人民医院影像科
　　　　谌丹丹　广州市第一人民医院影像科
　　　　张绍全　中山大学附属第三医院感染科
　　　　梁杏花　广州市增城区人民医院消化科
　　　　刘志锋　广州市增城区人民医院影像科
　　　　毛　华　南方医科大学珠江医院消化科
　　　　张绍衡　南方医科大学珠江医院消化科
　　　　陈学清　广州医科大学附属第一医院消化科
　　　　樊力红　广州医科大学附属第一医院消化科
　　　　谭诗云　武汉大学人民医院消化科
　　　　陈明锴　武汉大学人民医院消化科
　　　　陈浩军　广州市番禺区中心医院消化科

万　瑜　广州市番禺区中心医院消化科

谢婷婷　广州医科大学附属第二医院消化科

杨　辉　广州医科大学附属第二医院消化科

赵亚刚　广州军区总医院消化科

谢子英　广州军区总医院消化科

杨绮红　广州市红十字会医院消化科

叶国荣　广州市红十字会医院消化科

罗国彪　广州市红十字会医院消化科

黎铭恩　广州市红十字会医院消化科

许春玲　广州市红十字会医院消化科

吕　霞　广州市红十字会医院消化科

刘序友　广州市红十字会医院消化科

陈玉花　广州市红十字会医院内镜诊疗中心

谭永宜　广州市红十字会医院内镜诊疗中心

李振辉　广州市红十字会医院介入科

华　兴　广州市红十字会医院病理科

洪劲松　广州市红十字会医院胃肠肛肠外科

梁治平　广州市红十字会医院放射科

方　力　广州市红十字会医院病理科

袁楚明　广东省揭阳市人民医院消化科

陈晓强　云南省普洱市人民医院消化科

岳发荣　云南省普洱市人民医院消化科

刀永祥　云南省普洱市人民医院普外科

罗正永　云南省普洱市人民医院肿瘤科

王　磊　云南省普洱市人民医院病理科

肖署峰　云南省普洱市人民医院普外科

张景山　云南省普洱市人民医院普外科

梁　涛　云南省普洱市人民医院骨科

杨海慧　云南省普洱市人民医院心内科

魏　翔　云南省普洱市人民医院肝胆外科

赵应宏　云南省普洱市人民医院肝胆外科

梁　颖　云南省普洱市人民医院普外科

杨　永　云南省普洱市人民医院感染科

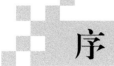

序

　　现代医学已经进入一个多学科整合时代，一名优秀的临床医师不仅要有坚实的本学科理论基础，还必须有相关学科的理论知识。一名消化科医师，腹部影像学是必须熟练掌握的技能；同样，一名影像科医师，也应该学习更多的临床专业知识，以提高临床思维能力。这就要求我们在日常工作中不断总结与思考，多学科医师一起共同讨论和争鸣，也就是我们常说的"多学科协作诊疗模式（MDT）"。

　　广州市第一人民医院消化科王红教授结合自己多年的临床经验，与相关学科教授联合编写的《腹部疑难病例影像解析》一书，精选临床上典型的、并经临床和影像科医师共同讨论的、具有代表性的136例腹部疑难病例，针对每一病例进行影像学分析，并结合疾病的临床特点进行临床分析，将临床与影像有机结合、相互印证，站在多学科角度共同探讨、剖析病例，体现了一种新颖的写作模式。同时结合近年来国内外消化系统疾病研究进展，特别是腹部疾病的最新研究，将本单位临床经验及国内最新的科研成果融入病例分析中，拓宽了我们对腹部疾病中疑难病例，特别是少见病、罕见病的诊疗思维，具有启迪性、实用性和可借鉴性。特别是作者在参加中央组织部博士服务团，深入云南少数民族地区工作期间，收集滇西南特有及少见病例，对这些疾病特点进行讨论和分析，有利于提高云南少数民族地区腹部疾病的诊治水平，有利于加强东、西部医学交流。

　　我有幸在该书出版前阅览全书，136例腹部疑难病例诊治经过介绍详尽，图文并茂、分析到位、可读性强，是一本对从事消化、影像、急诊、全科医学等专业临床工作的医师、研究生、进修生有实用价值的参考书，为此，我真诚地向消化界、影像学界同仁推荐此书，以期共同提高我国腹部疾病的诊治水平。

中国工程院院士

中国医师协会内镜医师分会会长

海军军医大学长海医院消化内科主任医师、教授

2018年7月10日于上海

前　言

我在临床工作多年，疑难和少见的病例遇见不少，但总是在忙碌中让它们匆匆流过，未能及时总结和回顾。作为临床医生，对于影像学是好奇和一知半解的，影像医生对于临床诊治也需要知道更多。随着现代科技的发展，信息的获取途径越来越多而且非常便捷，一些疑难病例也在瞬间被解疑。然而，这些信息往往是碎片化的，如不及时归纳总结，时间长了也难以留下一鳞半爪，于是萌生了把这些病例好好整理，供大家翻阅、讨论、借鉴的想法。同时，把临床和影像诊断结合起来，分析一些疑难和少见病例，给临床和影像医生一个沟通和交流的平台，这是本书写作的初衷。

本书精选临床上精心诊治过的，或临床和影像科医生共同讨论分析过的、有代表性的疑难病例，包括一些少见、罕见疾病和一些常见疾病的少见类型，以影像学分析为主线，结合临床症状、体征和内镜检查、病理表现，对腹部少见疾病进行诊断和鉴别诊断，重点突出诊断思维过程，影像与临床相结合，使临床医生对影像诊断技术有更深入地了解，也帮助影像医生理解临床诊断的分析过程。

书中大部分病例是我在广州市第一人民医院工作期间和同道们一起收集整理的。2018年，我参加了中组部博士服务团来到云南省普洱市工作，在西南边境地区看到一些在都市生活中比较少见的病例，于是把这些病例记录下来，以便与内地临床医生更好地学习交流。

消化科和影像科医生共同为本书精选了一些病例，其中不乏精彩之处，常常让我读得忘了时间。

成书过程中得到医学前辈、同道的大力指导和帮助。感谢各位编委的辛勤付出，感谢广州市第一人民医院和广州消化疾病中心的领导及各位同仁对本书的支持，感谢家人的奉献。

本书从羊城流花湖畔起步编撰，到普洱景迈茶山完成付梓，感谢普洱市人民医院领导和同道的大力支持，愿两地携手共进，共谱华章。

临床工作忙碌，编写时间有限，错误和疏漏之处，恳请各位同道及广大临床专家批评指正并提出宝贵意见。

广东省消化病学会副主任委员
广州市消化内镜学会主任委员
广州市第一人民医院内科部副主任

王　红

2018年2月12日于普洱

目　录

病例　1

【简要病史】　男性，16岁。腹胀13年，反复呕血9年。在当地检查提示三系细胞减少，肝大、脾大，骨髓细胞学检查提示增生性骨髓象。病毒学检查阴性，自身免疫性肝病抗体阴性，血清铜蓝蛋白正常。8年前再次呕血，黑粪。行脾切除术及食管胃底静脉离断术，术后病理提示慢性淤血性脾大，之后反复呕血，黑粪，多次行食管曲张静脉套扎术。生长发育正常，智力正常，无服中草药史。肝炎病毒学检查阴性，自身免疫性肝病检查阴性。

【腹部B超】　左肝前后径7.7cm，左肝上下径7.9cm，右肝厚度8.3cm，门静脉内径0.9cm，门静脉右支血流反向，附脐静脉开放。

【腹部CT及CT血管成像】　结节型肝硬化，门静脉高压，脾缺如，食管胃底、胃周静脉曲张，附脐静脉重开，门脉右支萎缩，继发轻度门脉海绵样变性，肝右叶萎缩（图1-1A、B）。

【腹部血管造影】　门静脉至左髂静脉分流通道，门静脉变细，下腔静脉血流通畅，未见阻塞现象，肝静脉显影正常（图1-1C、D）。

【最初诊断】　①肝硬化（肝功能Child-pugh C级）；②门静脉高压症。

【最后诊断】　①Abernethy畸形Ⅱ型；②门静脉高压症。

【诊断依据】　年轻男性，腹胀13年，反复呕血9年，影像学提示门静脉高压症，腹部血管造影（DSA）提示门静脉至左髂静脉分流通道。

【分析】　Abernethy畸形是由于门静脉系统发育异常而致的一种十分罕见的先天性肝外门体静脉分流畸形。

Abernethy畸形分为Ⅰ、Ⅱ型。Ⅰ型：门静脉干血完全向腔静脉分流而不回流到肝脏。绝大多数为儿童，多发生于女性，例如门静脉先天性缺失。常伴有其他先天畸形，如胆道闭锁、多脾、心脏缺陷及肝肿瘤等。Ⅰ型分为2个亚型：Ⅰa型，肠系膜上静脉与脾静脉分别直接流入下腔静脉，而不形成汇合点；Ⅰb型，起源于肠系膜上静脉与脾静脉汇合点的一段短的肝外静脉直接流入下腔静脉。Ⅱ型：门静脉干血部分回流到肝。Ⅱ型更为罕见，以男性为主，极少伴发其他先天畸形。

治疗方案根据Abernethy畸形的不同类型及患者情况决定，主要有：①内科保守治疗。主要是保护肝功能和治疗肝性脑病。②阻断分流道。可减少门、腔静脉分流，增加肝门静脉血灌注，但可使门静脉压增高。适合于Ⅱ型患者。③脾动脉大部分栓塞术。术后可改善脾大和脾功能亢进。④肝移植。适合于Ⅰ型患者。

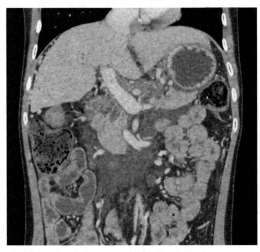

A　　　　　　　　　　　　　　　　　　B

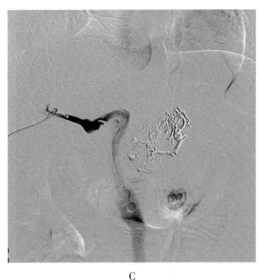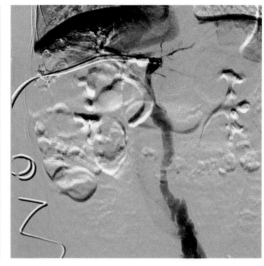

C   D

图1-1

（张绍全）

病例　2

【简要病史】　女性，21岁。反复牙龈出血、左上腹痛2年，牙龈自发出血，量少，可自行止血，伴有反复皮肤瘀斑，并出现左上腹痛，每次持续数分钟可自行缓解，与进食体位无关，无放射痛，伴反酸，无其他不适。在当地医院考虑血小板减少性紫癜，激素治疗无效。发育正常，智力正常。血常规：WBC 2.32×10^9/L，Hb 112g/L，PLT 34×10^9/L；ALT 17U/L，AST 13U/L，ALB 39.6g/L，GLB 20.1g/L，总胆红素16.2μmol/L，PT 16s，PTA 71%；血糖、血脂正常，肝炎病毒阴性，自身免疫性肝炎抗体阴性，血清铜蓝蛋白正常。骨穿刺提示：巨核细胞增多伴成熟障碍，考虑血小板减少性紫癜、脾功能亢进。

【腹部B超】　先天性肝纤维化伴Caroli病可能性大，左肝及尾状叶增大，右肝缩小，门静脉高压声像，附脐静脉开放，慢性胆囊炎，脾大，脾门静脉纡曲、扩张，多囊肾，双肾增大，双肾多发结石。

【腹部MRI】　肝硬化，门静脉高压，脾大，胃底静脉及脾静脉曲张，附脐静脉开放，肝内胆管扩张（图2-1A～C）；MRCP提示肝内胆管炎症狭窄

及扩张，末梢胆管多发囊性病灶（图2-1D），慢性胆囊炎，多囊肾。

【最初诊断】　①肝硬化；②血小板减少症。

【最后诊断】　①Caroli综合征，先天性肝纤维化，脾功能亢进，多囊肾；②肾结石；③慢性胆囊炎。

【诊断依据】　年轻女性，出现出血情况，脾功能亢进表现，血小板减少激素治疗无效，血常规提示三系细胞减少，血糖、血脂正常，肝炎病毒学检查阴性，自身免疫性肝病检查阴性，血清铜蓝蛋白正常，影像学检查提示肝硬化，门静脉高压，肝内胆管炎症狭窄及扩张，末梢胆管多发囊性病灶，多囊肾。

【分析】　Caroli病是一种以肝内大胆管多灶性节段性扩张为特征的先天性疾病。此病多伴有不同程度的肾脏囊性疾病。Caroli有两种变异型：①Caroli病是较少见的一型，其特征是胆管扩张，无其他明显的肝脏异常。②Caroli综合征，表现为胆管扩张伴先天性肝纤维化（congenital hepatic fibrosis，CHF）。大多数病例为常染色体隐性遗传，并伴有常染色体隐性遗传性多囊肾病（autosomal recessive polycystic kidney disease，ARPKD），极少数病例伴有常染色体显性遗传性多囊肾病（autosomal dominant polycystic kiduey disease，ADPKD）。Caroli综合征的临床表现与胆管异常和先天性肝纤维化导致的门静脉高压均有关。ARPKD通常出现于新生儿，甚至尚在宫内时即可查出，发病年龄有很大差异，因为起病症状在成年人（门静脉高压或胆管炎）或患肾病或胆汁淤积的新生儿中均有。Caroli病的胆管囊样或梭状扩张使得胆汁易于停滞，导致胆泥和胆管内结石形成。常发生细菌性胆管炎，甚至并发败血症和肝脓肿形成，还可能因胆道梗阻而继发胆汁性肝硬化。Caroli综合征患者可表现为门静脉高压及其后遗症，如腹水和食管静脉曲张出血。其他患者仅表现为间歇性腹痛。瘙痒及肝大常见。Caroli综合征患儿由于胆管炎和门静脉高压的共同作用，通常症状出现更早、病情进展更快。通过影像学检查显示胆管扩张，以及近侧肝内大胆管不规则囊性扩张而胆总管正常，可确诊Caroli病和Caroli综合征。这些表现通过超声、内镜下逆行胰胆管造影和磁共振胆管造影均易于发现，影像学检查还可显示ARPKD的肾表现，很少需要通过肝活检来确诊。Caroli综合征取肝活检通常显示宽大带状的成熟纤维化组织和扭曲的胆管结构，为先天性肝纤维化的特征性表现。还可能有门静脉分支发育不全。在扩张的胆管周围可见急性和慢性炎性细胞浸润。在Caroli病中，仅见肝内大胆管扩张。肝活检可能显示胆管炎表现。

治疗主要方案是支持治疗，并应根据个体情况而定。胆管炎和脓毒症应使用适当的抗生素治疗，并尽可能取出胆石；长期胆汁淤积的患者需要补充脂溶性维生素；已发生食管静脉曲张的患者应预防性使用非选择性β受体阻滞药。患者的肝功能可能尚维持良好，可行选择性分流手术可缓解门静脉高压。如果出现其他原因无法解释的临床恶化或出现新的胆道狭窄，应怀疑发生了胆管癌。对于胆道感染反复发作的患者，特别是还有门静脉高压相关并发症的患者，可能需要接受肝移植。

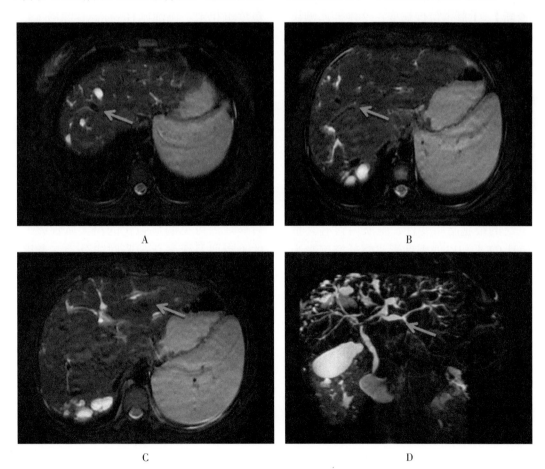

A

B

C

D

图2-1

（张绍全）

病例 3

【简要病史】 男性，35岁。体检发现肝脏占位9个月余，腹痛3d，查体无异常，AFP 179ng/L，乙肝表面抗原阳性，HBV-DNA 2.13×10^5IU/ml，肝功能、凝血功能轻度升高。腹部CT示：①肝右前叶占位，考虑血管平滑肌瘤可能性大；②肝硬化伴肝内多发再生结节形成。

【腹部CT】 CT病灶平扫密度不均匀，为低密度夹杂索片状等密度影，内见多量脂肪密度影。增强扫描动脉期瘤内杂索片状等密度影轻度强化，门静脉期持续轻度强化，实质期缓慢退出，呈"慢进慢出"的表现，脂肪成分无强化，瘤内见数处小片状坏死和囊变区，表现为无强化液性密度影（图3-1A～E）。

【最初诊断】 ①肝占位性病变；②慢性乙型病毒性肝炎；③肝囊肿。

【最后诊断】 ①富脂型肝细胞癌；② 慢性乙型病毒性肝炎；③肝囊肿。

【诊断依据】 中年男性，发现肝占位9个月余，腹痛3d，伴乙型病毒性肝炎病史，AFP升高。腹部CT示：肝右前叶占位。术后病理证实：富脂型肝细胞癌。

【分析】 富脂型肝细胞癌是肝癌中少见的特殊类型，是一种以细胞形态特点为依据的诊断，主要表现为广泛的细胞脂肪变性，胞质内含有大量脂肪滴。病灶CT平扫以低密度影或略低密度影为主，较小的病灶密度均匀或呈较均匀低密度，而巨块型肿块通常密度不均匀，中心常有坏死和囊变，表现为大小不等的更低密度区，内可见程度不等的脂肪密度成分，病灶边缘可呈分叶状，边界清楚/模糊，有/无包膜。增强扫描其强化方式为动脉期无明显强化或轻度强化，门静脉期轻度持续强化，实质期缓慢退出，呈"慢进慢出"的表现，是本型肝癌主要特征，与典型的肝细胞癌"快进快出"有较明显差异。其强化特点可能与肿瘤细胞胞质内富含大量脂肪滴而呈透明状，癌细胞大多为中度分化相关，也反映出该型原发性肝细胞癌组织细胞分化较好，恶性程度较低的病理特征。本患者病理显示：①（右肝）结合HE染色形态及免疫组化结果，符合原发性肝细胞癌伴片状出血、坏死，切片上未见肯定的微血管癌栓（MVI），近癌旁肝组织内可见多个卫星结节灶（数量＞5个），癌组织邻近肝被膜，切除肝组织断端切片上未见癌累及；免疫组化示：癌细胞Hepatocyte弥漫（＋），CK8/18及Arginase-1弥漫弱（＋），pCEA弥漫（＋），AFP、Glypican-3及CK7小灶（＋），CD34及ERG显示肝窦内皮毛细血管转化，Ki-67 5%～40%，余CK19及Napsin-A均（－）。②癌旁肝组织呈慢性肝炎伴肝硬化，Masson染色显示肝内纤维组织增生假小叶形成（图3-2A、B）。本例富脂型肝细胞癌术前误诊为肝血管平滑肌脂肪瘤，两者主要鉴别点：肝血管平滑肌脂肪瘤CT多表现为边界清楚的类圆形病灶，无包膜，密度不均匀并含有脂肪成分，增强后病灶内可见明显强化的粗大血管影、中度强化的平滑肌及无强化的脂肪成分，三者呈紊乱编织状或洋葱状分布，是其特征性CT表现，结合临床无肝炎病史，实验室检查相关指标阴性等，可资鉴别。

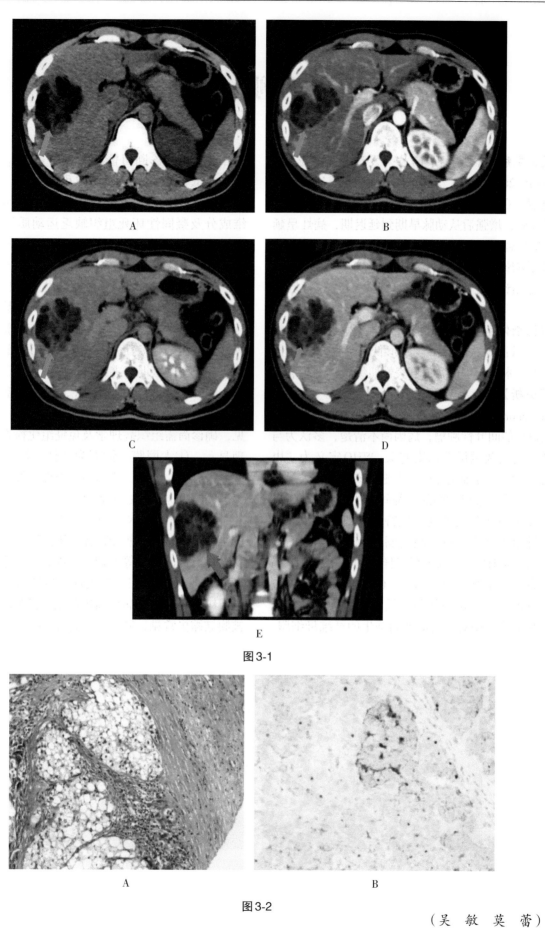

图3-1

图3-2

（吴　敏　莫　蕾）

病例 4

【简要病史】 男性，67岁。发现肝内占位8年余。AFP：260.2ng/ml，肝功能、凝血四项轻度异常。

【腹部CT】 肝右后叶下段圆形低密度肿块影，边缘模糊，增强后从动脉早期到延迟期，病灶呈延迟不均匀强化趋势（图4-1 A～E）。

【最初诊断】 肝占位。

【最后诊断】 肝炎性肌纤维母细胞瘤（低度恶性）。

【诊断依据】 老年男性，发现肝内占位8年余。CT示：肝右后叶下段圆形低密度肿块影，边缘模糊。术后病理证实为肝炎性肌纤维母细胞瘤。

【分析】 肝炎性肌纤维母细胞瘤（hepatic inflammatory myofibroblastic tumor，HIMT）是一种少见独特的间叶性肿瘤，病因尚不清楚，多认为与感染、免疫及过敏等因素有关；WHO定义为"由分化的肌纤维母细胞性梭形细胞组成，常伴大量浆细胞和（或）淋巴细胞的一种间叶性肿瘤"。HIMT的影像表现充分反映其病理特点，病灶内不同程度纤维组织增生、炎细胞浸润、凝固性坏死间质血管增生是HIMT影像表现多样化的病理基础。病灶形态多数呈圆形或类圆形，CT平扫呈低密度或稍低密度，密度可不均匀，低密度区为浸润的慢性炎性细胞，相对高密度区为增生的纤维母细胞。

MRI对本病的诊断可能有较大价值，T_1WI上病灶多为略低信号，T_2WI呈等或稍高信号，这是由于病灶内含有较多纤维成分及凝固性坏死组织，而纤维成分及凝固性坏死组织缺乏运动质子所致。动态增强CT与MRI强化形式相似，肝动脉期表现多样，从不强化至明显强化均可，无强化或轻度强化是因为HIMT主要由门静脉参与供血，肝动脉供血很少。门脉期及延迟期较具特征性，多数呈明显持续强化，均匀或不均匀，强化部分为瘤体实性成分，无强化区为炎性渗出或坏死部分，部分病灶内强化与低密度区混合夹杂可形成网格状、蜂窝状改变。HIMT临床表现无特异性，缺乏典型的临床症状和体征，影像学表现虽有一定特征，但本病少见，确诊尚需组织病理学及免疫组化检查。本例病理显示：①大网膜，镜下为变性、坏死的脂肪组织，未见癌。②肝，考虑为肝炎性肌纤维母细胞瘤（低度恶性）。免疫组化：Des（-）、HMB-45（-）、Vimeentin（-）、ALK（-）、CD34（-）（图4-2A、B）。HIMT需与肝内胆管细胞癌、肝脓肿、特异性或非特异性炎性肉芽肿等鉴别，肝内胆管细胞癌多位于肝左叶，在CT平扫上多表现为略低密度，与正常肝组织分界不清，病灶周边常见到扩张的胆管，肝被膜皱缩更常见，肿瘤标志物CA-199常升高。

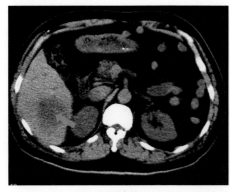

A（平扫）

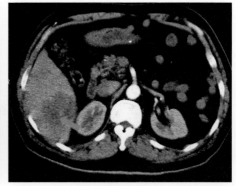

B（动脉早期）

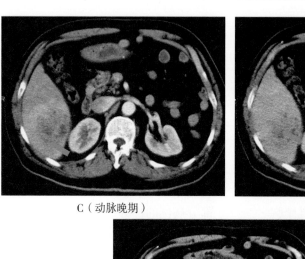

C（动脉晚期）　　　　　　　　　　D（门脉期）

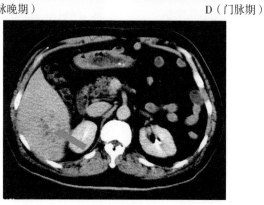

E（延迟期）

图 4-1

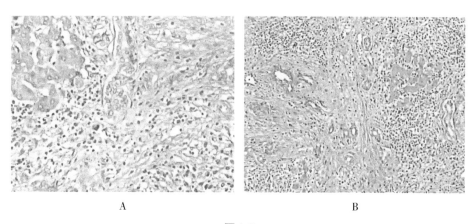

A　　　　　　　　　　　　　　　B

图 4-2

（吴　敏　莫　蕾）

病例　5

【简要病史】　女性，43岁。反复胸闷、气促8年余，体格检查：双侧呼吸音减弱，未闻啰音，AFP、肝功能、乙肝两对半等无异常。X线胸片：胸腔积液。

【腹部B超】　肝内多发低密度影。

【腹部CT】　图5-1A～F分别为平扫、增强扫描动脉早期、动脉晚期、门脉期及延迟期，图5-1F为冠状位重建，肝体积减小，形态较规则，肝实质密度不均匀，肝内见多发大小不等低密度影，呈类圆形或不规则状，边缘部分清楚、部分模糊，增强后部分病灶边缘呈花环状、斑条状强化，部分病灶未见强化。增强扫描动脉期肝右叶见多发斑片状高密度影，其余各期密度未见异常，拟异常灌注。脾内可见囊状低密度影，边界清楚。双侧胸腔见大量液性密度影，密度不均匀，内见多发分隔线，左侧内见斑点状钙化。

【最初诊断】 ①肝内点位病变；②胸腔积液。

【最后诊断】 肝淋巴管瘤合并血性乳糜胸。

【诊断依据】 中年女性，因胸闷、气促，体格检查发现胸腔积液及肝脏病变。CT表现为肝实质密度不均匀，肝内多发大小不等低密度影，呈类圆形或不规则状，病理诊断肝淋巴管瘤。

【分析】 淋巴管瘤是起源于淋巴系统的良性肿瘤。可发生于任何年龄，最常见于儿童，无明显性别差异。淋巴管瘤多为单发，同时发生在2个不同脏器或在同一脏器内有2个以上相对孤立的淋巴管瘤者称为淋巴管瘤病或多发性淋巴管瘤。淋巴管瘤约95%发生在颈部和腋窝，腹部淋巴管瘤不足1%，主要累及肠系膜及腹膜后腔，肝淋巴管瘤极为罕见，且多为淋巴管瘤病的一部分。本病例经病理确诊，病理显示：镜下可见多个体积较小的囊肿，囊壁被覆单层扁平上皮，囊内可见少许红染的液体，似淋巴液，结合临床，符合淋巴管瘤并改变，未见癌组织转移（图5-2A、B）。单发性肝淋巴管瘤CT表现为边界清楚的囊性肿块，一般呈类圆形，大小可为2～3cm或到15cm以上。囊壁厚薄不均，外缘多光滑，与正常肝组织分界清楚，可突出肝外。囊壁内缘多粗糙，可见结节状、不规则突起。囊内密度不甚均匀，CT值一般为3～35HU，可见薄的分隔。钙化少见。增强扫描显示囊壁及分隔多表现为轻度强化，壁结节可有较明显强化及延迟强化。淋巴管瘤病灶累及肝表现为肝内多发囊性病灶囊壁薄，边界清，可以弥漫分布于整个肝，囊腔大小不等，直径0.2～5cm。囊内密度较高。少部分病例的部分病灶内或边缘可见小结节状或弧形钙化灶。增强扫描显示无强化。淋巴管瘤累及脾远多于肝。同时受累时，病灶表现相似。鉴别诊断：①发生于幼儿的淋巴管瘤主要与肝母细胞瘤、婴幼儿血管内皮瘤和间叶性错构瘤鉴别。肝母细胞瘤生长速度快，多有血清AFP升高，为囊实性肿块，但没有典型的间隔，增强呈明显不均匀强化，可有侵犯周围结构或转移等恶性征象。血管内皮瘤的主要鉴别点是增强扫描为边缘性、渐进性强化。间叶性错构瘤影像表现与淋巴管瘤颇为相似，鉴别诊断十分困难，需要病理检查。②发生于成年人的淋巴管瘤不易与巨大海绵状血管瘤鉴别，关键在于增强扫描，有时延迟扫描尤为重要，即使不典型的血管瘤也会表现为延迟充填，而淋巴管瘤仅见边缘及病灶内的分隔轻度强化，延迟扫描后病灶主题仍缺乏强化。多发性肝淋巴管瘤可类似于肝囊肿，一般也难以显示病灶内的间隔，囊壁稍厚、可有轻度强化是其特点。

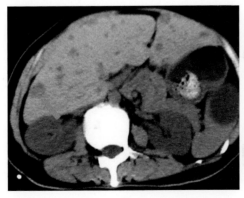 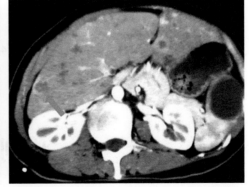

A   B

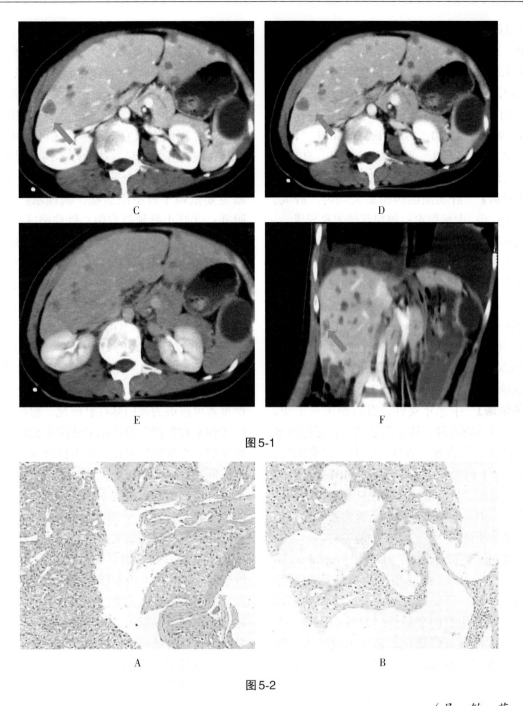

图5-1

图5-2

（吴　敏　莫　蕾）

病例　6

【简要病史】　女性，66岁。因皮肤瘙痒1年，伴皮疹在当地诊所给予地塞米松、抗生素、中草药（含土三七）等治疗，2个月前出现进行性加重的腹胀，双下肢水肿，体重增加6kg，无心悸、气促、胸闷，无尿少、泡沫尿。查体：神志清醒，无慢性肝病体征，心肺检查无特殊，腹部膨隆，腹壁静脉显露，腹软，无压痛，无跳痛，肝肋下3cm可触及，质韧，无触痛，脾未触及，移动性浊音（+），双下肢中度凹陷性水肿。血常规：WBC 5.48×10⁹/L，Hb 130g/L，PLT 226×10⁹/L；肝肾功能：ALT 25U/L，AST 44U/L，ALB 30.4g/L，GLB 29.7g/L，TBIL 16.79μmol/L，DBIL 10.6μmol/L，BUN 5.66mmol/L，CR 56μmol/L。腹水常规：WBC 695×10⁹/L，NEU% 4%，RBC 9000×10¹²/L，GLU 6.35mmol/L，LDH 131U/L，总蛋白46.6g/L。肝炎病毒阴性，自身免疫性肝炎抗体阴性，甲胎蛋白正常。

【腹部B超】 肝实质回声密集欠均匀，肝大，内未见占位；中-大量腹水；泌尿系统未见异常。

【腹部MRI】 ①肝弥漫性肿大，肝淤血、异常灌注，考虑肝小静脉闭塞综合征，并继发性肝右叶外周炎性损伤，胃底静脉轻度曲张，少量腹水。②肝左、中、右静脉纤细，血流尚通畅，未见明确布加综合征征象（图6-1 A～D）。③MRCP示肝内外胆管未见明确梗阻性病变。④慢性胆囊炎。

【最初诊断】 腹水查因：肝硬化？

【最后诊断】 肝小静脉闭塞综合征。

【诊断依据】 中老年女性，有口服土三七史，突发腹胀、双下肢水肿，体重明显增加，无肾性水肿和心源性水肿的表现。查体：肝大，腹水阳性，双下肢水肿。B超提示肝大，腹水。MRI提示肝弥漫性大，肝淤血、异常灌注，考虑肝小静脉闭塞综合征，肝左、中、右静脉纤细，血流尚通畅，未见明确布加综合征征象。

【分析】 肝小静脉闭塞症（hepatic venular occlusive disease，HVOD），指肝小叶中央静脉和肝小静脉支内皮肿胀、纤维化，从而引起管腔狭窄甚至闭塞，继而发生肝内窦后性门静脉高压症、肝细胞萎缩、弥漫性肝纤维化，临床出现肝大、肝区疼痛、腹水等，50%以上患者可以康复，20%的患者死于肝衰竭，少数患者发展为肝硬化门静脉高压。本病发生最早、最根本的病理改变是肝窦阻塞，有学者建议更名为肝窦阻塞综合征。目前报道最多的是，食用含吡咯烷生物碱的野生植物或草药，如土三七、狗舌草、猪屎豆、天芥菜等。吡咯双烷生物碱由肝内脱氢而成，其衍生物与亲核组织结构发生反应，形成"结合吡咯"，具有化学活性并起烷化剂作用，可引起肝细胞、肝窦和小静脉内皮的损伤，随后纤维蛋白相关抗体沉积于内皮下，与血管腔内停滞的液体、细胞碎

片，逐渐阻塞了静脉回流，导致肝窦高压，最后纤维组织增生而导致管腔狭窄、闭塞。HVOD在MRI表现为在门脉期与延迟期可清晰显示对比剂受阻于门脉分支末端区肝实质内，而未能进入肝叶、段静脉；HVOD的肝窦、小静脉病变在肝内分布不尽均匀，因此组织淤血、坏死区可呈补丁状分布，MRI表现为肝实质呈雪花片样不均匀强化，易误诊为不均匀脂肪肝、血管瘤甚至肝癌等。HVOD的诊断主要依赖于肝组织活检，病理示：①肝小静脉阻塞；②肝小静脉管腔偏心性狭窄或硬化；③第3带细胞坏死；④肝窦纤维化。目前诊断常用Seattle标准或Baltimore标准。Seattle标准为至少有以下中的两项：胆色素≥2mg/dl（≈34μmol/L）；肝大，右上腹痛；腹水（+/-）不能解释的体重增加超过原体重的2%。Baltimore标准即高胆红素血症（≥2mg/dl）且有以下三项中的两项以上同时存在：肝大（通常疼痛）、腹水、体重增加超过原体重的5%。其临床表现为疼痛性肝大、腹水及黄疸等，严重者可进展为非门脉性肝硬化。根据病史、入院后实验室和影像学检查结果排除布加综合征、肝静脉狭窄、心源性肝淤血、病毒性肝炎等其他原因导致的肝功能损害和腹水，同时排除结核、肿瘤及自身免疫性疾病导致的腹水，可以得出诊断。本病当前尚无特效疗法，早期可疑病例，及时停止接触、摄取和应用肝毒性物质，以支持治疗和对症处理为主：①支持疗法，静脉输注清蛋白或血浆，补充维生素，纠正水、电解质、酸、碱平衡，维护有效循环血容量、肾血流灌注量。②腹水量多且较顽固时，限制钠盐的摄入、利尿，必要时放腹水或腹水超滤净化后静脉回输，以减少蛋白质的丢失。③抗凝、祛聚疗法，小剂量肝素皮下注射，即每12小时皮下注射肝素6250U，持续1周，同时应用右旋糖酐-40（低分子右旋糖酐）、丹红、川芎，改善肝、肺和肾微循环。④防止感染，对合并感染者应用广谱抗生素。⑤间断吸氧，有条件者高压氧，消除循环系统的低氧血症，减轻肝脏水肿。⑥促进肝细胞再生药物，如肝细胞生长因子（HGF）、胰高血糖素、酚妥拉明等，可酌情应用。前两者有促进肝细胞再生的作用，而后者促进肝窦周围血管扩张，增加肝血流量，增加肝氧摄取率和利用率。

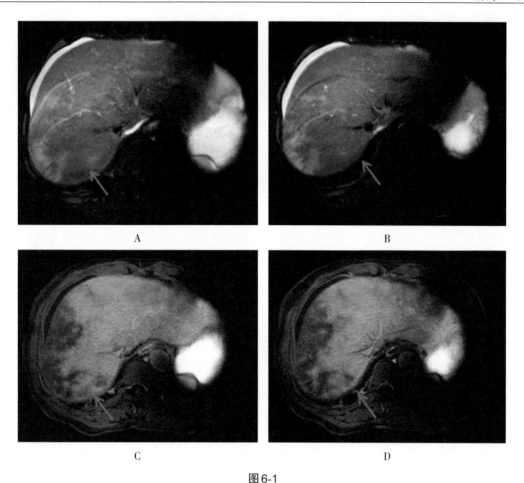

A   B

C   D

图6-1

（张绍全）

病例　7

【简要病史】　男性，30岁。反复发热1个月，上腹压痛10d、加重2d。1个月前开始出现反复发热，以低热为主，最高体温38.0℃，伴盗汗、疲倦、全身乏力，近4个月体重下降约4kg，无咳嗽、咳痰、咳血、胸痛、盗汗等，上腹部正中压痛，无反跳痛。肝功能：GGT 134U/L，ALP 121U/L，ALT、AST、胆红素、白蛋白、球蛋白等均正常。血常规：WBC $10.74×10^9$/L，Hb 124g/L，AFP、乙肝两对半、丙肝抗体、肝吸虫抗体阴性。MRI提示：肝内多发占位，考虑转移瘤可能，腹膜后、肝门区胰头前多发肿大淋巴结。

【胸腹部CT】　两肺门及纵隔多发肿大淋巴结，考虑感染性病变，肝内多发异常密度影（图7-1 A、B）。

【最初诊断】　肝内多发占位：转移瘤？

【最后诊断】　肝结核。

【诊断依据】　年轻男性，慢性起病。反复发热1个月，伴上腹痛及体重下降，无肝病及结核病史。白细胞轻度升高，肝功能GGT、ALP升高，腹部CT和MRI提示：肝内多发占位，腹膜后、肝门区胰头前多发肿大淋巴结。肝穿刺病理确诊：肝结核。

【分析】　肝结核（tuberculosis of the liver）较为少见，多为结核病全身性播散之局部表现，患者常同时患肺结核或肠结核，结核菌可经血行、淋巴及直接侵犯等途径进入肝，称为继发性肝结核。原发性肝结核系指结核累及肝，并成为其全部临床表现的原因，或者当发生肝结核时，其他部位的结核病灶已自愈或非常隐匿而未发现，肝为唯一发现结核的器官。肝结核因缺乏特异的症状和体征，故临床误诊、误治率较高。患者主要表现为肝外、肺、肠等结核引起的临床表现，一般不出现肝病的临床症状，起病缓慢，重者有低热、乏力、盗汗、消瘦及肝区疼痛，经过抗结核治疗肝内结核可随之治愈，临床上很难做出肝结核的诊断。本病例经肝穿刺病理确诊，病理镜下见肝组织中有大片干酪样坏死，坏死灶边缘可见类上皮细胞增生，局灶可见郎罕巨细胞，肝组织中见大量以淋巴细胞为主的慢性炎性细胞浸润伴小胆管增生。免疫组化：CD68（＋），CK19小胆管（＋），CD34染色显示无明显新生血管形成，Ki-67阳性细胞呈散在分布；抗酸染色可疑（＋），考虑为结核，未见恶性肿瘤（图7-2 A、B）。肝结核影像学特征：①X线腹部平片可能发现肝内钙化灶。②B超可发现肝大及肝内较大的病灶，亦可在其引导下做病灶穿刺检查。③CT扫描能发现肝内病灶，多数为非特异性的。有几种类型：①粟粒型肝结核，此型多见。CT可见肝大，肝内多发粟粒状低密度灶；或者肝大伴密度减低，而对多发、细小病灶CT分辨不清。此型若无肝外结核存在，只靠CT检查多不能确诊。最后靠活检病理诊

断。绝大多数粟粒型肝结核经药物治疗后，病变吸收、纤维化、钙化。②结节型肝结核，平扫时表现为肝内结节低密度病变，或密度不均匀之混合密度形态。增强扫描可见轻至中度的边缘强化。病变单发或多发，中心形成干酪性坏死，并形成结核性脓疡。③混合密度型者，CT表现为类圆形2～5cm大小之结节状病变，中心高或等密度，并可能钙化，为斑点状或"粉末状"钙化。周围为低密度，边缘有一均匀的薄环，有环状增强征象。结核性胆管炎极为少见，为沿胆管壁走行的钙化。④腹腔检查可发现肝表面的黄白色点状或片状病变，并在直视下做病灶穿刺、做病理及细菌学等进一步的检查。⑤开腹探查个别疑难病例，必要时可通过手术途径获得明确的诊断。治疗原则：①抗结核药物治疗，用药方案可参照肺结核，应适当延长疗程。肝结核患者有ALT升高等肝功能异常时，不仅不是抗结核治疗的禁忌证，反而是适应证，疗程中ALT可能有小的波动，但很快恢复正常。②手术治疗，对结核性肝脓肿较大者，在有效抗结核药物治疗的同时，可考虑手术引流或行肝叶切除术。本例患者腹部CT平扫发现肝内多发异常低密度影，两肺门及纵隔多发肿大淋巴结，考虑感染性病变，肝穿病理证实为肝结核，经抗结核治疗后症状改善。

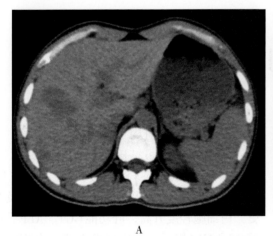 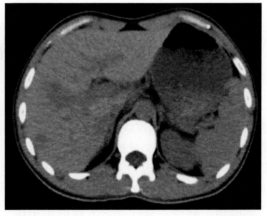

A   B

图7-1

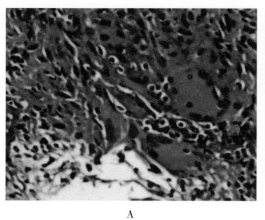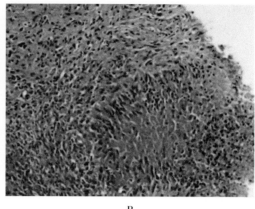

A   B

图 7-2

（吴 琼 王 红 莫 蕾）

病例 8

【简要病史】 女性，18岁。下肢震颤、反复巩膜黄染、全身水肿8年，并逐渐加重，无低热，无关节疼痛，无排陶土色粪便。4年前曾因肢体颜面水肿在当地县医院诊断"肝腹水"。父母近亲结婚。否认家族遗传病史及长期服药史。查体：全身皮肤黏膜黄染，无皮疹及皮下出血，无肝掌，无蜘蛛痣，无周围浅表淋巴结大。巩膜黄染，角膜正常，腹部稍膨隆，腹壁柔软，肝、脾未触及，胆囊未触及，肝区无叩击痛，移动性浊音阴性，肠鸣音4次/分，下肢震颤。甲、乙、丙肝炎相关抗体、抗核抗体谱、自身免疫性肝病抗体未见异常。ALB 33.8g/L、ALT 39U/L、AST 100U/L、GGT 423U/L、TBIL 315.4μmol/L、DBIL 152.7μmol/L。血清铜蓝蛋白0.025g/L（参考值0.21～0.53g/L）。24h尿酮198.7μg。裂隙灯检出角膜缘K-F斑。

【腹部B超】 肝实质回声增粗增强，肝损伤后改变，轻度脾大，盆腔少-中量积液。

【腹部CT】 肝弥漫分布结节状、斑片状高密度影，直径多在1cm左右，部分稍突出于肝轮廓外，增强扫描肝密度显示逐渐均匀一致，未见明确低密度影。肝弥漫高密度结节影，符合肝豆状核变性CT表现（图8-1A、B）。

【最初诊断】 黄疸原因待查：肝豆状核变性？

【最后诊断】 肝豆状核变性。

【诊断依据】 ①青年女性，18岁，父母近亲结婚。②查体：皮肤、巩膜黄染。③实验室检查：血清铜蓝蛋白0.025g/L，24h尿酮198.7μg。④裂隙灯检出角膜缘K-F斑。⑤腹部影像学：肝弥漫高密度结节影，符合肝豆状核变性CT表现。⑥经青霉胺治疗，24h尿酮增加。

【分析】 肝豆状核变性又称Wilson病，1921年定名，据欧美流行病调查本病发病率为0.2/10万人。本病属于常染色体隐性遗传性铜代谢障碍，造成铜在体内各脏器沉着，以大脑豆状核、肝、肾及角膜为甚。临床主要表现神经-精神症状与肝症状两大方面。本病患儿多呈缓慢进行性经过，于起病4～5年死于肝衰竭或并发症。绝大部分早-中期患者通过驱铜等系统治疗后获得与正常健康人相似的工作、学习和寿命。本病例肝影像学表现考虑铜沉积所致，给予青霉胺治疗后24h尿酮增加。因处于病程后期存在肝硬化，预后不良。对于有肝衰竭的患者，应考虑肝移植治疗。

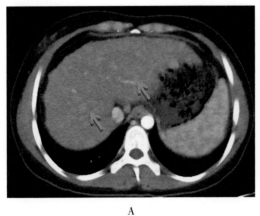 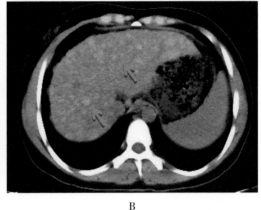

A   B

图 8-1

（陈晓强）

病例 9

【简要病史】 女性，19岁。因反复全身水肿10余年，加重2个月入院。查体：双眼睑轻度水肿，腹部叩诊浊音，移动性浊音阳性，双下肢中度凹陷性水肿。血常规：WBC 2.71×10^9/L，RBC 3.16×10^{12}/L，Hb 101g/L，PLT 50×10^9/L。粪便常规未见异常。生化：钾2.55mmol/L，钙 1.90mmol/l。白蛋白34g/L。血清铜蓝蛋白（CER）<0.08g/L。乙肝两对半：乙型病毒表面抗体定量 22.20mU/ml，余阴性。

【腹部B超】 肝硬化声像，胆囊壁粗糙、增厚，脾大；腹水，胰腺未见异常回声（图9-1A）。

【腹部CT】 肝豆状核变性，肝硬化，脾大，门静脉高压，腹水，慢性胆囊炎（图9-1 B～D）。

【最初诊断】 ①肝豆状核变性；②代谢性肝硬化。

【最后诊断】 ①肝豆状核变性；②代谢性肝硬化；③脾功能亢进；④低钾、低钙血症。

【诊断依据】 青年女性，19岁，病程长，缓慢起病。因反复全身水肿10余年，加重2个月。 血清铜蓝蛋白（CER）<0.08g/L。腹部CT：肝豆状核变性，肝硬化，脾大，门静脉高压，腹水，慢性胆囊炎。

【分析】 肝豆状核变性为常染色体隐形遗传性疾病。绝大多数限于同胞一代发病或隔代遗传，罕见连续两代发病。致病基因ATP7B定位于染色体13q14.3，编码一种1411个氨基酸组成的铜转运P型ATP酶。ATP7B基因突变导致ATP酶功能减弱或消失，引致血清铜蓝蛋白合成减少以及胆道排铜障碍，蓄积在体内的铜离子在肝、脑、肾、角膜等处沉积，引起进行性加重的肝硬化、锥体外系症状、精神症状、肾损害及角膜色素环等。脑影像学检查：CT可显示双侧豆状核对称性低密度影，MRI比CT特异性更高，表现为豆状核（尤其是壳核）、尾状核、中脑和脑桥、丘脑、小脑及额叶皮质 T_1 加权像低信号和 T_2 加权像高信号，或壳核和尾状核在 T_2 加权像显示高低混杂信号，还可有不同程度的脑沟增宽、脑室扩大等。肝影像学检查：CT可显示肝体积缩小、轮廓不整、表面呈波浪样突起。肝内可见多发、大小不等、直径1～2cm稍高密度结节，边界尚清，平扫CT值为49～71HU，增强后CT值为60～72HU，有轻微强化，并可伴腹水征象及典型的门静脉高压。本病例处理上以青霉胺驱铜、护肝、补钾及补镁纠正电解质紊乱、利尿等为主，患者经治疗后水肿消退，病情好转。如治疗后患者反复发生顽固性腹水，建议行肝移植治疗。

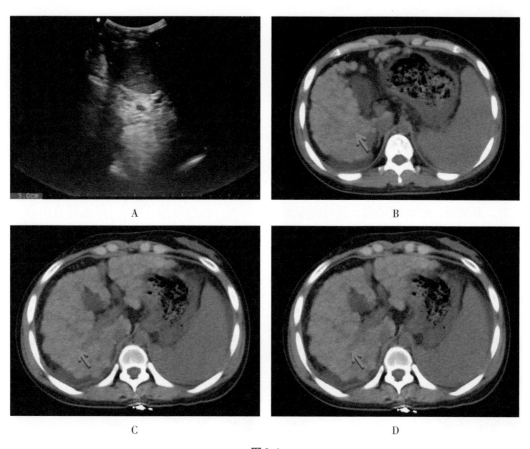

图 9-1

（张绍衡　毛　华）

病例　10

【简要病史】　男性，39岁。反复发热、右上腹部疼痛1个月。最高体温39℃，无寒战，无黄疸，X线胸片提示右膈面抬高；血常规、肝功能正常，CRP 156.6mg/L，PPD阳性，无结核、肝炎、高血压、糖尿病等病史，给予抗感染治疗效果差，反复发热。先后两次肝穿刺均未能引出脓液，改行肝穿活检术。

【腹部B超】　肝右叶9.0cm×6.7cm等回声团，边界清，形态规则，门静脉内径1.0cm（图10-1A）。

【超声造影】　病灶比正常肝组织增强时间提前2s，边界清晰，动脉期呈环状高增强，中心无增强，门脉期和延迟期周边为等增强，中心无增强（图10-1B）。

【腹部CT】　肝S8段见一低密度影，大小约7.08cm×7.00cm，边缘尚清，密度不均匀，内见分隔，增强呈分隔状强化，未见明显实性成分。印象：考虑肝S8段肝脓肿可能性大（图10-2 A～D）。

【最初诊断】　肝脓肿。

【最后诊断】　肝未分化胚胎性肉瘤。

【诊断依据】　男性，39岁，反复发热、右上腹部疼痛1个月，肝功能正常，B超提示肝内占位，CT考虑肝脓肿可能性大，给予抗感染治疗效果差，肝穿刺引流无脓液引出，后病理确诊肝肉瘤。

【分析】　肝未分化胚胎性肉瘤（undifferentiated embryonal sarcoma of liver，UESL）是一种罕见的、高度恶性的间叶源性恶性肿瘤。1978年，由美国的Stocker和Ishak首次报道，发病率低，预后差，生存期短，病死率高，至2018年有效文献检索，仅有

150例报道，多见于5～10岁儿童。发病原因和发病机制不明确，和病毒性肝炎感染无明确相关性。临床表现无特异性，常见共同症状有腹痛、肝大，一般伴随症状有发热、恶心、腹泻等，血清学及影像学特点为肝功能、肿瘤标志物基本正常，CT表现特点为肝内巨大单囊或多囊性病灶，边界清楚或不清楚，内有不同程度的实性部分，增强后实性区域可强化，囊性区域可不出现强化。UESL发病率低，临床无特异性表现，容易造成误诊、漏诊，临床需注意和肝脓肿、肝囊肿、肝棘球蚴病、肝母细胞瘤鉴别。由于UESL在影像学上大多表现为囊性包块占优势，因此容易被误诊为肝棘球蚴囊肿或肝脓肿。对于反复腹痛、发热、肝占位性病变、治疗效果差的病例，应尽早行病理学检查，明确诊断。本例患者反复发热、右上腹痛、肝功能正常、C反应蛋白升高，B超、CT均提示巨大单个占位病变，误诊为肝脓肿，给予抗感染治疗效果欠佳，最终病理学检查确诊。肝穿刺病理示：肿瘤组织呈明显异型性，可见多核巨细胞及畸形核细胞，考虑肝细胞肝癌。结合免疫组化，符合恶性间叶源性肿瘤（即肉瘤），倾向于未分化肉瘤。免疫组化：肿瘤细胞CK（－），CK7（－），CK19（－），CK8/18（－），Hep（－），Vimentin（＋），MUC-1（－），CD31（－），CD34（－），AFP（－），Ki-67阳性率80%（图10-3 A、B）。手术病理：恶性肿瘤（肝），形态符合肉瘤（梭形）细胞性肝细胞癌伴大量坏死。免疫组化：瘤细胞CK（－），EMA小部分（＋），Vimentin（＋），AACT（＋），CD68部分（＋），CK7（－），CK19（－），Bel-2（－），CD34（－），SMA（－），Desmin（－），S-100（－），Hep（－），Ki-67约40%（＋）（图10-3 C、D）。

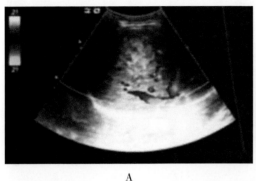

| A | B |

图10-1

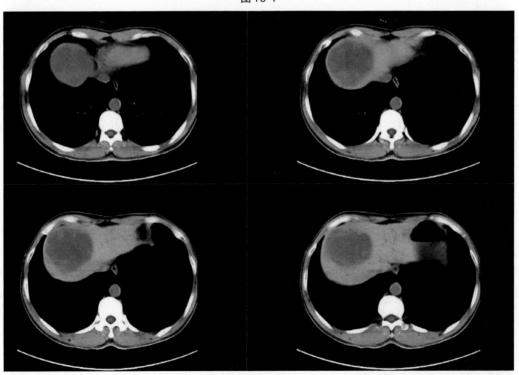

A（上腹部CT平扫）

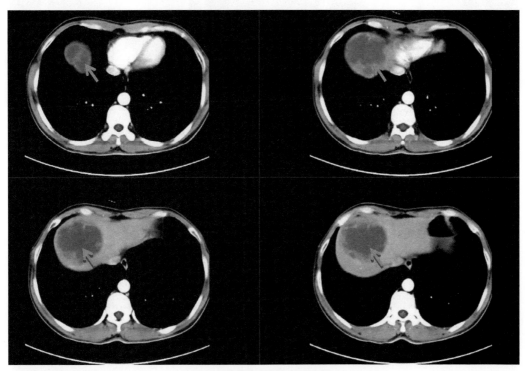

B（上腹部CT增强，动脉期）

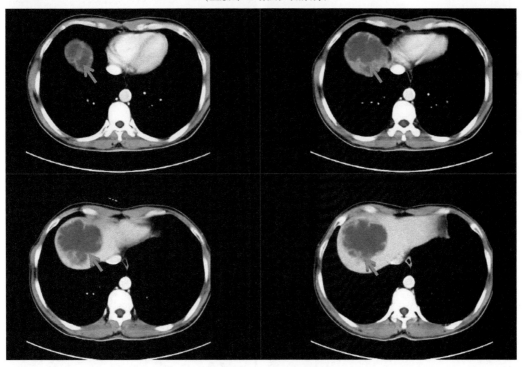

C（上腹部CT增强，门脉期）

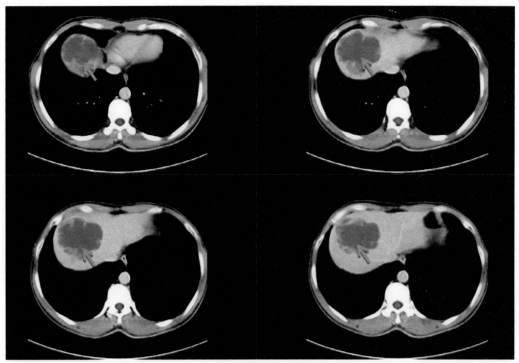

D（上腹部CT增强，静脉期）

图 10-2

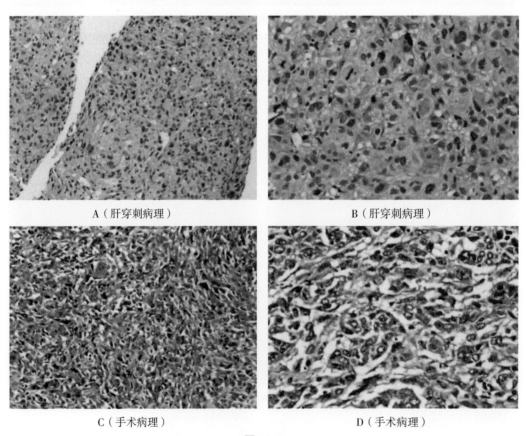

A（肝穿刺病理）　　　　　　　　　　B（肝穿刺病理）

C（手术病理）　　　　　　　　　　D（手术病理）

图 10-3

（吴　琼　谢子英　赵亚刚）

病例 11

【简要病史】 男性，46岁。乏力、纳差1个月。B超提示肝左内叶占位病变性质待查。AFP 2860.00ng/ml。

【腹部CT】 肝形态、大小未见异常，各叶比例协调。肝S4可见一类圆形软组织肿块影，大小约6.9cm×6.6cm×5.8cm，病灶增强扫描动脉期呈明显不均匀强化，静脉期强化开始减退，延时期强化减退密度低于周围正常肝组织密度，肝中静脉向后受压，未见侵犯（图11-1A～D）。

【最初诊断】 肝占位性质待查。

【最后诊断】 原发性肝细胞癌。

【诊断依据】 中年男性，乏力、纳差1个月，B超见肝内占位。CT见肝S4段肿块影，动脉期呈明显不均匀强化。AFP升高明显。

【分析】 肝细胞癌是比较常见的恶性肿瘤，占原发性肝恶性肿瘤的75%～85%。平扫时，肿瘤一般呈低密度改变；少数与周围肝组织呈等密度，若无边缘轮廓的局限性突出，很难发现病变；极少数显示为高密度。据统计，肿瘤内产生钙化的约占5%以下。当合并脂肪肝时，与肝实质呈等密度及高密度者为肝细胞癌的特征性所见。结节型肝细胞癌可为单结节或多结节。巨块型成巨块状，占据肝一叶或一叶的大部分，因向周围浸润而边缘不锐利，肿瘤内多有坏死，而呈不规则的更低密度区域。周围常有子灶。肝细胞癌血供丰富，动态扫描、螺旋CT扫描的动脉期可见肿瘤明显增强效果。小型肝细胞癌常为均一增强浓染，大肝癌由于内部形成间壁，有不同的血管结构，而呈不均匀增强效果，其差别较大。时相变化，肿瘤增强效果减退，其密度下降，当肝实质被造影剂增强时，即门静脉期，肿瘤则呈现低密度改变，此时，比平扫时病变范围略显缩小，边界较之清晰。这主要由于肝癌的90%～99%由肝动脉供血，而周围肝实质约80%由门静脉供血，两者表现的增强效应因时相不同而致。典型者于造影剂注入后30s，肝细胞癌与周围肝实质的CT值即发生逆转。此外，平扫时，因门静脉供血减少而致肝细胞癌以外肝实质的低密度改变，于动脉期增强时，可见一过性高密度征象，是因肝动脉血流代偿性增加所致。肝细胞癌需与血管瘤或局灶性结节增生鉴别。血管瘤的典型表现为早期增强扫描病灶从周边开始呈结节状强化，逐渐向中心扩展直至完全填充。但也有部分血管瘤病灶壁薄，管腔大，动脉期扫描可见到明显均匀强化呈高密度，其值维持时间较长，一般为1～4min，因而在门脉期时仍为高密度，以此可以和肝癌鉴别。局灶性结节增生在肝动脉期扫描中也可明显强化呈高密度，而且其病灶强化均匀一致（除瘢痕组织外）；门脉期扫描一般仍为略高密度或等密度，边界不清楚，如有中心瘢痕则支持局灶性结节增生的诊断，本病例经病理确诊。

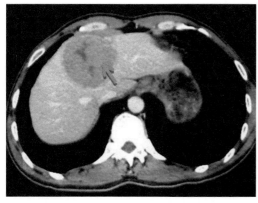

A

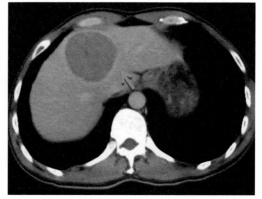

B

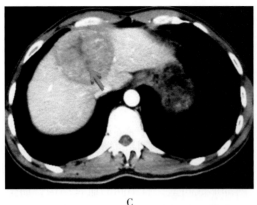
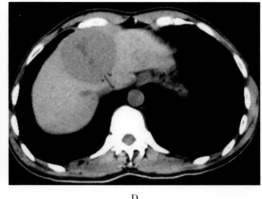

C

D

图 11-1

（万　瑜　陈浩军）

病例　12

【简要病史】　女性，29岁。体检B超发现肝脏肿物10个月余。CT提示肝右后叶下段结节，考虑局灶性结节增生或腺瘤，复查B超提示肝右叶实质性肿块较前稍增大。既往无肝炎病史；无口服避孕药史。入院后查肝功能、血常规、凝血功能、AFP正常。乙肝两对半、丙肝抗体阴性。

【腹部CT】　肝右叶下段见团块状异常信号影，大小约3.1cm×2.3cm×2.9cm；平扫呈边界清楚的低密度灶（图12-1A）。增强扫描动脉期较均匀明显强化（图12-1B）。门脉期等密度（图12-1C），延时期为等稍低密度（图12-1D）。CT诊断：肝右叶下段团块影，考虑局灶性结节增生或腺瘤可能，请结合临床并随访除外肝癌。

【最初诊断】　肝右叶占位性质待定：局灶性结节增生？腺瘤？肝癌？

【最后诊断】　肝细胞腺瘤。

【诊断依据】　年轻女性，慢性起病。体检发现肝占位10个月余。无肝病病史，AFP阴性。CT提示肝右叶占位性质待定：局灶性结节增生或腺瘤。手术病理证实为肝细胞腺瘤。

【分析】　肝细胞腺瘤是一种发生在非硬化肝脏中的良性上皮性肿瘤。30岁以上的患者中多见，更常见于围绝经期的女性。大部分患者都有2年以上口服避孕药的用药史。一项综合了4个研究的

Meta分析显示，疼痛是肝腺瘤患者最常出现的临床症状，其次为肝区查体扪及肿块，偶有肿块破裂出血导致晕厥。仅有20%左右的患者未表现出临床症状。根据不同的研究结果显示，有临床症状的腺瘤的出血风险为25%～64%。腹部疼痛、长期口服避孕药、包块位于包膜下、肿块>3.5cm都是导致腺瘤出血风险增加的危险因素。少部分肝腺瘤可转化为恶性的肝细胞癌，应定期监测影像学变化及肿瘤标志物水平。影像学特征：腹部超声检查显示低回声团块，瘤内出血、坏死时呈边界清楚的混合回声团块。MDCT及MRI检查的表现与肝腺瘤的病理学及基因表型密切相关。HNF-1α突变型肝腺瘤可能存在细胞内脂肪，于MRI正、反相位T_1加权图像中显示信号显著降低，且多无瘤内出血，增强扫描动脉期中等度强化，门脉期及延迟期呈等密度或低密度。炎症型肝腺瘤易自发瘤内出血并于MRI T_1加权成像中显示为以高信号为主的混杂信号，于T_2加权成像中呈高信号，增强扫描动脉期明显强化，门脉期及延迟期呈持续性强化。β连环蛋白突变的腺瘤无明显影像学特征。血管造影检查表现为血供丰富且呈向心性血供。治疗原则：肝腺瘤的恶变率约为4.2%，符合以下高危人群特征者需切除肿瘤或荷瘤肝叶，若无法手术切除则可行TAE治疗：①男性患者的肝腺瘤或合并Ⅰ型糖

原沉积病或长期应用类固醇激素。②β连环蛋白激活型肝腺瘤。③病理学证实肝腺瘤发育不良或有异型性，肝腺瘤最大直径＞5cm。④临床表现提示肝腺瘤有恶变倾向，如体积迅速增大或影像学提示有恶变可能。符合以下特征的患者可随访观察：①女性患者。②肝腺瘤直径＜5cm。③ MRI检查显示为典型H-HCA或I-HCA。④肿瘤活检无β连环蛋白突变。此等肝腺瘤应每6个月复查腹部超声并停服性激素类药物。MRI检查可鉴别HNF-1α、炎症型及β连环蛋白突变肝腺瘤，对于经MRI及病理学检查

确诊的病例，随访中可选择性应用MRI检查。本例患者复查B超提示肝占位较前增大，复查CT亦不能除外肝癌，故行手术干预，手术病理（右肝）显示：镜下见瘤组织与正常肝组织交界清楚，无明显纤维性包裹，瘤细胞形态、大小较一致，无肝小叶结构，未见纤维组织增生，亦未见胆管结构。免疫组化：Arginase-1（+++），Glypican-3、AFP、CK19、P53均为（-），CD34染色显示瘤组织内有丰富的微血管，Ki-67阳性率＜1%，肿瘤周围肝组织无肝硬化改变，证实为肝细胞腺瘤，预后良好。

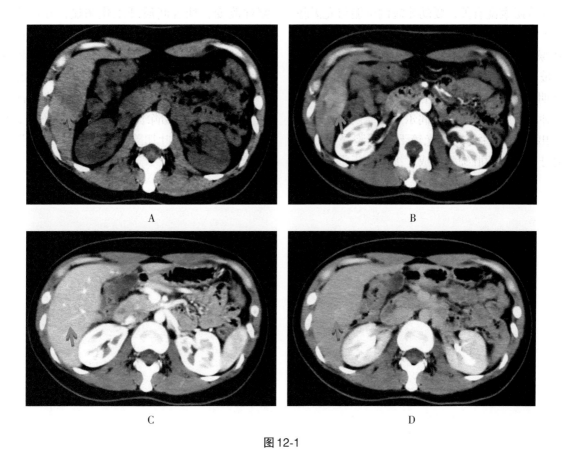

图12-1

（陈慧婷）

病例　13

【简要病史】　男性，31岁。确诊再生障碍性贫血20余年，长期服用环孢素治疗。B超发现肝内多发实质性病变。

【腹部MRI】　肝左外叶（S2、S3段）见巨大团块状占位影，边界尚清，形态不规则，信号不均匀，大小约11.6cm×7.6cm×10.1cm，T_1WI呈等、低信号，T_2压脂呈不均匀稍高信号，内见粗大流空血管影（图13-1 A、B）；增强扫描动脉期病灶内

呈多发结节状明显强化，内见多发条状分隔，门脉期及延迟期强化逐渐减退（图13-1 C、D）。

【最初诊断】 肝内占位病变。

【最后诊断】 肝细胞腺瘤。

【诊断依据】 青年男性，长期服用免疫抑制剂环孢素。腹部MRI示肝左外叶见巨大团块状占位影，增强扫描动脉期病灶内呈多发结节状明显强化，门脉期及延迟期强化逐渐减退。病理确诊。

【分析】 肝细胞腺瘤为常见的肝细胞良性肿瘤，见于成年女性，本病发生的真正原因未明，可能与性内分泌紊乱有关，婴幼儿病例可能与先天胚胎发育异常有关。目前多认为口服避孕药是后天性肝细胞腺瘤的主要原因。肿瘤一般为单发，多为圆形，被覆被膜，大小不一。其病情发展慢，病程长，早期可无任何症状，当肿瘤逐渐增大，可出现腹部肿块、腹胀及腹痛，偶尔发生瘤内出血，严重时可出现出血性休克。光镜下瘤细胞呈索状排列，由分化良好的肝细胞组成，细胞较正常肝细胞大，细胞内有糖原及脂肪沉积，核浆比例正常，很少有分裂象及异型。CT或MRI检查表现为平扫时肝内低密度或等密度占位性病变，边缘光滑，周围可见"透明环"影，增强早期可见均匀性增强，之后密度下降与正常肝组织呈等密度，晚期呈低密度，其瘤周之"透明环"无增强表现。本例患者手术病理显示镜下肿物呈结节状，部分结节呈腺瘤样，部分结节细胞异型性增加，肝板厚度稍增加，结节内及周边可见静脉显著扩张，管腔不规则分支，呈血管瘤样改变，结节灶区出血、呈紫癜样改变，灶区间质纤维化明显；腺瘤样区域肿瘤细胞可见脂肪变性、水变性及淤胆等改变；异型区域内肿瘤细胞部分呈梭形改变；两种区域胆管系统均消失不见（图13-2 A、B）。肝细胞腺瘤由于存在破裂出血的风险，个别病例尚有恶变的可能。因此，手术切除仍是首选的治疗方法，该患者接受了"左肝外叶切除+S4/8肿物切除术"后症状改善。

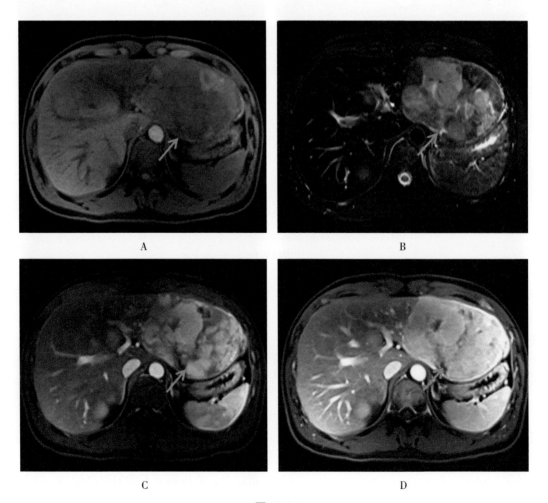

A

B

C

D

图13-1

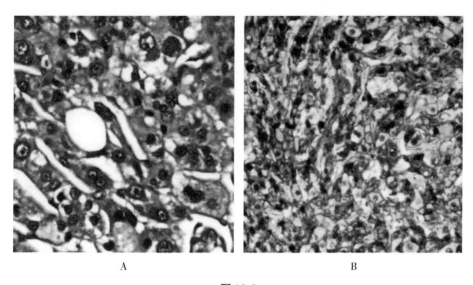

A　　　　　　　　　　　B

图13-2

（林云安　魏新华　王　红）

病例　14

【简要病史】　女性，31岁。牧民，青海达日县人，反复上腹部胀痛不适1年余，AFP 1.7µg/L，CEA 2.6µg/L，CA125 34.5kU/L，CA199 25.9kU/L，Hb 126g/L。

【腹部CT】　肝右叶下缘外生性厚壁囊性病变，内见多发壁结节并钙化，符合肝棘球蚴病变（图14-1 A、B）。

【腹部MRI】　肝Ⅴ及Ⅵ段包膜下巨大类圆形异常信号病灶，内部见多发钙化，符合肝棘球蚴病变（图14-2 A、B）。

【最初诊断】　肝占位病变性质待查。

【最后诊断】　肝棘球蚴病。

【诊断依据】　年轻女性，牧民，长期居住于青海达日县，反复上腹部胀痛1年余。腹部CT：肝右叶下缘外生性厚壁囊性病变，内见多发壁结节并钙化。腹部MRI：肝Ⅴ及Ⅵ段包膜下巨大类圆形异常信号病灶，内部见多发钙化。

【分析】　肝棘球蚴病是牧区较常见的寄生虫，也称肝包虫病。在中国主要流行于畜牧业发达的新疆维吾尔自治区、青海省、宁夏回族自治区、甘肃省、内蒙古自治区和西藏自治区等。病因：棘球绦虫寄生在犬的小肠内，随粪便排出的虫卵常黏附在犬、羊的毛上，人吞食被虫卵污染的食物后，即被感染。虫卵经肠内消化液作用，蚴虫脱壳而出，穿过肠黏膜，进入门静脉系统，大部分被阻留于肝内。蚴虫在体内经3周，便发育为囊蚴（棘球蚴）。患者常具有多年病史、病程呈渐进性发展。就诊年龄以20～40岁为最多。初期症状不明显，可于偶然中发现上腹包块开始引起注意。发展至一定阶段时，可出现上腹部胀满感，轻微疼痛或压迫邻近器官所引起的相应症状。典型CT表现：①好发于肝右叶，肝内圆形或类圆形低密度区，CT值可在-14～25HU，密度均匀一致，增强后无强化表现。边界清楚，光整。囊壁及囊内分隔有增强效应。②大的囊腔内可见分房结构或子囊（囊内囊）。子囊的数目和大小不一。如子囊主要分布在母囊的周边部呈车轮状。③囊壁可见钙化，呈壳状或环状，厚薄可以规则，为肝棘球蚴病特征性表现。④因感染或损伤，可造成内囊分离，如内、外囊部分分离表现为双边征；如内囊完全分离、塌陷、卷缩，并悬浮于囊液中，呈水上荷花征。偶尔完全分离脱落的内囊散开呈飘带状阴影。磁共振的典型表现：病变有光滑均匀的低信号强度的囊壁及呈多房性的子囊。手术治疗仍为治疗的主要手段。手术的原则是清除内囊，防止囊液外溢，消灭外囊残腔，预防感染。本例患者及其家属拒绝手术治疗，自动出院。

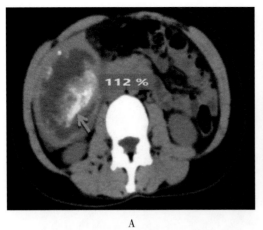 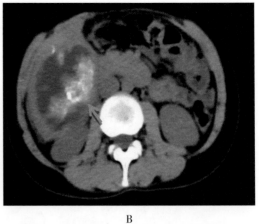

A   B

图 14-1

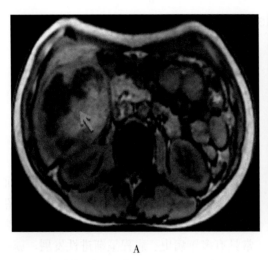 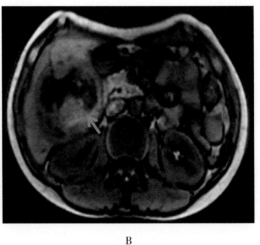

A   B

图 14-2

（张绍衡　毛　华）

病例　15

【简要病史】　男性，26岁。6年前在西藏自治区服兵役2年，有野外活动、生吃牛肉和羊肉，与犬、羊等动物密切接触史，反复腹胀1年余，上腹部明显，进食后加重，偶有恶心。查体：腹部饱满，腹软，压痛（-），反跳痛（-），中上腹部可触及包块，大小约8cm×6cm，质中，表面光滑，无触痛，肝右肋缘下未及，脾肋下未及，移动性浊音（-）。血常规：WBC 6.79×10⁹/L，NEU% 43.7%，EO% 6.5%，Hb 132g/L，PLT 262×10⁹/L。ALT 28U/L，AST 20U/L，TBIL 8.1μmol/L，AFP 4.1ng/ml，CEA

0.9μg/L，铁蛋白298.8ng/ml。肝棘球蚴IgG（+）。

【腹部MRI】　肝左外叶巨大囊实性占位（1枚）（图15-1A～C），结合病史，符合肝棘球蚴病改变；肝S8包膜下结节（1枚），考虑肝棘球蚴病可能性大，不除外肿瘤性病变可能，建议治疗后复查（图15-1D）；肝S8结节（1枚），考虑良性病变（血管瘤？）。

【最初诊断】　肝占位性病变。

【最后诊断】　肝棘球蚴病。

【诊断依据】　年轻男性，有牧区生活史，与犬、羊等有密切接触史，有缓起的腹部无痛性肿块，肝左外叶巨大囊实性占位，肝S8段包膜下结节，肝棘球蚴IgG（＋）。

【分析】　肝棘球蚴病是人感染棘球绦虫的幼虫（棘球蚴）所致的慢性寄生虫病。棘球蚴病被认为是一种人兽（畜）共患寄生虫病，称之为动物源性疾病。诊断依赖于三点：①流行病学资料，本病见于畜牧区患者大多与犬、羊等有密切接触史。②临床征象，患者如有缓起的腹部无痛性肿块（坚韧光滑、囊样）或咳嗽、咯血等症状应疑及本病并进一步做X线、超声、CT和放射核素等检查以确立诊断。③实验室检查，皮内试验的灵敏性强而特异性差血清学检查中免疫电泳、酶联免疫吸附试验具较高的灵敏性和特异性，但各种免疫诊断的特异性和

敏感性除其本身特征外更受到所有抗原、操作方法、阳性反应标准、皮内试验对血清反应的影响，以及患者棘球蚴囊所在位置、感染期限与手术后时间和个体免疫应答性等因素的影响。单房棘球蚴囊呈边缘光滑的圆形或类圆形病灶，MRI囊液T_1WI呈低信号，T_2WI呈高信号。囊壁薄，T_1WI为稍高于囊液的等低信号，T_2WI为明显的低信号。囊腔周围无晕环，周围肝组织信号正常。多房型者，囊内可见多个子囊间隔和不同程度的基质，基质呈长T_1长T_2信号特征，子囊T_1WI信号更低，T_2WI信号更高，整个囊形态呈车轮状、多边形或玫瑰花瓣状。目前为止，药物治疗只是作为该病的辅助治疗的手段，而外科手术治疗一直是治疗肝棘球蚴病的主要方法。

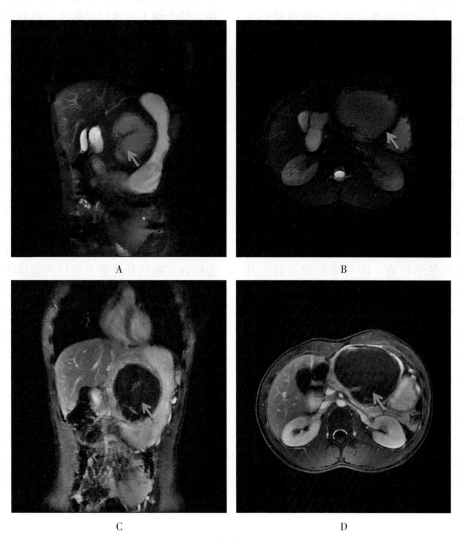

图 15-1

（张绍全）

病例 16

【简要病史】 男性，49岁。农民，云南省普洱市澜沧县人。右上腹胀痛1周，1周前无明显诱因出现右上腹胀痛，无畏寒、发热、咳嗽、咳痰、盗汗。既往史无特殊，有饲养山羊、犬史。查体：体温36.0℃，腹壁柔软，右上腹压痛，无反跳痛，未触及包块。血常规：WBC 11.2×10⁹/L、EOS 6.90×10⁹/L、EO% 62.0 %。棘球蚴IgG抗体阳性、肝棘球蚴抗原皮试阳性。

【腹部B超】 肝左外叶及右后叶分别可见一大小约2.6cm×1.6cm（左外叶）、2.9cm×2.6cm（右后叶）低弱回声团，形态欠规则，边界尚清，内部回声欠均匀，可见斑点状稍强回声，未见液性暗区（图16-1 A、B）。

【腹部CT】 肝左右叶可见大小不等斑片状稍低密度影，动脉期强化不明显，门脉期及延迟期边缘轻中度强化，部分病变内可见分隔征象，并见分隔强化，首先考虑肝多发性脓肿（图16-2 A、B）。

【最初诊断】 多发性肝脓肿？

【最后诊断】 肝棘球蚴病并多发性肝脓肿。

【诊断依据】 ①中年男性，农民。②查体：右上腹压痛。③影像学检查：腹部彩超提示肝左外叶及右后叶见低弱回声团，形态欠规则，边界尚清，内部回声欠均匀，可见斑点状稍强回声；腹部CT见肝左右叶大小不等斑片状稍低密度影。④实验室检查：棘球蚴IgG抗体阳性、免疫学肝棘球蚴抗原皮试阳性。⑤经阿苯达唑驱虫治疗，症状改善。

【分析】 肝棘球蚴病又称肝包虫病，是一种人兽共患的寄生虫病。肝棘球蚴病多见于牧区，如南美、南欧和澳洲等与牧羊有关，伊朗和伊拉克等与骆驼有关，加拿大和阿拉斯加则可能与驯鹿有关。

中国内蒙古自治区、西北地区，四川省西部、西藏自治区等较常见。临床表现多不明显，中青年多见，初期可无症状，随着囊增大可扪及上腹块，出现腹胀、腹痛，如位于右上肝者示膈肌抬高，可有呼吸系症状，不少患者曾有变态反应症状，少数可因囊压迫胆道产生黄疸，亦有合并感染或穿入胆管出现胆管炎甚或败血症，穿入胸腔者可出现呼吸系症状或支气管胆道瘘，体征主要为上腹囊性肿块，位于囊上方者仅见肝大，有并发症者可出现相应体征。肝棘球蚴病有两种类型，即由细粒棘球蚴引起的单房棘球蚴病和由泡状棘球蚴引起的泡状棘球蚴病，前者占85%。单房肝棘球蚴病由于包块局限治疗相对容易，而泡状肝棘球蚴病由于泡状棘球蚴在肝组织内呈芽孢样向外突出生长，浸润肝实质，不形成包膜，与周围肝组织无明显界线，治疗困难。无论是哪种棘球蚴病，手术治疗是目前主要的治疗手段，根据病情及有无并发症选用不同的手术方法。肝棘球蚴病手术治疗中最大难题之一是残腔的处理，而这个难题的根本原因就是外囊的存在。如果患者不能实施不切开外囊棘球蚴囊切除，也应在实施切开外囊术即行内囊摘除术后，尽可能切除外囊。无论采取哪种术式，都要根据残腔的大小、部位、周围组织的厚薄、有无感染、胆管漏等具体情况，选择相应的处理方法。近年来，药物治疗也取得了不错的疗效，苯丙咪唑类药物阿苯达唑和甲苯咪唑，对治疗棘球蚴病有效，依据患者的具体病情和临床状况来选择治疗手段和制定治疗方案，以达到减小复发率，延长患者生存率的目的。本病例给予阿苯达唑等驱虫治疗后复查血常规：WBC 5.7×10⁹/L、嗜酸性粒细胞计数5.20×10⁹/L、嗜酸性粒细胞百分比46.9%。好转出院，随访中。

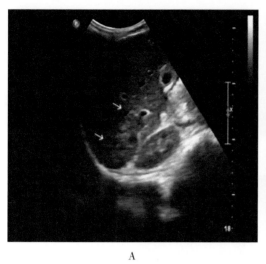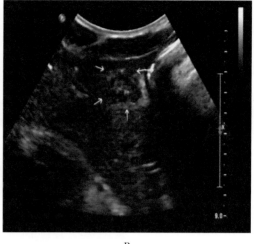

图 16-1

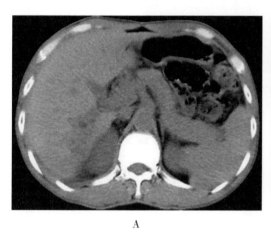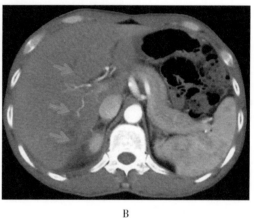

图 16-2

（陈晓强　杨　永）

病例　17

【简要病史】　女性，58岁。反复发热、面色苍白10d余，伴咳嗽、乏力、恶心。血常规：WBC 9.17×10^9/L，NEU 7.97×10^9/L，NEU% 86.9%，PLT 487×10^9/L。

【腹部B超】　肝内混合性回声；胆囊壁粗糙；胰、脾未见异常回声（图17-1）。

【腹部CT】　肝Ⅶ、Ⅷ段混杂密度团块影，病灶外侧缘结节状部分明显强化灶，考虑肝脓肿合并血管瘤可能性大，不完全排除胆管细胞癌，建议MRI进一步检查；动脉期周围肝实质一过性异常灌注；肝门区可见稍肿大淋巴结；脾大（图17-2A～D）。

【最初诊断】　发热查因？

【最后诊断】　①肝脓肿；②肝血管瘤。

【诊断依据】　老年女性，反复发热伴面色苍白10d余。腹部B超：肝内混合性回声。腹部CT：肝Ⅶ、Ⅷ段混杂密度团块影，病灶外侧缘结节状部分明显强化灶，考虑肝脓肿合并血管瘤可能性大。

【分析】　肝脓肿是由细菌、真菌或溶组织阿米巴原虫等多种病原体引起的肝化脓性病变，若不积极治疗，病死率可高达10%～30%。肝内管道系统丰富，包括胆道系统、门脉系统、肝动静脉系统及淋巴系统，大大增加了病原体感染的概率。肝脓肿分为三种类型，其中细菌性肝脓肿常为多种细菌混合感染，约为80%，阿米巴肝脓肿约为10%，而真菌性肝脓肿低于10%。临床表现主要为发热、肝区持续性疼痛、呼吸困难、腹泻等。实验室检查：

白细胞及中性粒细胞升高尤以细菌性肝脓肿升高明显。可行肝穿刺活检明确病因。B超对诊断及确定脓肿部位有较肯定的价值，CT可见单个或多个圆形或卵圆形界线清楚、密度不均的低密度区，内可见气泡。增强扫描脓腔密度无变化，腔壁有密度不规则增高的强化，称为"环月征"或"日晕征"。本例患者有明显B超及CT征象。

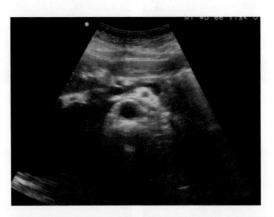

图 17-1

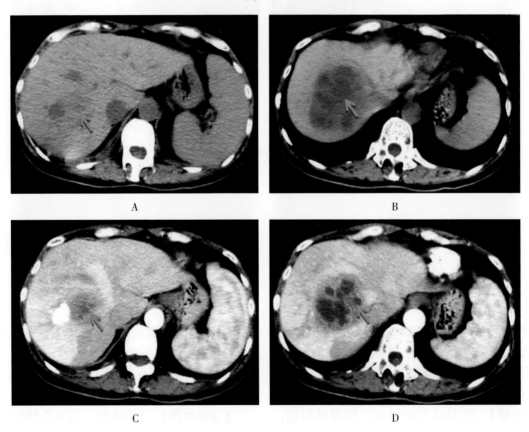

图 17-2

（张绍衡　毛　华）

病例　18

【简要病史】　女性，62岁。血糖升高8年，发热1周余，WBC 16.9×10⁹/L，Hb 90g/L，NEU% 93.3%，血培养为肺炎克雷伯菌。空腹血糖10.6mmol/L，尿酮体阴性，血气分析正常。

【最初诊断】　①发热查因；②2型糖尿病。

【最后诊断】　①细菌性肝脓肿；②败血症；③2型糖尿病。

【腹部CT】　CT增强扫描病灶的强化呈"三环征"，脓肿内多房样液化区多呈类圆形囊状，边缘较规整，多数靠近病灶表面分布而致大部分病灶边缘亦显得清晰锐利，肝脓肿内房隔样增强结构较纤细，自病灶中心区向表面延伸，内端在病灶中心区互相连接而呈蜘蛛样表现，脓肿壁与房隔均无结节；病灶有延迟强化、范围"缩小"的趋势，增强早期周围肝实质见炎性充血明显强化，后期趋于等密度（为异常灌注，图18-1 A～D）。

【诊断依据】　老年女性，血糖升高8年，发热1周余，血培养示肺炎克雷伯菌。腹部CT示：肝右叶内实质不均占位病变，性质待查，考虑肝脓肿可能。

【分析】　文献报道，CT是肝脓肿诊断和鉴别诊断中最可靠的检查方法之一，70%以上的肝脓肿在术前可做出正确诊断。典型的细菌性肝脓肿诊断不难，其形态大多为圆形或椭圆形，平扫为低密度，大部分边缘模糊，增强后其边缘显得较平扫清晰，病灶中央的液化坏死区无强化呈液性低密度。病灶周边"双环征""三环征"及病灶内积气为肝脓肿的特征性表现，外环为细菌毒素所引起的正常肝组织的水肿带，中环是脓肿的壁层，为炎性肉芽组织，密度均匀，壁层含有丰富的新生血管，故增强后强化显著，内环为炎性坏死、液化组织，低密度，不强化，内壁无结节状突起。如脓肿

为单环，病灶周围的水肿带不明显。环靶征的出现代表着脓肿一定阶段的病理过程，对诊断很有价值。但随着抗生素的广泛应用，特别是肝脓肿因炎症演变的不同阶段而CT表现多样，不典型细菌性肝脓肿因缺乏上述CT特点，脓肿内常同时存在多灶性液化坏死区和未完全液化的实性结构而难与肝癌相鉴别，或在肝脓肿病理过程中的某个阶段是由多个小脓肿聚集而成，称之为"簇集征"或"蜂窝征"，强化表现多样，如患者缺乏炎症的临床表现，则易被误诊为肿瘤浸润。本例细菌性肝脓肿形态不规则，边缘分叶状，病灶内存在多灶性液化坏死区和未完全液化的实性结构，肝穿刺病理显示，镜下所见为少许肝组织，肝细胞索未见明显增宽，肝细胞未见明显坏死，未见明显炎性细胞浸润（图18-2A、B）。肝脓肿需与肝癌特别是肝内胆管细胞癌鉴别。胆管细胞癌呈花环样、延迟强化，但不出现多层"环靶征"，瘤壁不规整，可见壁结节及较多实性结构，延迟期可有向心性强化，但其病变范围不变，周围肝实质无炎性反应；胆管细胞癌可伴病灶周围胆管扩张、肝包膜皱缩征等，肝脓肿一般无此征象。肝细胞癌灶内液化区则多呈中央性裂隙状或不规则片状，液化坏死区边缘多不达癌灶表面，且液化坏死区密度高于脓液，故不如脓肿液化区边缘清晰，肝癌灶内的残存实性结构多呈结节状或粗索状，不完整，强化方式多为"快进快退"，病灶可见肝动脉供血及新生肿瘤血管。阿米巴肝脓肿临床上有排果酱样便，脓肿壁呈破絮状改变、囊壁可有钙化等特点，可与细菌性肝脓肿鉴别。另外，根据棘球蚴病患者多有牧区生活史、病灶常伴钙化、囊壁结构无强化等特点，本病与多子囊型肝棘球蚴病可鉴别。

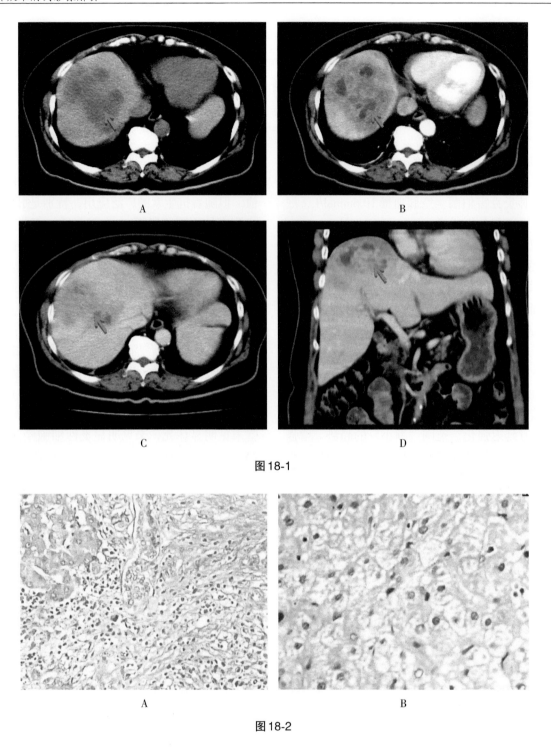

图18-1

图18-2

（吴　敏　王　红　莫　蕾）

病例　19

【简要病史】　男性，32岁。反复上腹部疼痛11个月余，胃镜检查示胃溃疡。乙肝表面抗体阳性，TBIL 70.3μmol/L，DBIL 61.1μmol/L，AKD 526U/L，GGT 164U/L，TBA 96.9μmol/L，白蛋白23g/L。凝血功能轻度异常：INR 1.33。CA19-9 157.85U/ml，CA125 72.00U/ml，AFP 3.24μg/L。

【腹部CT】　①肝静脉提前显影；②下腔静脉扩张；③肝边缘见多发斑片状低密度影（图19-1 A～D）。

【血管造影】　①腹腔干动脉纤细；②肝动脉局限性增粗、纤曲；③肝右叶远端动脉局部呈结节状改变。符合遗传性毛细血管扩张症（考虑肝动脉-肝静脉型可能性）（图19-2 A、B）。

【最初诊断】　①腹痛查因？②肝功能异常；③门静脉海绵样变性；④肝血管瘤；⑤胃溃疡。

【最后诊断】　肝遗传性毛细血管扩张症。

【诊断依据】　男性，32岁，反复上腹痛11个月。CT提示：肝静脉提前显影，血管造影肝动脉局限性增粗、纤曲、肝右叶远端动脉局部呈结节状改变。符合遗传性毛细血管扩张症（考虑肝动脉-肝静脉型可能性）。后全肝切除、术后病理证实。肝移植后腹痛缓解。

【分析】　遗传性出血性毛细血管扩张症（HHT）是一类常染色体显性遗传病，以血管发育异常为特征，表现为手指、口腔、鼻腔、唇等部位毛细血管扩张，以及肺、肝、脑等器官动静脉畸形。肝遗传性出血性毛细血管扩张症（hepatic hereditary hemorrhagic telangiectasia，HHHT）是HHT的一种。①病理生理学：一系列肝血管异常，包括毛细血管扩张、实质性血管畸形等，甚至发展为动静脉瘘，主要分为肝动脉-肝静脉瘘和肝动脉-门静脉瘘及门静脉-肝静脉瘘。②特点：进展性疾病，一般30岁之后才出现症状，早期症状及血清学检查无特异性。若无家族性疾病背景，容易漏诊、误诊。③临床症状：早期无症状，就诊时可表现为上腹部胀痛、腹水和周围性水肿，以及心力衰竭导致的呼吸困难等。④影像学具有诊断性意义：CT检查特征性表现为腹主动脉周围、肝门区及肝内纤曲扩张的动脉血管，甚至肝动脉瘤；肝内可见弥漫的斑点状或斑片状毛细血管团；由于肝动静脉瘘的存在，动脉早期可见门静脉和（或）肝静脉早显。本例患者肝增强CT及肝血管造影结果符合遗传性毛细血管扩张症表现，行全肝切除、原位肝移植术（经典式），手术病理示肝组织严重退变坏死，符合海绵状血管瘤形态，病变多发（图19-3 A、B）。术后腹痛缓解，肝功能、血清肿瘤标志物正常。

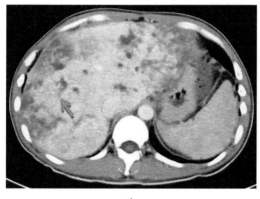

A

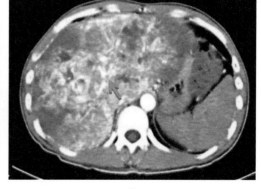

B

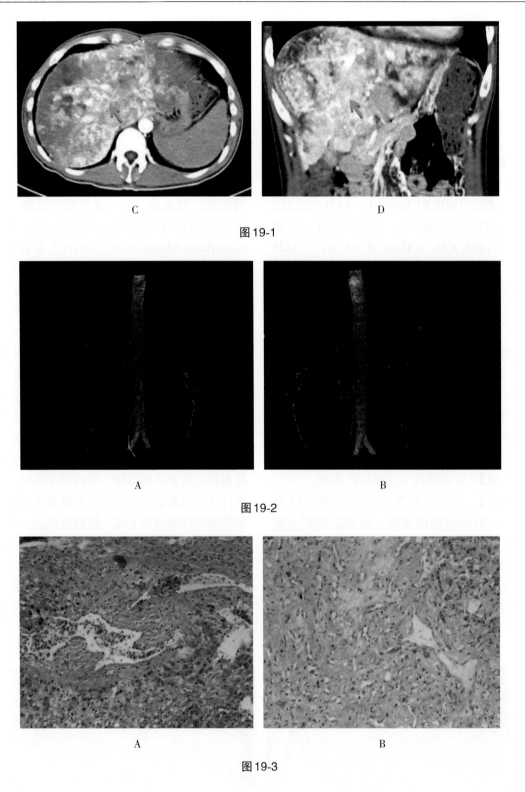

C

D

图19-1

A

B

图19-2

A

B

图19-3

（吴　琼　谢子英　赵亚刚）

病例 20

【简要病史】 男性，63岁。20余年前发现多囊肾、多囊肝，18年前进展至慢性肾功能不全尿毒症期，规律透析治疗，14年前行肾移植术，术后长期口服"环孢素A、醋酸泼尼松片"免疫抑制治疗，2年前逐渐出现腹胀、下肢水肿，间断行肝囊肿穿刺抽液术缓解腹胀、水肿症状。6个月前切除右侧巨大多囊肾。查体：全身皮肤、巩膜轻度黄染，双下肢重度水肿，腹部不规则隆起，可触及巨大肝，左、右肾质地稍硬。CR 73μmol/L、TBIL 62.7μmol/L、DBIL 54.9 μmol/L、IBIL 7.8μmol/L、ALT 42U/L、AST 63μmol/L；三大常规、凝血功能未见明显异常。

【腹部B超】 多囊肝征象（图20-1A），腹水，胆囊、脾、胰未见异常回声。多囊肾并双肾多发结石（图20-1 B、C），左下腹移植肾未见异常回声（图20-1D）。

【腹部CT】 ①多囊肝，肝缩小变性，右叶由于右肾增大明显而受压移位，肝内多发大小不等类圆形囊状水样低密度影（图20-2 A、B），右叶最大囊腔约10cm×6.5cm；②多囊肾，双侧肾增大，右侧明显（图20-2B），右肾大小约18.2cm×14.9cm×19.3cm，并压迫下腔静脉（图20-2B），左肾大小约11.6cm×8.0cm×11.8cm，双肾见多发高密度影；③移植肾未见异常（图20-2C）。

【腹部CTA】 腹腔干细小呈线状，双肾动脉细小（图20-2D）。

【最初诊断】 ①多囊肝；②多囊肾；③肾移植术后。

【最后诊断】 ①多囊肝；②多囊肾；③肾移植术后。

【诊断依据】 中老年男性，多囊肾行肾移植术后。腹部彩超示多囊肝、多囊肾征象。腹部CT提示多囊肝，肝缩小变性，右叶由于右肾增大明显受压移位；多囊肾，双侧肾增大，右侧明显。

【分析】 肾囊肿性疾病是先天性、遗传性疾病，男女罹患概率无明显差异，可累及多系统，常见如肝囊肿和（或）其他器官，如胰腺、卵巢囊肿、结肠憩室、动脉瘤及心脏瓣膜异常等，因此也是一种系统性疾病。患者主要为多囊肾并多囊肝，且双侧多囊肾发展恶化至尿毒症期，行短期透析治疗后行肾移植术替代治疗，后双侧多囊肾体积逐渐增大，以右侧明显，右侧肾已上抬肝并压迫下腔静脉，造成肝向左上方旋转移位，下肢静脉血管回流障碍引起双下肢水肿明显，该患者预行右肾切除术解除压迫，然而因合并多囊肝，肝功能轻度异常，若行右肾切除术，术后可能应激打击导致肝衰竭。综合该患者病情，肝肾联合移植为目前最佳治疗方案。因就诊医院未具备肝、肾移植资格及条件，且利尿药对下腔静脉压迫导致的下肢水肿治疗疗效不佳，给予护肝、肝囊肿穿刺抽液术缓解腹胀症状后，建议患者至有肝移植并肾移植条件的医院行肝肾联合移植治疗。

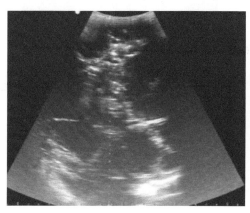

A（肝）

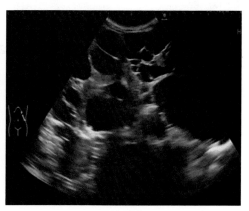

B（左肾）

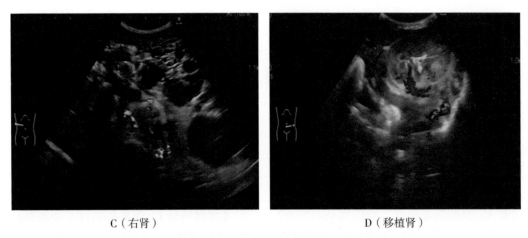

C（右肾）　　　　　　　　　　　D（移植肾）

图 20-1

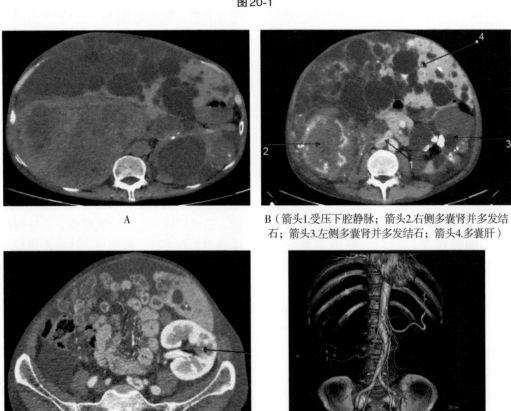

A　　　　　　　　　　　B（箭头1.受压下腔静脉；箭头2.右侧多囊肾并多发结石；箭头3.左侧多囊肾并多发结石；箭头4.多囊肝）

C（移植肾）　　　　　　　　　　D

图 20-2

（张绍衡　毛　华）

病例 21

【简要病史】 男性，30岁。发现肝肿物2d。既往无肝炎病史。肝功能、血常规、凝血功能、AFP正常。乙肝两对半、丙肝抗体阴性。

【腹部CT】 肝左外叶见一类圆形肿块影，边界清楚，大小约10.1cm×6.9cm×7.9cm，平扫呈均质等、稍低密度（图21-1A），增强扫描动脉期呈明显均匀强化（图21-1B），门脉期强化减低（图21-1C），延迟期以等密度为主（图21-1D）。病灶内见星芒状低密度无强化影。CT诊断意见：肝左外叶占位，考虑局灶性结节增生（FNH）可能性大，建议进一步检查除外板层样肝癌。

【最初诊断】 肝左外叶占位性质待定：局灶性结节增生（FNH）可能性大；板层样肝癌待排除。

【最后诊断】 肝左外叶局灶性结节增生。

【诊断依据】 年轻男性，体检发现肝肿物2d。无肝病病史，入院后查AFP阴性。CT提示：肝左外叶占位，考虑FNH可能性大，建议进一步检查除外板层样肝癌。术后病理证实为FNH。

【分析】 FNH是位居第2位常见的肝占位性病变。FNH典型特征为孤立的界线清晰的无包膜团块，其中心为纤维瘢痕，其中含有营养不良的动脉性血管。组织学中，FNH由排列呈结节的良性外观的肝细胞构成，通常被发自中心瘢痕的纤维间隔部分分割开。在纤维间隔内可见程度不等的胆管增生及炎性细胞。FNH是多克隆的肝细胞性增生，被认为是动脉畸形导致的增生性反应，没有发现肝肿瘤发生中所描述的体细胞突变。与肝腺瘤的区别在于肝腺瘤无胆管存在，巨噬细胞少见。FNH中央瘢痕有延迟强化，而纤维板层型肝癌（FLC）的瘢痕无强化。FNH无出血倾向，常无症状，在30～40岁的女性中多见，目前尚未发现其与口服避孕药存在联系。多数患者在体检或因其他原因进行肝手术时偶尔发现，常无临床症状，偶有上腹部不适感。占位较大时查体可触及肝包块，但肝功能与甲胎蛋白水平多正常。极少出现出血、坏死、梗死等严重并发症。影像学特征：MDCT或MRI增强扫描检查动脉期呈显著强化，门静脉期及延迟期密度及信号显著减低，与周围肝实质相似；部分FNH可能存在中央瘢痕，增强扫描延迟期呈持续强化。由于吸收肝细胞特异性造影剂，于肝胆期FNH呈明显不均匀高信号，可作为FNH的确诊征象。治疗：病灶生长速度，有压迫症状，或不能排除恶性肿瘤者，应考虑手术切除。本例术前CT提示不能除外板层样肝癌，行手术治疗。手术病理显示：局灶性结节状增生（FNH）。免疫组化示：增生胆管上皮CK7及CK19弥漫（＋），肝细胞Hepatocyte及pCEA弥漫（＋），增生血管内皮CD34（＋），Ki-67约2%（＋），Glypican-3（－）。预后良好。

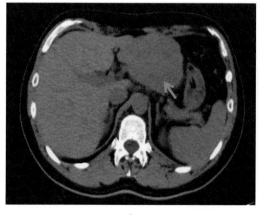

A

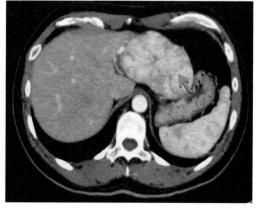

B

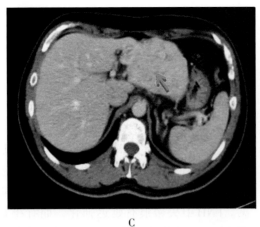
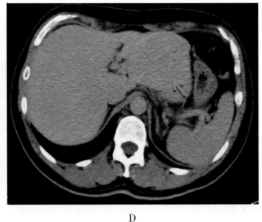

C   D

图21-1

（陈慧婷）

病例 22

【简要病史】 女性，40岁。体检B超发现肝占位3d。AFP、CEA、CA19-9阴性。

【腹部CT】 平扫示肝S3见一类圆形稍低密度影，大小约3.0cm×3.0cm，CT值约40HU，边缘清，边缘光滑，中央部见条形更低密度影，增强扫描动脉期病灶明显强化，内可见星状低密度无强化影，门脉期强化程度下降呈等低密度影，中央偶见低密度影，延时期呈等密度（图22-1 A～D）。

【最初诊断】 肝占位性质待查。

【最后诊断】 肝局灶性结节增生。

【诊断依据】 中年女性，体检发现肝占位，CT提示S3段低密度影，动脉期明显强化，门脉期强化程度下降呈等低密度影，中央偶见低密度影，延时期呈等密度。

【分析】 肝局灶性结节增生是一种肝良性肿瘤，近年倾向于认为FNH的发病机制与肝血管畸形引起的肝实质周围假瘤性生长有关，肝细胞异常增生可能与肝血窦内高压及高速血流有关。FNH在CT平扫下表现为局灶性等密度或稍低密度结节，多数为单发，通常位于肝的外周靠近包膜处，边界清楚。典型的FNH中心可见低密度星状瘢痕影，即由病理上结节中央的瘢痕组织构成。因有丰富的动脉供血及大的引流静脉及血窦，增强扫描动脉期FNH病灶主体快速明显均匀强化，中心瘢痕强化不明显，门脉期及延迟期对比剂快速退出呈等或稍低密度。典型FNH镜下病理可见星状瘢痕内大的中心性或偏心性厚壁血管，故在CT增强影像上对应的可见到动脉期中心星状瘢痕内明显强化的供血动脉，门脉期或延迟期可见瘢痕逐渐强化呈等或高密度，瘢痕面积减小或消失，是与其他肿瘤及瘤样增生的主要鉴别依据。肝局灶性增生结节需与纤维板层型肝癌鉴别。纤维板层型肝癌常见于年轻人，病灶体积较大，强化不均匀，存在宽大的中央或偏心瘢痕及放射状分隔，延迟无强化，且病灶内可见钙化，部分病例合并血管或胆管侵犯。

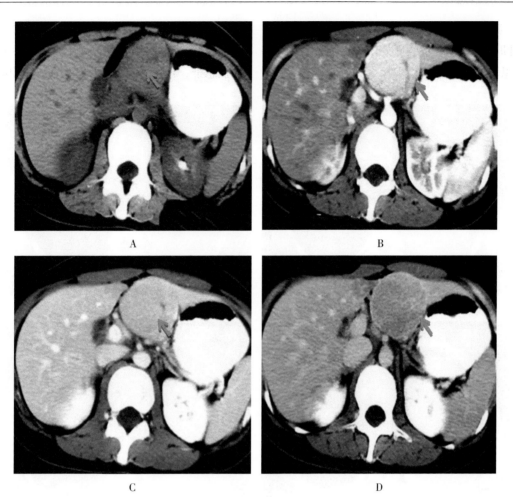

图 22-1

（万　瑜　陈浩军）

病例　23

【简要病史】　男性，35岁。腹部摔伤10h。10h前不慎从5m高处摔下，当时腹部先着地，胸部及腹部持续性疼痛，无晕厥，无呕吐。查体：急性病容，皮肤、黏膜苍白，腹部稍膨隆，腹肌张力稍高，右侧腹部轻压痛，轻反跳痛，肝、脾未扪及，肝区轻叩痛，移动性浊音阴性，肠鸣音4次/分。胸部正、侧位X线片未见异常。

【腹部CT】　肝顶肝右叶见不规则形大片状等低密度影，以低密度为著，肝包膜下亦见液性低密度影与肝内病灶通过低密度线状影相连，动静脉期未见明显强化，肝周见弧形液性低密度影，所见右侧胸腔内见液性低密度影，考虑肝顶肝右叶肝挫裂

伤并肝包膜下及肝周积液，右侧胸腔积液并右肺下叶部分肺膨胀不全（图23-1 A ～ D）。

【最初诊断】　重度肝挫裂伤、血性腹膜炎。

【最后诊断】　肝挫裂伤（重度），血性腹膜炎。

【诊断依据】　①中年男性，腹部摔伤后持续性腹痛。②查体：腹部稍膨隆，腹肌张力稍高，右侧腹部轻压痛，轻反跳痛。③腹部CT提示肝顶肝右叶肝挫裂伤并肝包膜下及肝周积液。

【分析】　肝破裂在各种腹部损伤中15% ～ 20%，右肝破裂较左肝多。肝破裂后可能有胆汁溢入腹腔，腹痛合腹膜刺激征较为明显，肝破裂后血液有时可能通过胆管进入十二指肠而出现黑粪或呕血。肝单

纯的裂伤，裂口深度小于2cm可不必清创，给予单纯缝合修补即可；对于严重的肝外伤应做清创性肝切除。本例患者入院后急诊手术探查见肝脏破裂位于

右肝膈顶部，第Ⅵ、Ⅶ、Ⅷ段，部分碎裂，活动性出血，纱布压迫出血点，行肝破裂修补术。术后给予抗感染、腹腔引流等治疗，病情好转出院。

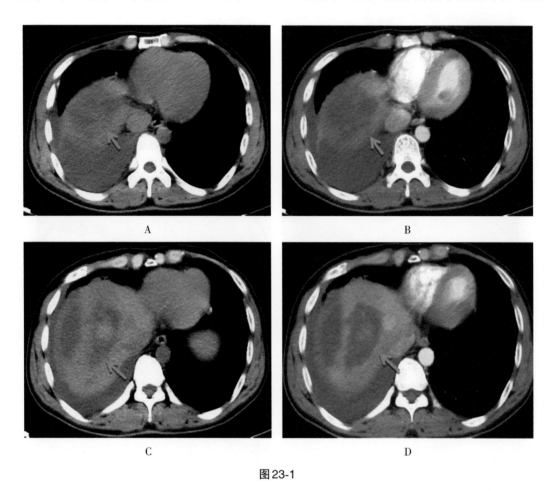

图23-1

（陈晓强　魏　翔　杨海慧）

病例　24

【简要病史】　女性，75岁。消瘦，腹胀1个月余。既往肝硬化病史6年，4年前因食管胃静脉曲张破裂出血行内镜治疗。胃镜：胃底静脉曲张，慢性非萎缩性胃炎伴糜烂。腹部彩超：腹水，肝硬化，脾大。腹部CT：肝硬化，门静脉高压，脾大，脾门区、胃底及食管静脉曲张。血生化：RBC $3.74×10^{12}$/L，Hb 94g/L，PLT $111.0×10^9$/L，TBIL 32.80mmol/L，ALB 37.5g/L，FIB 1.65g/L，PT 13.20。肝功能Child-pugh A级。

【术前门静脉CTA】　肝硬化表现，脾大，胆囊

未见显影；胃底静脉曲张明显并与左肾静脉交通，食管下段稍显增粗；脾动脉纡曲（图24-1 A、B）。

【术前胃镜】　食管静脉曲张（轻度）；胃底静脉曲张（重度）（图24-3A）。

【内镜下治疗】　全身麻醉下超声胃镜引导下脾肾分流弹簧圈置入术+胃静脉曲张组织胶注射术。

【术后门静脉CTA】　食管下段及胃底静脉稍曲张，较前明显减轻（图24-2A、B），余大致同前。

【术后胃镜】　食管静脉曲张（轻度）；胃底静脉曲张（重度）组织胶注射术（图24-3 B）。

【最初诊断】　肝硬化失代偿期，食管胃底静脉曲张，腹水，脾大。

【最后诊断】　肝硬化失代偿期，脾肾分流型静脉曲张，腹水，脾大，超声胃镜下脾肾分流弹簧圈置入术+胃静脉曲张组织胶注射术。

【诊断依据】　老年女性，消瘦，腹胀1个月余。肝硬化病史6年，曾行食管胃静脉曲张破裂出血内镜治疗术。胃镜示食管胃底静脉曲张，CTA示肝硬化表现，脾大；胃底静脉曲张明显并与左肾静脉交通，食管下段稍显增粗；脾动脉纡曲。

【分析】　门静脉高压是肝硬化患者最常见并发症之一。当门静脉压过高时，门静脉系统的血流可经门静脉及其属支与上、下腔静脉的属支形成侧支循环，再通过侧支交通回流，形成静脉曲张。除了常见的胃底静脉、食管静脉曲张、脾静脉曲张外，

还有胃肾分流，脾肾分流等自发性分流，一定程度上缓解了门静脉压力，但临床意义尚未完全阐明。自发性脾肾分流是侧支循环中较常见的一种，发生率为13.8%～21.0%，多见于失代偿期肝硬化，尤其是肝功能Child-Pugh B级与C级患者。内镜下治疗（包括套扎术、硬化剂注射术及组织胶栓塞术）是门静脉高压所致的食管胃静脉曲张一级预防、急诊止血及二级预防的有效方法，但内镜下治疗易发生异位栓塞，在脾肾分流形成后风险更大。超声内镜下脾肾分流道栓塞弹簧圈置入术+内镜下组织胶注射治疗该类患者，不仅降低异位栓塞的风险，同时，对自然形成的脾肾分流道具有保护作用，可以单学科独立完成，降低医疗成本。本病例经过治疗后，未出现并发症，临床症状改善，恢复良好，随访中。

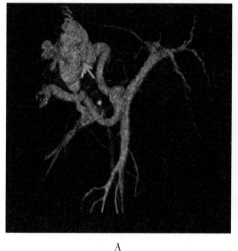
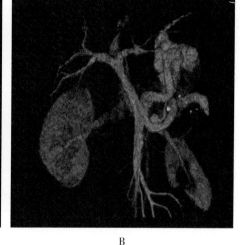

A　　　　　　　　　　　　　B

图 24-1

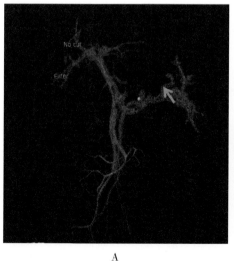
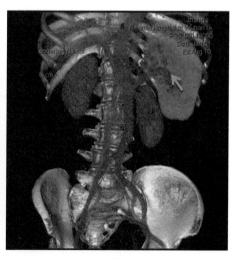

A　　　　　　　　　　　　　B

图 24-2

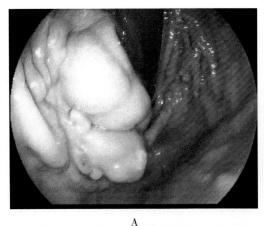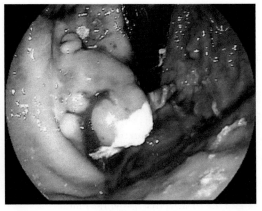

A   B

图24-3

（陈明锴　谭诗云）

病例 25

【简要病史】　男性，32岁。体检发现下腔静脉狭窄。既往有"慢性乙型病毒性肝炎"8年，长期口服"拉米夫定"抗病毒治疗。5年前行脾栓塞术。查体：双侧乳腺增生，乳晕颜色较深，肝掌，腹部平坦，肚脐周围腹壁静脉显露，以左侧明显，血流方向向上回流，无胃肠型、蠕动波、异常搏动，腹壁柔软，无压痛、反跳痛及包块。肝、脾、胆囊肋下未扪及。肝颈回流征阳性。肠鸣音正常，4次/分，未闻及振水音及血管杂音。

【腹部B超】　脾栓塞术前：下腔静脉上段管腔明显狭窄符合布加综合征（管腔狭窄型），肝后性门静脉高压，淤血性肝大并肝实质增粗考虑门脉型肝硬化。（脾栓塞术后）肝形态失常，体积增大，肝包膜光滑，肝实质回声均匀，稍增粗，增强。下腔静脉宽约16mm，血流缓慢，峰值流速148mm/s。门静脉增宽，内为入肝单向平坦波形血流频谱，峰值流速228mm/s。印象：肝大，脾栓塞后声像；胆、胰未见异常回声。

【腹部CT+CTA+CTV】　脾栓塞术后：肝硬化；脾大，部分脾梗死（图25-1A、B）；门静脉高压（脾静脉增粗、腰静脉、奇静脉及腹壁静脉扩张）；近第二肝门处下腔静脉狭窄闭塞，肝静脉未见显影（图25-1C），考虑布加综合征。

【最初诊断】　布加综合征。

【最后诊断】　布加综合征。

【诊断依据】　①男性，32岁，病程长，缓慢起病。因检查发现下腔静脉狭窄3d入院。②查体肝颈回流征阳性。③B超检查提示下腔静脉上段管腔明显狭窄符合布加综合征（管腔狭窄型），肝后性门静脉高压，淤血性肝大并肝实质增粗考虑门脉型肝硬化。上腹部CT及三维重建：肝硬化；脾大，部分脾梗死；门静脉高压（脾静脉增粗、腰静脉、奇静脉及腹壁静脉扩张）；近第二肝门处下腔静脉狭窄闭塞，肝静脉未见显影，考虑布加综合征。

【分析】　布加综合征由各种原因所致肝静脉和其开口以上段下腔静脉阻塞性病变引起的常伴有下腔静脉高压为特点的一种肝后门脉高压症。急性期有发热、右上腹痛、迅速出现大量腹水、黄疸、肝大，肝区有触痛，少尿。本病以青年男性多见，男女之比为（1.2～2）：1，年龄2.5～75岁，以20～40岁为多见。布加综合征是一种血管性疾病，主要影响肝静脉、下腔静脉。因此，布加综合征有明显的血流动力学改变。灰阶超声能显示血管的二维图像，但不能反映血管内血流动力学的改变，而彩色频谱多普勒对血流的改变和判断有很大帮助，诊断布加综合征的优点十分突出。

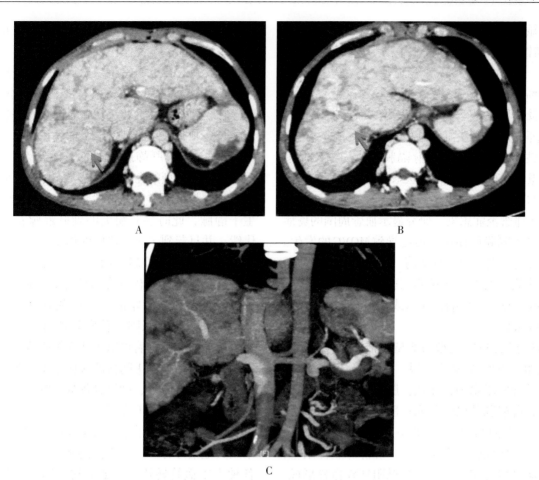

图 25-1

（张绍衡 毛 华）

病例 26

【简要病史】 女性，14岁。反复腹胀2年余，皮肤黄染6个月，血常规、肝功能、凝血功能异常，肝功能Child-pugh分级C级，尿常规、AFP、CEA等正常。乙肝两对半、丙肝抗体阴性。

【腹部CT+CTV】 肝表面凸凹不平，轮廓不整，各叶比例不协调，肝内密度不均匀，可见多发斑片状稍低密度影，下腔静脉狭窄（图26-1 A、B）。CTV示：下腔静脉肝内段狭窄，并门体循环、下腔静脉旁路循环建立（图26-1C、D）。CT诊断：肝硬化、腹水、脾大。考虑布加综合征。

【最初诊断】 ①肝右叶占位性质待定；②肝硬化，脾大，腹水。

【最后诊断】 ①布加综合征；②肝硬化（失代偿期；③肝内多发结节，性质待查。

【诊断依据】 年轻女性，反复腹胀2年余，皮肤黄染6个月，无肝病病史，AFP阴性，肝功能Child-pugh分级C级。CT诊断：肝硬化、腹水、脾大，CTV示下腔静脉肝内段狭窄，并门体循环、下腔静脉旁路循环建立，考虑布加综合征。

【分析】 布加综合征（BCS）由肝静脉和（或）肝后段下腔静脉阻塞性病变所引起的肝后性门静脉高压症，多发生在20～45岁的青壮年。

发病机制：①先天性血管发育异常，即肝静脉与下腔静脉的异常融合导致下腔静脉膜性梗阻（MOVC），临床主要集中在年轻人，儿童较罕见，近年来大多学者支持膜形成是后天因素造成的，相关研究显示膜形成是由血栓发展而来,环境因素(如高碘饮食)也与此相关。中国则以膜性阻塞更为常见。占60%～80%。②血栓形成及机化,西方人50%～80%为此型,与西方人血液高凝状态(口服避孕药、妊娠、红细胞增多症、骨髓异常增多、阵发性睡眠性血红蛋白尿有白塞病)有关。③机械性损伤,国内以静脉隔膜形成为主,但中国BCS患者不存在血液高凝状态,血管内膜的损伤为血栓的形成创造了条件,最终导致了隔膜组织的形成。④血管炎症感染,研究显示血管周围的炎症感染推进了隔膜的闭锁,最终导致MOVC的发生。⑤生活环境因素,口服避孕药、高碘饮食、吸烟等会促进该病的发生。⑥局部压迫,邻近脏器病变,包括炎症、创伤、肿瘤,压迫或侵犯静脉,造成阻塞,最终致病。

临床分型:BCS类型与亚型包括:肝静脉阻塞型,亚型;下腔静脉阻塞型,亚型;混合型,亚型。①肝静脉阻塞型,亚型:肝静脉/副肝静脉膜性阻塞;肝静脉节段性阻塞;肝静脉广泛性阻塞;肝静脉阻塞伴血栓形成。②下腔静脉阻塞型,亚型:下腔静脉膜性带孔阻塞;下腔静脉膜性阻塞;下腔静脉节段性阻塞;下腔静脉阻塞伴血栓形成。③混合型,亚型:肝静脉和下腔静脉阻塞;肝静脉和下腔静脉阻塞伴血栓形成。按病程长短可分为4种临床类型:①暴发性;②急性;③亚急性,最常见,起病隐匿;④慢性。

临床表现:①肝门静脉高压;②下腔静脉高压;③伴随症状为性功能减退,包括女性月经紊乱、不孕;男性阳萎等。

临床诊断:根据典型的临床症状和影像学检查。影像学检查:①超声,B超或彩超是目前的首选初诊工具。②DSA,静脉造影是BCS诊断的金标准,是目前进行血管介入诊断治疗的主要手段。③CT/MRI,共同作为第二种布加综合征患者的检查方法。

临床治疗:内科治疗、介入治疗、手术治疗。内科治疗:①支持和对症治疗,主要包括利尿、护肝、抑酸、护胃等治疗。②抗凝血及溶栓治疗,对于由血栓形成所致的BCS患者应及时给予溶栓和抗凝血疗法。人工血管转流术或腔内介入治疗后,需长期药物抗凝血以预防血栓形成。介入治疗:①破

膜穿刺,下腔静脉和肝静脉的破膜穿刺是布加综合征介入治疗的关键性操作步骤之一。然而对于膜性狭窄(膜上有孔)的患者,无须做破膜处理,介入治疗首选球囊扩张。②球囊扩张,对于下腔静脉/肝静脉膜性及短段阻塞,在介入治疗时需要首先给予破膜穿刺,破膜穿刺后给予球囊扩张。③支架置入;下腔静脉/肝静脉节段性(闭塞>1.0cm)阻塞时,此种类型的介入治疗需要在球囊扩张后置入血管内支架。下腔静脉节段性阻塞往往会累及3支主干静脉,此时多有粗大的副肝静脉及其交通支代偿,并且起到了完全代偿的作用,介入治疗时只需要对闭塞的下腔静脉给予治疗而不需要处理闭塞的肝静脉。④溶栓和介入治疗,下腔静脉/肝静脉隔膜或节段性闭塞的下方出现血栓形成,对此亚型的介入治疗原则是首先处理血栓,待血栓清除(溶栓、抽吸)后再给予球囊扩张或置入血管内支架。手术治疗:①间接的减压手术,包括腹膜腔颈静脉腹水转流术、胸导管颈静脉吻合术、断流术和一些增加侧支循环的手术(如脾肺固定术)等,将其作为一种过渡手术,待全身情况改善时还必须采用其他治疗方法。②直接的减压手术,主要包括各种人工血管转流术(如腔房、肠房、肠颈和脾房)和分流术(如肠腔、脾肾和门腔),转流手术近期疗效尚可,但远期因人工血管血栓形成,复发率和二次手术率较高,有研究试图利用动静脉瘘来增加血流速度从而减少人工血管血栓的形成,疗效有待观察。分流术有较高的肝性脑病发生率,已不作为首选。然而颈静脉肝内门体分流术(TIPS)是肝静脉广泛性阻塞的首选手术方式。③肝移植,肝移植适合于各种肝衰竭终末期患者或肝静脉广泛阻塞患者,远期疗效需进一步随访。④根治术,对于肝后段下腔静脉/肝静脉长段(阻塞段达1～6cm)阻塞(或合并血栓形成),可在直视下切除病变段——根治术。

术后并发症:①心功能不全;②腹水或乳糜腹;③血胸;④肝性脑病;⑤人工血管阻塞;⑥肺栓塞;⑦其他,包括纵隔积水、肺脓肿、乳糜胸等,均较少见,发生后经对症处理,多能治愈。

本患者经过介入支架治疗,症状一度改善,后症状加重,肝功能持续恶化,行肝移植治疗,病情改善。

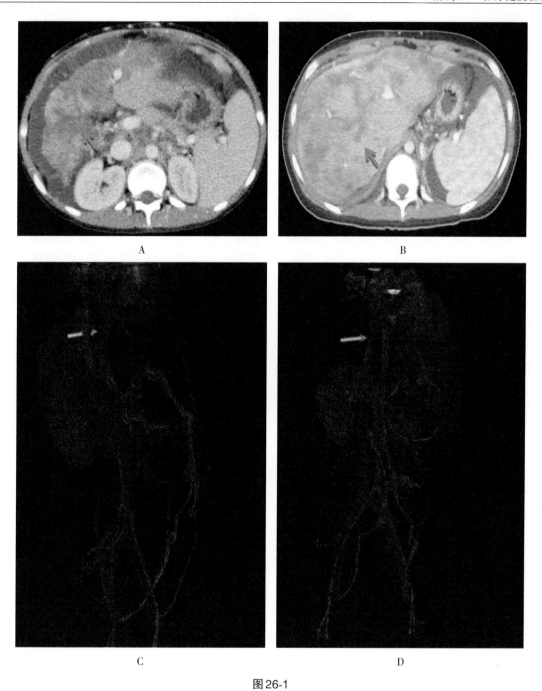

图26-1

（吴　敏　黄惠康　刘凯杰　王　红）

病例　27

【简要病史】　女性，48岁。反复皮肤、巩膜黄染5个月余。伴有厌油、乏力，无发热，黄疸呈进行性加重，既往无肝炎病史，曾诊断"单纯疱疹病毒型肝炎"给予护肝、退黄、阿昔洛韦抗病毒治疗，症状一度好转。查体：右上腹部压痛，无反跳痛。肝功能：AST 490U/L，ALT 77U/L，r-GT 186U/L，ALP 133U/L，TBIL 179.7μmol/L，IBIL 73.20μmol/L，ALB 25.5g/L，凝血酶原时间百分比59%，病毒性肝炎阴性，AFP 17.04ng/ml，血清抗核抗体（ANA）阳性，ACL-IgG抗心磷脂抗体弱阳性。

【腹部B超】 肝弥漫性损害，肝内外胆管未见扩张。

【腹部CT】 肝形态如常，各叶比例协调，肝裂稍增宽，轮廓光滑，肝颗粒增粗，肝密度普遍低于脾密度，未见异常强化。肝内外胆管无扩张，肝门结构清楚。脾大，密度未见异常。胰腺未见明显异常强化。肝门区、腹部动脉旁见多发肿大淋巴结。未见腹水征。CT诊断：轻度肝硬化；轻度脂肪肝；脾大；肝门区、腹部动脉旁多发肿大淋巴结，请结合临床（图27-1 A、B）。

【最初诊断】 黄疸查因：梗阻性黄疸? 肝细胞性黄疸?

【最后诊断】 ①自身免疫性肝炎（AIH）；②轻度脂肪肝。

【诊断依据】 女性，>40岁，慢性起病。反复皮肤、巩膜黄染5个月余。CT提示：轻度肝硬化；轻度脂肪肝；脾大；慢性胆囊炎。肝门区、腹部动脉旁多发肿大淋巴结。肝酶异常，血清ANA阳性，ACL-IgG抗心磷脂抗体弱阳性，肝穿刺病理确诊自身免疫性肝炎。

【分析】 自身免疫性肝炎是由自身免疫反应介导的慢性进行性肝炎性疾病，其临床特征为不同程度的血清转氨酶升高、高γ-球蛋白血症、自身抗体阳性，组织学特征为以淋巴细胞、浆细胞浸润为主的界面性肝炎，本例患者肝穿刺病理镜下见肝细胞肿胀，轻度淤胆，汇管区可见较多的淋巴细胞、浆细胞及少许嗜酸性粒细胞浸润，界板破坏，胆管上皮无坏死，结合临床，病变符合自身免疫性肝炎表现（图27-2 A、B）。大多数患者表现为慢性肝炎，约34%的患者无任何症状，仅因体检发现肝功能异常而就诊；30%的患者就诊时即出现肝硬化；8%患者因呕血和（或）黑粪等失代偿期肝硬化的表现而就诊；部分患者以急性甚至暴发性起病（约占26%），其转氨酶和胆红素水平较高，临床过程凶险，严重病例可快速进展为肝硬化和肝衰竭。药物治疗：AIH治疗的主要目的是缓解症状，改善肝功能及病理组织异常，减慢向肝纤维化的进展。单独应用糖皮质激素或联合硫唑嘌呤治疗是目前AIH的标准治疗方案。治疗指征：①绝对指征，血清AST≥10倍正常值上限或血清AST≥5倍正常值上限伴γ-球蛋白≥2倍正常值上限；组织学检查示桥接坏死或多小叶坏死。②相对指征，有乏力、关节痛、黄疸等症状，血清AST和（或）γ-球蛋白水平异常但低于绝对指征标准，组织学检查示界面性肝炎。肝移植是治疗终末期AIH肝硬化的有效方法。本例患者经过激素治疗后，症状改善。

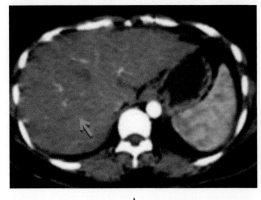 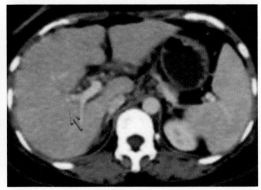

A   B

图27-1

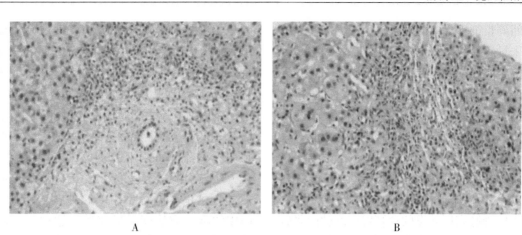

A   B

图27-2

（吴 琼 王 红）

病例 28

【简要病史】 男性，14岁。反复鼻出血10年，4年前在当地医院检查：WBC $1.84×10^9$/L，Hb 105g/L，PLT $41×10^9$/L，转氨酶升高，CT示肝大、脾大，骨髓涂片示符合特发性血小板减少性紫癜骨髓象，行脾切除术，术后血小板恢复正常，鼻腔出血改善，2个月来出现反复转氨酶升高。生长发育史正常，智力正常。WBC $3.66×10^9$/L，RBC $5.35×10^{12}$/L，PLT $277×10^9$/L，ALT 77U/L，AST 84U/L，ALB 35.7g/L，GLB 27.8g/L，TBIL 13.33μmol/L。肝炎病毒学检查阴性，自身免疫性肝病抗体阴性，血清铜蓝蛋白正常。

【腹部CT】 结节性肝硬化，门静脉高压，脾切除术后缺如，胃底静脉曲张，胃肾分流，附脐静脉开放（图28-1A～D）。

【最初诊断】 ①肝功能异常；②特发性血小板减少性紫癜（脾切除术后）。

【最后诊断】 ①先天性肝纤维化，门静脉高压；②特发性血小板减少性紫癜。

【诊断依据】 年轻男性，反复鼻出血10年，肝功能异常4年。骨髓涂片符合特发性血小板减少性紫癜骨髓象。腹部CT：结节性肝硬化，门静脉高压，胃底静脉曲张，胃肾分流，附脐静脉开放。肝穿刺活检病理考虑为先天性肝纤维化。

【分析】 先天性肝纤维化（CHF）为一种罕见

的遗传性先天性畸形，以门管区结缔组织增生、小胆管增生为特征，病程后期一般均会导致门静脉高压症，50%的患者可因消化道大出血死亡。根据不同的临床表现，可以分为门静脉高压型、胆管炎型、门静脉高压合并胆管炎型和无症状型。先天性肝纤维化以继发性的门静脉高压症及其并发症为主要表现。先天性肝纤维化症状出现较早，一般成年之前会出现症状，症状主要为呕血、便血、肝区和脾区不适或胀痛、贫血、腹水、胆道感染伴发热、黄疸、腹痛等。常用的影像学检查包括超声、CT、MRI，都可以观察到胆管的扩张和连续或非连续的胆管囊状结构及门静脉周围的纤维化，能观察到CHF患者肝特征性形态学改变，包括左内叶体积正常或增大、左外叶与尾叶增生和右叶萎缩。活组织病理检查是诊断CHF的金标准，其特征性病理特点：①在肝小叶保持完整无损的状况下汇管区极度纤维化，中央静脉仍位于肝小叶的中央，即肝小叶微循环保持不变，这是与肝硬化假小叶的重要区别；②纤维间隔内可见胆管板发育畸形，这是先天性肝纤维化特有的形态；③肝细胞板排列大致正常，一般无肝细胞结节性再生，无典型的假小叶结构，可伴有肝内胆管发育畸形或海绵状扩张。本病例肝穿刺活检病理显示肝组织内部分区域纤维组织增生明显，将肝细胞分隔呈结节状，结节间纤维间隔粗细不等，内见小胆管，少量炎性细胞浸润。未见碎片状坏死及桥接坏死，肝细胞轻度水样变性，胞质内未见淤胆，结合临床考虑为先天性肝纤维化。目前还可通过连锁基因分析和直接检测PKHD1基因的突变来诊断CHF，但由于其基因的复杂性，DNA分析并不作为常规检测方法，只在疑难病例诊断或产前诊断时采用。针对CHF患者，目前尚无特效的治疗方法来逆转或停止CHF的纤维化进程，临床上主要处理CHF所带来的并发症。对于门静脉高压并发的食管胃底静脉曲张破裂出血及存在出血倾向的患者，可采用药物止血或内镜治疗。经颈静脉肝内门体分流术也能用于治疗因CHF门静脉高压所引起的急性出血和预防复发出血，适用于不能耐受硬化剂治疗或治疗无效和等待肝移植的患者。然而，经过严格的非手术治疗仍不能控制出血的患者，可采用外科手术的方式进行治疗，包括分流术和断流术。对于有胆管炎表现的CHF，除使用抗生素外，内镜下逆行胰胆管造影术行胆汁引流也可用于胆管炎反复发作的患者。上述方法虽然能一定程度缓解CHF所引起的并发症，但并未从根本上解决CHF的进展。目前能够治愈CHF的唯一方法就是肝移植，适用于难治性的门静脉高压和经非手术治疗无效反复发作的胆管炎患者，肝移植效果非常显著。

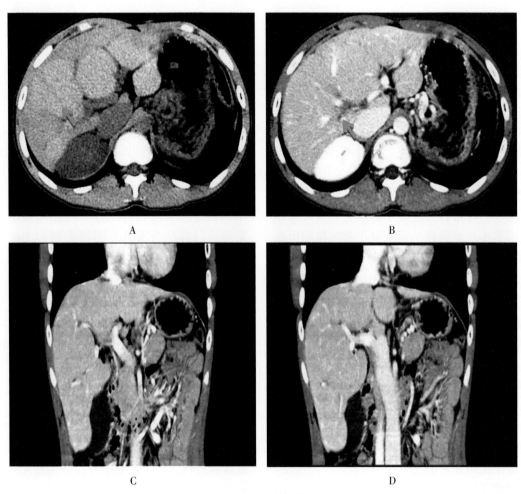

A   B

C   D

图28-1

（张绍全）

病例 29

【简要病史】 男性，53岁。发现肝占位近1个月，非小细胞肺癌抗原-211、糖类抗原-125、糖类抗原-153等轻度升高。乙肝表面抗原阳性，HBV-DNA含量$4.01×10^5$IU/ml。

【腹部CT】 肝表面光滑，各叶比例失调，肝左叶体积缩小，肝右后叶见一巨大团块影，边界模糊，平扫病灶呈稍低密度，增强扫描动脉期病灶不均匀中度强化，其内见无强化坏死区，门脉期及延迟期逐渐强化。肝实质内见多发大小不等结节影，增强扫描动脉期环形强化，门脉期及延迟期强化减退。肝实质内亦见多发大小不等圆形低密度影，边界清晰，增强扫描未见强化；肝内、外胆管无扩张。考虑肝癌合并肝内转移瘤，腹腔、腹膜后少许小淋巴结影（图29-1 A～E）。

【腹部MRI】 肝内可见多发的异常信号影，T_1WI呈低信号，T_2WI呈高信号，增强扫描未见明显强化，最大者位于肝S8。另在肝S5/6可见一类圆形的异常信号影，T_1WI呈稍低信号，T_2WI呈等、稍高信号，边界清晰，周围见假包膜征。增强扫描动脉期病灶可见结节状强化，门静脉期及平衡期呈渐进性强化（图29-2 A～G）。

【最初诊断】 ①肝占位（肝癌可能）；②慢性乙型病毒性肝炎。

【最后诊断】 ①胆管细胞癌伴肝内转移（IHPCC）（TXNOMO）；②慢性乙型病毒性肝炎。

【诊断依据】 中年男性，发现肝占位近1个月，乙肝病史，腹部CT/MRI示肝S5/6段占位，考虑肝癌合并肝内转移。术后病理证实为肝内胆管细胞癌。

【分析】 IHPCC好发于50～70岁，95%为腺癌。常见的诱因：肝内胆管结石，病毒感染，原发性硬化性胆管炎，先天性变异。多与HBV感染及胆管结石有关。IHPCC平扫MRI中多表现为类圆形实性或囊实性肿块，边界多不清，一般无包膜，可呈分叶状或不规则形浸润生长，周围可伴有卫星灶，IHPCC在FSPGR序列T_1WI同/反相位上信号无明显变化，这点有助于与富含脂质的肿瘤相鉴别（肝细胞腺瘤及高分化肝细胞癌），T_2WI上呈高信号或稍高信号，中心可见局灶性片状、条状或星芒状低信号区，具有一定特征性。DWI能从分子水平反映组织学代谢信息，是组织水分子扩散程度的直观体现。当中心出现大片坏死时，DWI有助于与中心坏死区富含蛋白而弥散受限的肝脓肿相鉴别。IHPCC的MRI增强表现具有典型的"进行性填充"强化特点，此特点有别于肝细胞癌的"快进快出"强化特点，有助于两者的鉴别。"进行性填充"强化特点反映肿瘤组织成分的多样性特点，成活的肿瘤细胞是产生肿瘤早期强化的病理基础，而纤维组织是产生肿瘤延迟强化的病理基础。胆管扩张在IHPCC较为常见，特异性较高，可见于病灶周围或内部。MRI显示细小扩张的胆管较CT更敏感。在延迟期可见扩张胆管被认为是胆管癌较典型。病灶所在肝叶萎缩和邻近肝包膜皱缩为IHPCC的特征性表现。此病应与肝脓肿、肝细胞癌鉴别，肝脓肿典型表现为环征和脓肿内小气泡；而肝细胞癌增强扫描多呈"快进快退"征象。本例患者经过肝穿刺病理确诊，病检组织镜下见玻璃样变性的纤维组织中有较多腺癌组织浸润，局灶可见凝固性坏死。免疫组化：CK7（+++），CK19（+++），Villin（+），CK20少量细胞（+），其余CDX-2、Hepatocyte、Glypican-3、Arginase-1均为（-），Ki-67阳性率5%，结合影像学，考虑为胆管系统来源的腺癌，肝内胆管细胞癌可能性大（图29-3 A、B）。

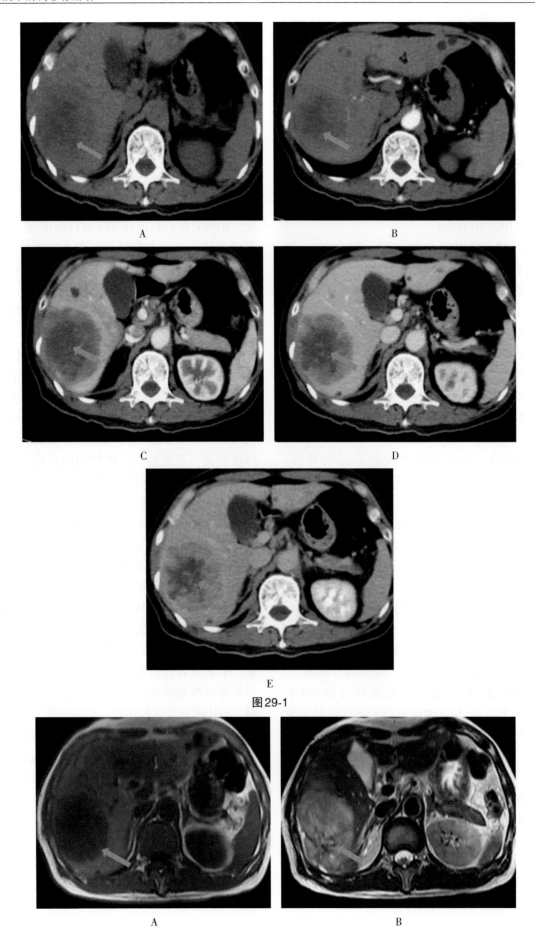

图 29-1

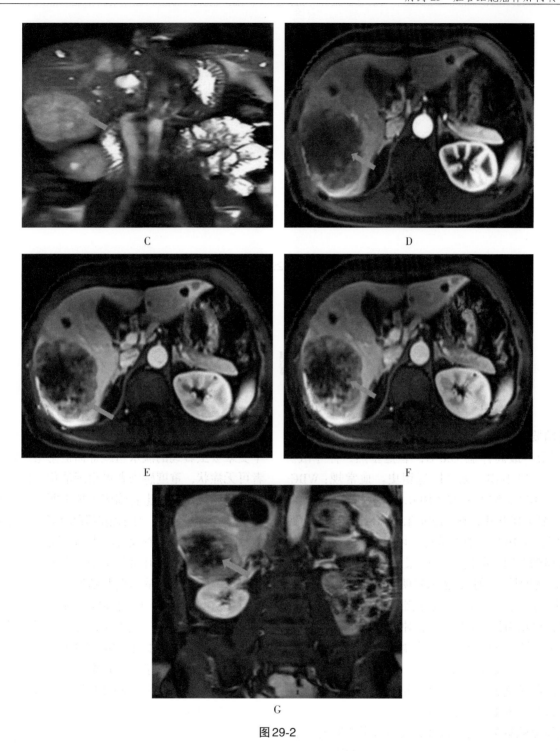

图 29-2

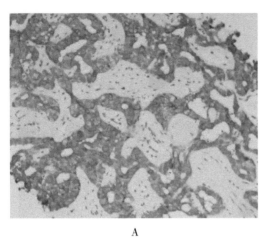 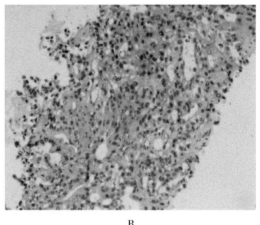

A   B

图 29-3

（吴　敏　王　红　莫　蕾）

病例　30

【简要病史】　男性，64岁，广州人。反复发热2年余，最高体温39.8℃，非弛张热，伴寒战。鱼生进食史不详。无疫区逗留史。血常规：WBC 16.11×10⁹/L，NEU 9.97×10⁹/L，ESR 54mm/L。血生化：ALT 187U/L，AST 120U/L，CRP 101mg/L。凝血功能：PT 16.0s。粪便常规：可查及肝吸虫卵。

【腹部CT】　肝内胆管扩张，肝右后上叶可见多个低密度灶，增强扫描未见明显强化，门静脉期及延迟期肝左外叶小斑片强化影（图30-1）。

【腹部MRI】　肝内多发囊肿，肝内胆管弥漫轻度扩张伴胆管壁广泛强化，考虑肝吸虫感染引起可能性大（图30-2 A～C）。

【最初诊断】　发热查因：肝吸虫病？

【最后诊断】　肝吸虫病。

【诊断依据】　老年男性，反复发热2年余，最高体温39.8℃，非弛张热，伴寒战。白细胞高，红细胞沉降率增快，肝酶升高，PT延长，粪便可查及肝吸虫卵。腹部CT：肝内胆管扩张，肝右后上叶可见多个低密度灶，增强扫描未见明显强化，门脉期及延迟期肝左外叶小斑片强化影。腹部MRI：肝内多发囊肿，肝内胆管弥漫轻度扩张伴胆管壁广泛强化，考虑肝吸虫感染引起可能性大。经抗肝吸虫治疗症状改善，体温正常。

【分析】　肝吸虫病是由华支睾吸虫寄生于人体

肝内胆管所引起的寄生虫病。多因食用未经煮熟含华支睾吸虫囊蚴的淡水鱼或虾而被感染。轻度感染者可无症状，重度感染者可出现消化不良、上腹隐痛等临床表现。本患者临床表现不明显，主要为发热。患者白细胞高，红细胞沉降率增快，肝酶升高，PT延长，粪便中可查及肝吸虫卵。腹部CT：肝内胆管扩张，肝右后上叶可见多个低密度灶，增强扫描未见明显强化，门静脉期及延迟期肝左外叶小斑片强化影。腹部MRI：肝内多发囊肿，肝内胆管弥漫轻度扩张伴胆管壁广泛强化，考虑肝吸虫感染引起可能性大。该疾病主要为病因治疗，辅以改善营养、护肝等对症支持治疗。本患者经过抗肝吸虫、护肝、增强免疫力等治疗后，体温回降，血常规恢复正常。

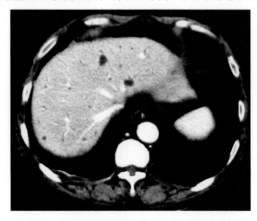

图 30-1

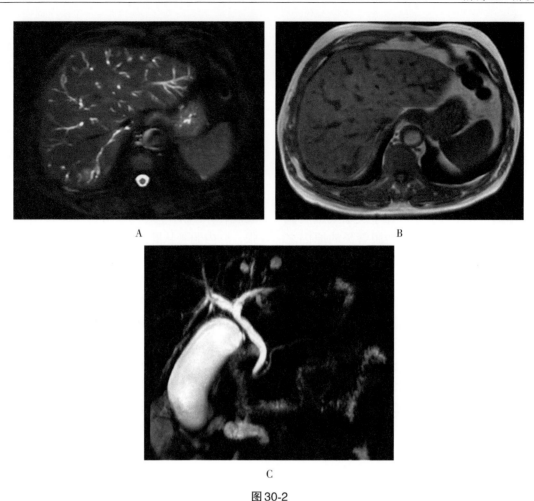

C

图30-2

（张绍衡　毛　华）

病例　31

【简要病史】　男性，60岁。腹胀1个月，纳差、恶心7d，发热1d，既往有"高脂血症"10余年，1个月前自制药酒饮用，每餐100～150g（2～3两），有吃鱼生史。查体：体温39.6℃，皮肤无破溃、无皮疹和皮下出血，全身浅表淋巴结无肿大。巩膜无黄染。腹稍膨隆，全腹软，右上腹轻压痛，无反跳痛，无肝区叩痛，墨菲征可疑阳性。血常规：WBC 7.33×10⁹/L，NEU% 64.6%，EO% 0。肝功能：ALT 94.0U/L，AST 98.0U/L，GGT 85U/L，TBIL和DBIL正常。血清三酰甘油 2.6 mmol/L，CRP 76.0 mg/L，PCT 2.32 ng/ml。尿常规：尿胆原（+++），尿蛋白（++），24h尿蛋白0.62 g，其余检查未见异常。

【腹部B超】　脂肪肝并肝稍大，考虑胆囊内胆汁淤积（图31-1 A、B）。

【腹部CT】　轻度脂肪肝，肝脏散在小囊肿（图31-2 A、B）。

【胃镜引导下十二指肠液引流术】　收集三管胆汁送实验室查找寄生虫卵（图31-3 A、B），三管肝吸虫卵均为阳性（图31-4 A、B）。

【最初诊断】　发热查因：急性病毒性肝炎？急性胆管炎？

【最后诊断】　①肝吸虫病；②急性胆管炎。

【诊断依据】　①老年男性，有发病前饮酒史，食用鱼生史；②腹胀1个月，纳差、恶心7d，发热1d，最高体温39.8℃；③查体右上腹有压痛，无反跳痛，墨菲征可疑阳性；④腹部超声示脂肪肝并肝稍大，考虑胆囊内胆汁淤积；⑤胆汁查找华支睾吸虫卵（＋）。

【分析】 急性胆管炎最常见的原因是肝内外胆管结石，其次为胆道蛔虫和胆管良性狭窄，胆管、壶腹部或胰腺肿瘤、原发性硬化性胆管炎（PSC）、经皮肝穿刺胆道造影术（PTC）或内镜逆行胰胆管造影术（ERCP）等亦可引起。在华支睾吸虫病流行区，华支睾吸虫也是引起急性胆管炎的原因之一。急性胆管炎的病理基础主要是胆道感染，伴有胆道完全或不完全梗阻，造成胆管静脉或胆管淋巴管反流。胆汁中大量细菌和毒素经肝内胆管的肝细胞屏障直接进入肝血流而发病。治疗主要包括病因治疗、抗炎、纠正水和电解质平衡、补液、抗休克及对症治疗。珠江三角洲部分地区居民有生食淡水鱼的习惯，进食不够熟的淡水鱼在珠江三角洲居民中也很常见，故肝吸虫在珠江三角洲的感染率较高。我国肝吸虫种类主要为华支睾吸虫，其寿命20～30年，人在进食感染了华支睾吸虫囊蚴的未熟淡水鱼后，华支睾吸虫进入胆管，虫体吸盘引起胆管反复溃疡、增生，胆管上皮增生，纤维化，使管腔变窄，华支睾吸虫排出的虫卵、黏液及成虫或死亡虫体阻塞胆管使胆汁引流不畅，并发细菌感染，引致胆管炎。故患者常在诊断华支睾吸虫病之前以胆管炎症状就诊，症状一般较胆石症引起的胆管炎轻，腹痛多为隐胀痛，也有绞痛发作，可伴轻-中度发热，黄疸一般不深，且多为一过性。经抗炎、解痉、利胆治疗后胆管炎症多能缓解，但个别患者可演变成重症胆管炎。因对本病认识不足，临床上常有误诊，梗阻胆管内的虫体及黏液有时从胆管排出后症状可缓解，早期B超、CT可无特殊表现，中后期可见胆管结石及胆管明显特征性扩张，肝内胆管从肝门向周围均匀扩张，肝包膜下胆管呈囊样扩张。B超、CT不具特征性表现时常漏诊。华支睾吸虫病确诊最简便的方法为粪便检查虫卵，但一般检出率低，有研究认为检出率低的原因可能为胆道梗阻时，虫卵不易排至肠道或虫卵排出数太少，粪便虫卵检查报道阳性率为14.8%～30.8%，但胆汁涂片虫卵阳性率为86.5%。本病例反复查粪便虫卵检查均为阴性，外周血嗜酸性粒细胞没有升高，最终通过胃镜引导下十二指肠液引流术，收集胆汁检查发现华支睾吸虫卵而确诊。因此，对疑有华支睾吸虫致急性胆管炎患者，应通过多种检查结合，以期提高本病诊断率。如明确有华睾吸虫病，可给予吡喹酮驱虫治疗。

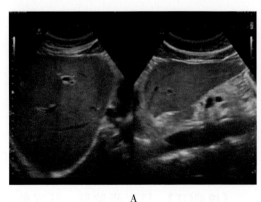 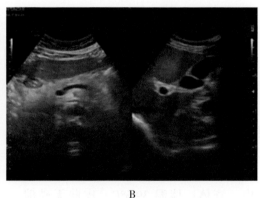

A   B

图31-1

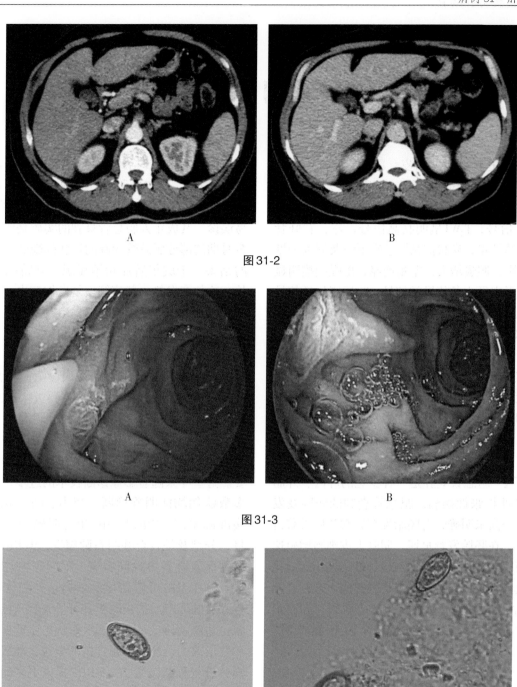

图 31-2

图 31-3

图 31-4

（刘序友　杨绮红　陈玉花　许春玲　谭永宜　叶国荣）

病例 32

【简要病史】 女性，48岁。反复上腹痛10d余。

【腹部MRI】 肝内血管走行正常，增强扫描肝内未见异常强化灶，胆总管局部扩张，呈囊状，T_1WI呈低信号，T_2WI呈明亮高信号，左、右肝管及肝总管稍扩张，囊状扩张胆总管下缘及周围未见异常肿块影；胆囊增大，壁稍增厚，增强扫描明显强化，胆囊内见小条状异常信号，T_2压脂呈低信号（图32-1A）。

【MRCP】 胆囊增大，胆总管呈囊状扩张，左、右肝管及肝总管稍扩张（图32-1B）。

【最初诊断】 胆总管囊肿。

【最后诊断】 胆总管囊肿。

【诊断依据】 中年女性，以反复上腹痛10d余为主诉，腹部MRI及MRCP提示胆囊增大，胆总管呈囊状扩张，手术病理证实。

【分析】 胆总管囊肿是一种少见的肝内、外胆管部分良性扩张性疾病；胆总管囊肿的病因及发病机制至今尚未明确，有胚胎发育异常和后天获得学说之争，在胚胎发育早期，胆管上皮细胞增殖速度不平衡，胆管近端细胞增殖较远端迅速，空泡化时，造成远端狭窄，近端形成囊性扩张。这种胚胎发育异常是胆总管囊肿形成的主要原因。亦有报道，病毒感染、妊娠、胆管炎症等后天因素都可能与本病发生有关。

胆总管囊肿可发生在肝外或肝内的任何部位，病理分型较多，目前普遍被人们接受的是5型分类法：Ⅰ型，胆总管囊性扩张，左、右肝管及肝内胆管正常，胆囊管一般汇入囊肿。Ⅱ型，胆总管憩室，临床少见。Ⅲ型，胆总管末端囊肿，为十二直肠内胆总管开口囊性脱垂。Ⅳa型，肝内及肝外胆管多发囊肿。Ⅳb型，肝外胆管多发性囊肿。Ⅴ型，肝内胆管单发或多发性囊肿。成年人胆总管囊肿的诊断，1969年Babitt提出"胰胆管合流异常"的概念，即解剖学上胆管和胰管在十二指肠壁外提前汇合，Oddi's括约肌无法有效控制合流而产生胆-胰逆流。成年人胆总管囊肿症状多不典型，且多合并有胆总管结石，有的以胰腺炎为首发症状，易误诊。其成年人胆总管囊肿的实质是婴幼儿或儿童时期的部分胆总管囊肿的症状的隐匿，病程迁延的结果，于成年后症状始显现。其特点：①病程长，往往有发热、黄疸等反复发作病史。②囊肿体积一般较大。囊壁甚厚，可达0.2～0.4cm，囊壁呈慢性炎症。③囊肿与周围组织粘连较重。胆总管囊肿主要表现为腹痛、黄疸和腹部包块。如合并胆管炎可出现发冷、发热，易误诊为胆系感染；合并囊肿穿孔则表现为胆汁性腹膜炎。胆总管囊肿的并发症包括胆道炎症、肝内外胆管结石、胰腺炎、癌变、门静脉高压症、肝硬化及囊肿自发破裂等。胆管癌是其最严重的并发症，早期诊治非常重要。近些年来随着影像诊断技术的进步，术前绝大多数病例均能明确诊断。超声、CT、MRI诊断本病准确率高，ERCP、MRCP可明确病变大小、数目、分型及是否合并结石肿瘤等，但ERCP检查易合并胆管炎及急性胰腺炎，不应作为常规检测手段。其中MRI可清楚显示肝内、外胆管的解剖结构和囊肿形态，扩张的胆管可呈囊状、柱状或憩室状，边缘清晰。MRCP显示囊状扩张的胆管呈"葫芦"形改变，能反映胆管树的全貌，准确的对胆管囊肿进行分型，比CT、ERCP提供更多的信息。胆总管囊肿属于癌前病变，故应早诊断早治疗，尽量将扩张的胆管完整切除，手术切除囊肿是目前唯一的根治手段，胆总管囊肿完全切除+肝管空肠Roux-en-Y吻合术是目前胆总管囊肿手术治疗的金标准。术后应定期复查，尤其对于Ⅰ型和Ⅳ型、存在胆胰合流异常以及囊肿未能完整切除的患者，更应保持密切随访。本例患者确诊后行胆总管囊肿完全切除+肝管空肠Roux-en-Y吻合术，术后恢复理想。

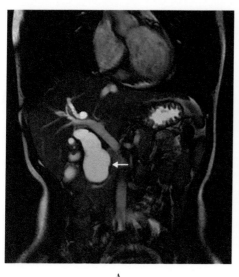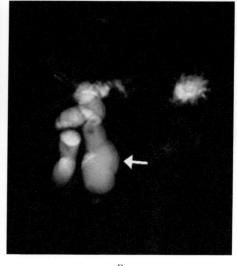

A　　　　　　　　　　　　　B

图32-1

（梁杏花　刘志锋）

病例　33

【简要病史】　男性，65岁。上腹痛1年，皮肤、巩膜黄染1月余，伴乏力、纳差。ALT 57U/L，AST 69U/L，GGT 428U/L，白蛋白24.6g/L，TBIL 227.9μmol/L，DBIL 175.4μmol/L，CEA 9.41μg/L，GA19-9 9.23U/ml。

【腹部B超】　胆囊结石伴胆泥形成；肝内外胆管扩张，胆总管下段异常回声；腹膜后低回声团，考虑淋巴结大。

【腹部CT】　肝脏形态、大小未见异常，各叶比例协调，轮廓光滑，增强后动脉期肝内见多发异常强化小灶，门脉期及延迟期呈等密度。肝内、外胆管扩张，胆总管直径约1.8cm，壶腹部梗阻，呈截断征，管壁增厚。腹膜后见多发肿大淋巴结，较大者约2.6 cm×2.3 cm×1.7cm（图33-1A ～ D）。

【最初诊断】　梗阻性黄疸。

【最后诊断】　胆总管壶腹部胆管细胞癌。

【诊断依据】　老年，男性，上腹痛伴皮肤、巩膜黄染。血清胆红素明显升高，以直接胆红素为主，B超及CT提示肝内外胆管扩张，胆总管壶腹部梗阻呈截断征，腹膜后多发淋巴结大，手术病理证实。

【分析】　肝外胆管癌过去认为是一种较为少见的肿瘤，是指发生于肝门区左、右肝管至壶腹部的恶性肿瘤，是引起阻塞性黄疸的重要原因。轴面CT示胆总管不均匀环状增厚，管腔失圆、不规则、突然中断消失等；曲面重组可显示胆总管全貌及腔内软组织肿块。肝外胆管癌的间接CT表现主要是胆总管不同程度扩张，梗阻端失圆、变形或突然中断消失，胆囊体积增大或缩小；肝门和胰头区见软组织肿块，多数报道，此为恶性梗阻的可靠征象。直接征象主要是胆管壁不规则增厚、呈结节状或串珠状、腔内软组织肿块、管腔狭窄或闭塞。强化方式多以静脉期及延迟期强化为主，CT值与平扫比较均＞20 HU，多数为均匀性强化，肿块较大者可为不甚均匀，延迟期强化次之。胆囊扩大是胆总管癌定位诊断较可靠的依据之一，如果肿瘤组织侵犯胆囊管开口，胆囊体积有可能缩小。肝外胆管癌需与良性梗阻相鉴别。良性梗阻多由结石及炎性狭窄所致，高密度结石及较为规则的管壁增强不难诊断；等密度结石增强后各期均不会强化，与胆管癌可资鉴别；也有文献报道，胆总管逐渐变细，手术病理证实是癌组织沿管壁浸润生长。左、右肝管汇合区癌肿需要与肝门淋巴结转移、肝门区肝癌及周围性胆管细胞癌进行鉴别；钩突癌和胰头区转移性肿瘤有时与胆总管本身肿瘤不宜区别，利用多种后处理技术仔细观察、根据各期强化特点，再结合临床资料认真分析可有效提高诊断正确率。

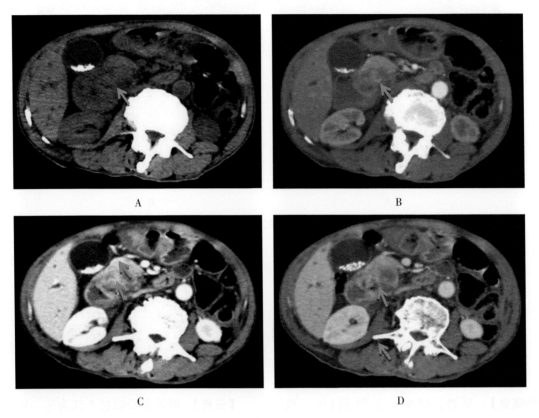

A

B

C

D

图33-1

（万　瑜　陈浩军）

病例　34

【简要病史】　女性，64岁。上腹痛12d，为剑突下持续刀割样疼痛，放射至腰背部。血淀粉酶3534U/L。肝功能：AST 196U/L、ALT 181U/L、GGT 939U/L、DBIL 33.50 μmol/L、TBIL 47.80 μmol/L，心肌酶、心电图未见异常。胃镜：①胃多发息肉；②慢性胃炎，胃窦为主。

【腹部B超】　肝内外胆管明显扩张，肝内胆管内径最宽约1.7cm，内可见多个大小不等强回声团，最大范围约3.5cm×1.9cm。肝外胆管可见范围约5.1cm×2.1cm强回声光团，近端胆管扩张，最宽内径约2.4cm（图34-1 A、B）。胰腺切面形态失常，胰头厚3.3cm，胰体厚2.2cm，胰尾厚2.0cm，

体积弥漫性增大，边缘轮廓光滑清晰，内部光点散在稀疏，分布不均质，全胰管扩张，管腔内径约0.4cm。

【腹部CT】　肝内外胆管及胆总管扩张，部分管壁增厚、毛糙，内见多发大小不等致密影，较大约2.4cm×2.0cm（肝左胆管）、2.1cm×2.1cm（胆总管），增强扫描管壁明显强化（图34-2 A～C）。左外叶增强扫描见片状异常强化影。胆囊增大，壁稍增厚，腔内见一类圆形致密影，大小约2.1cm×2.1cm（图34-2C）。胰腺稍增大，密度均匀，周围脂肪间隙尚清楚，主胰管稍扩张（图34-2D）。

【ERCP】　见胆总管明显扩张，横径约1.8cm，

内见一长径1.2～0.8cm的结石影，共有4粒，形状呈椭圆形及长条形（图34-3A），乳头切开刀于11点处切开乳头括约肌约0.8cm，达横形皱襞下，使用COOK柱状扩张水囊，扩张至横径约为1.35cm，后使用取石球囊反复取石，可取出褐色结石共4粒，再次造影，胆总管内未见明显结石影（图34-3B）。

【最初诊断】 ①胆管结石；②急性胰腺炎，胆源性，轻症；③胆囊结石。

【最后诊断】 ①胆总管结石；②急性胆管炎；③急性胰腺炎，胆源性，轻症；④胆囊结石。

【诊断依据】 老年女性，上腹痛12d，刀割样痛，放射至腰背部。血淀粉酶超过正常值3倍以上，直接胆红素升高。腹部B超：肝内、外胆管明显扩张，内可见多个大小不等强回声光团，肝外胆管可见强回声光团，近端胆管扩张，最宽内径约2.4cm。腹部CT：考虑胆管结石并胆管炎、急性胰腺炎的诊断。ERCP十二指肠乳头切开取石术后症状改善。

【分析】 胆管结石可发生在胆管系统的任何部位，左、右肝管汇合部以下的包括肝总管结石和胆总管结石为肝外胆管结石，汇合部以上的为肝内胆管结石。一般平时无症状或仅有上腹不适，当结石造成胆管梗阻时可出现腹痛或黄疸，如继发胆管炎时，可有较典型的Charcot三联征：腹痛、寒战、高热、黄疸的临床表现。胆管结石还可导致全身感染、肝功能损害、胆源性胰腺炎，从而出现相应症状体征。B超检查可见胆管内形态稳定的强回声团并后方出现无回声暗带，即声影，同时伴有结石上段胆管扩张；CT检查可见肝内、外胆管单发或多发、圆形、多边形或泥沙状高密度阳性结石。胆总管结石可引起上段胆管扩张，在结石部位的层面，可见圆形或半圆形高密度结石周围伴有低密度胆汁环绕。ERCP是目前诊断胆总管结石准确性最高的方法之一，造影时结石部位显示为充盈缺损，诊断的同时还可以行切开取石术达到治疗效果。胆总管结石可以引起胆道梗阻、胆绞痛、胆道感染或急性胰腺炎等严重并发症，因此临床上应积极进行治疗。本例患者经过ERCP＋十二指肠乳头切开取石术后症状明显好转，胰腺炎病情也很快得到缓解。

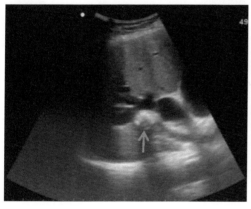 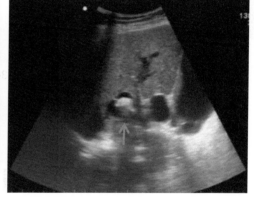

A   B

图34-1

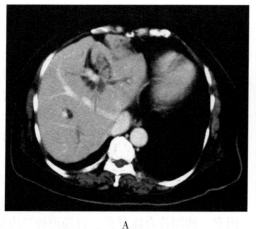 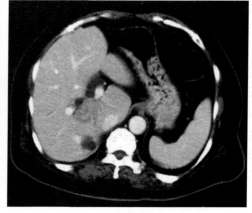

A   B

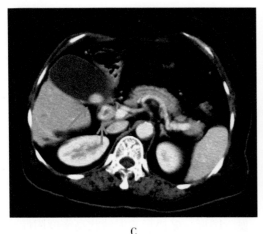
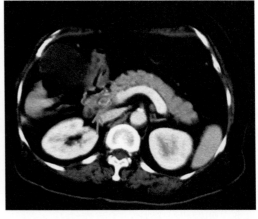

C   D

图 34-2

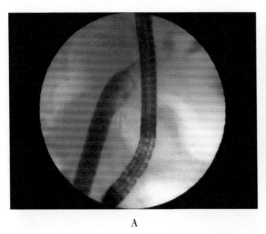
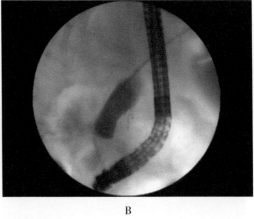

A   B

图 34-3

（林云安　张　龙　王　红）

病例　35

【简要病史】　女性，45岁。反复右上腹隐痛3个月余。查体：腹平坦，无压痛、反跳痛，墨菲征阴性。外院MRI提示：先天性胆管囊状扩张、胆囊多发小息肉、慢性胆囊炎。

【腹部B超】　胆囊壁粗糙，胆总管囊状扩张，范围约6.8cm×2.5cm（图35-1 A、B）。

【腹部CT】　肝内胆管轻度扩张，胆总管囊状扩张，最大范围约4.8cm×3.0cm，胆囊壁增厚，囊壁强化均匀（图35-2 A、B；图35-2 C～E表示不同时期的CT图像）。

【最初诊断】　先天性胆总管囊肿。

【最后诊断】　先天性胆总管囊肿。

【诊断依据】　中年女性，反复右上腹隐痛3月余。碱性磷酸酶（ALP）34U/L。腹部B超见胆囊壁粗糙，胆总管囊状扩张；上腹部CT平扫加增强提示肝内胆管轻度扩张，胆总管囊状扩张。

【分析】　先天性胆总管囊肿又称先天性胆道扩张症，是临床上较少见的一种原发性胆管病变，可由婴幼儿时期先天性胆管扩张延续而来，也可在成年期发病，主要表现为肝内、外胆管单发或多发性局限扩张。其病因复杂，目前发现主要有遗传学因素、胰胆管合流异常、胃肠道神经内分泌、胆管上皮异常增殖、其他因素（如病毒感染、妊娠、胆管炎症等）。女性发病率为男性的 3～4 倍，多发病于婴幼儿时期和儿童期，约 20% 发病于成年期。患者常表现为腹痛、黄疸和包块，治疗不及时会导致肝功能损害、胆道穿孔、自发性出血、营养不良甚至癌变，根治手术是唯一可靠的治疗方法。本例患者发病于成年期，手术病理：胆囊可见肉眼大小 9cm×3cm×2cm，未见息肉或结石，胆囊壁粗糙，

囊壁厚 0.3～0.5cm（图 35-3A）；镜下，胆囊黏膜腺体增生，"R-A" 窦形成，个别腺体伸入肌层，少量淋巴细胞浸润；胆管囊性扩张，管壁内衬单层柱状上皮，肌层萎缩变薄，未见恶性改变（图 35-3 B～D）。行腹腔镜胆囊切除术、胆总管囊肿切除术、胆肠吻合术，于胆肠吻合口留置腹腔引流管。术后恢复良好。

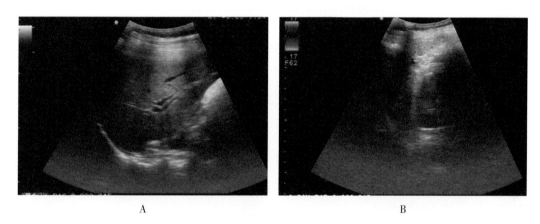

A　　　　　　　　　　　　　　　B

图 35-1

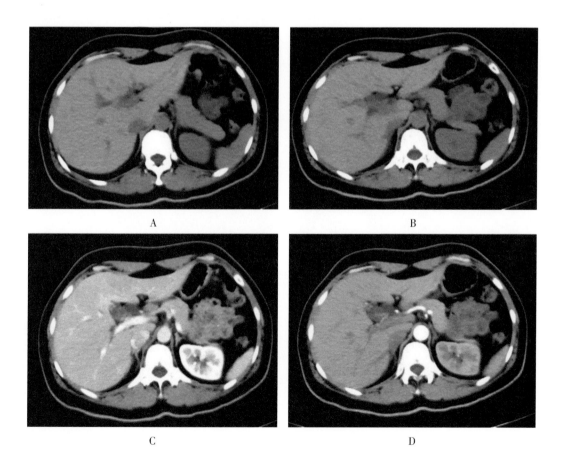

A　　　　　　　　　　　　　　　B

C　　　　　　　　　　　　　　　D

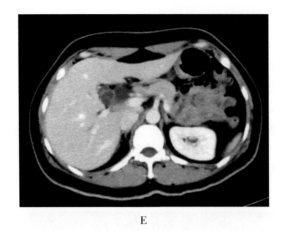

E

图 35-2

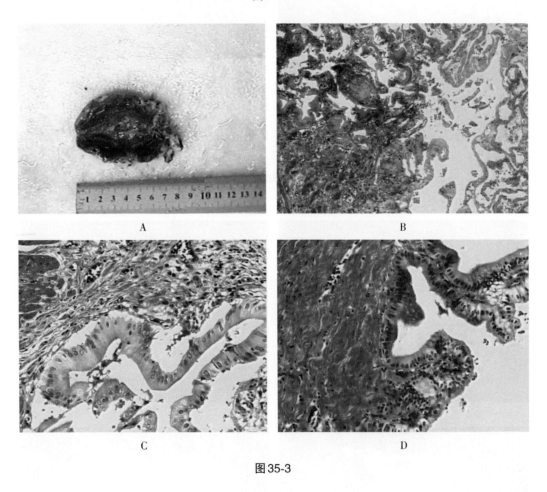

图 35-3

（张绍衡　毛　华）

病例 36

【简要病史】 女性，51岁。反复右上腹疼痛2年，加重1个月，曾在外院行经皮肝穿刺胆道引流术（PTCD）；Hb 106g/L，TBIL 13μmol/L，DBIL 9.4μmol/L，IBIL 3.6μmol/L，TBA 2.5μmol/L，GGT 114U/L，AFP、CEA、CA19-9、ALT、AST正常。

【腹部CT】 肝内外胆管扩张积气，部分呈囊样，胆囊壁稍厚，未见结石（图36-1 A～D）。

【MRCP】 胆总管胰头上段胆总管扩张，扩张远端局限狭窄（图36-2 A、B）。

【最初诊断】 肝内外胆管扩张：先天性胆管扩张症（Ⅴ型）。

【最后诊断】 先天性胆管扩张症（Ⅴ型）。

【诊断依据】 中年女性，反复右上腹疼痛2年，加重1个月，腹部CT：肝内外胆管扩张积气，

部分呈囊样，胆囊壁稍厚，未见结石。腹部MRI平扫+增强：胆总管胰头上段胆总管扩张，扩张远端局限狭窄。PTCD术后症状缓解。手术病理确诊。

【分析】 先天性胆管扩张症为临床上最常见的一种先天性胆道畸形。女性发病高于男性，占总发病率的60%～80%。约25%的病例同时合并有肝内胆管扩张。病因尚未完全明了：①胆道胚胎发育畸形；②胆总管末端梗阻；③胆总管远端神经、肌肉发育不良；④遗传性因素；⑤胰胆管合流异常致病学说；⑥多种因素合并致病学说。腹痛、黄疸及包块为本病3个典型症状，CT、MRCP、ERCP、术中胆道造影可明确诊治。本例患者手术病理确诊胆总管囊肿（图36-3 A、B）。

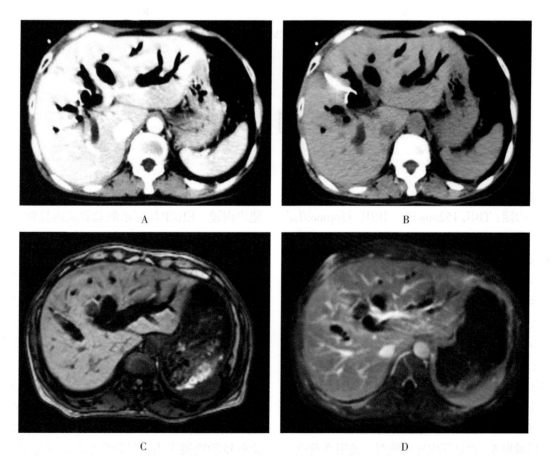

A

B

C

D

图36-1

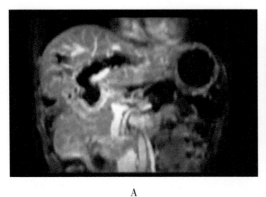 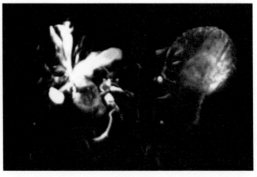

A   B

图36-2

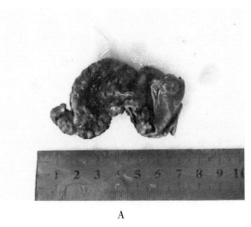 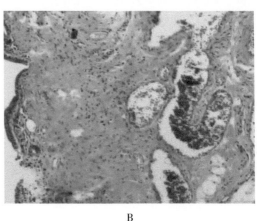

A   B

图36-3

（张绍衡　毛　华）

病例　37

【简要病史】　男性，50岁。皮肤、巩膜黄染1个月，肝功能：TBIL 152μmol/L、DBIL 116μmol/L，CA19-9正常。

【MRCP】　胆总管上段腔内可见充盈缺损，大小约为0.9cm×0.7cm，肝内外胆管轻度扩张（图37-1）。

【超声内镜】　胆总管内见一异常回声病变，内部回声欠均匀，以低回声为主，长径约为1.0cm，占据大部分胆总管腔，与管壁分界欠清楚，未见累及胆总管外（图37-2）。

【ERCP】　造影见胆总管中段充盈缺损，管腔狭窄（图37-3）。

【最初诊断】　梗阻性黄疸：胆总管癌？

【最后诊断】　胆总管内异位胰腺，梗阻性黄疸。

【诊断依据】　中年男性，皮肤、巩膜黄染1个月，总胆红素升高，直接胆红素升高为主，MRCP、超声内镜、ERCP均提示胆总管腔内异常占位病变，术后病理确诊胆总管内异位胰腺。

【分析】　异位胰腺是发生在正常胰腺位置以外的与胰腺组织无解剖和血管联系的孤立的胰腺组织，是一种先天性疾病。消化道异位胰腺组织的分布以胃最多见，其次是十二指肠和空肠。胆总管内异位胰腺非常罕见，目前报道的病例不超过10例。胆总管异位胰腺的临床表现以腹痛及黄疸为主，缺乏特异性。诊断依赖各种影像学检查，但病变性质的术前诊断非常困难，与胆总管恶性肿瘤难以鉴别。确诊需要术后病理。本例患者手术病理显示胆总管壁肿物镜下为良性胰腺组织，考虑异位胰腺组织（图37-4）。

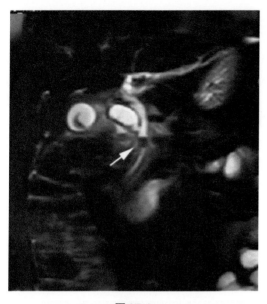

图 37-1

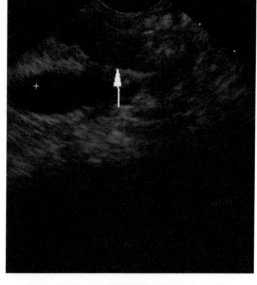

图 37-2

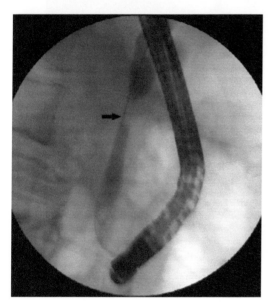

图 37-3

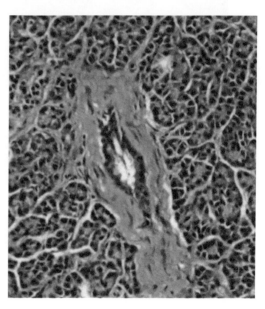

图 37-4

（李永强）

病例 38

【简要病史】 女性，81岁。右上腹痛10d余。

【腹部CT】 胆囊壁弥漫性不均匀增厚，局部形成不规则肿块影，下缘未完全包括在扫描层面内，肿块最大截面约6.1cm×4.4cm，所见上下径约8.2cm，增强扫描呈明显不均匀强化，内见低密度区无强化；胆囊窝旁肝S4见一小低密度灶，大小约1.1cm×0.9cm×1.2cm，其增强各期表现与增厚胆囊壁相似。肝门区及腹膜后多发肿大淋巴结，较大位于肝门区约4.9cm×2.7cm×4.7cm，少量腹水（图38-1A～D）。

【最初诊断】 腹痛查因。

【最后诊断】 胆囊癌，并肝内转移。

【诊断依据】 老年女性，右上腹痛10d余，CT见胆囊壁弥漫性不均匀增厚，局部形成不规则肿块影，增强扫描呈明显不均匀强化，肝S4见一小低密度灶，其增强各期表现与增厚胆囊壁相似。

【分析】 原发性胆囊癌是胆道系统最常见的恶性肿瘤，易与胆囊息肉样病变、急性胆囊炎混淆。胆囊癌多发生在胆囊底部，其次为体部和颈部。原发性胆囊癌的CT表现可分为4型：①肿块型，表现为胆囊壁内外实质性肿块；②壁厚型，表现为胆囊壁弥漫性不规则增厚；③腔内型，胆囊内局限性结节状肿块；④混合型，癌肿病变广泛，累及邻近肝实质，是肿块型、壁厚型、腔内型的晚期表现。在CT检查中，通过增强扫描，胆囊癌有明显强化表现，增厚的胆囊壁密度高于肝，当肝被侵犯时，肝病灶明显增强。胆囊癌对邻近肝组织的直接浸润，是本病的一大特点。原发性胆囊癌常需与胆囊息肉样病变、急性胆囊炎相鉴别，胆囊癌宽基底与胆囊壁相连接，周围胆囊壁增厚；胆囊息肉样病变表现为局限性结节且直径＜1.0cm，表面光滑，大部分息肉结节有蒂与囊壁相连；急性胆囊炎的CT表现为胆囊壁增厚（100%），且胆囊壁弥漫性增厚，是由于胆囊壁各层组织发生炎性改变所致，以浆膜下层疏松结缔组织为重，此为急性胆囊炎的特征。

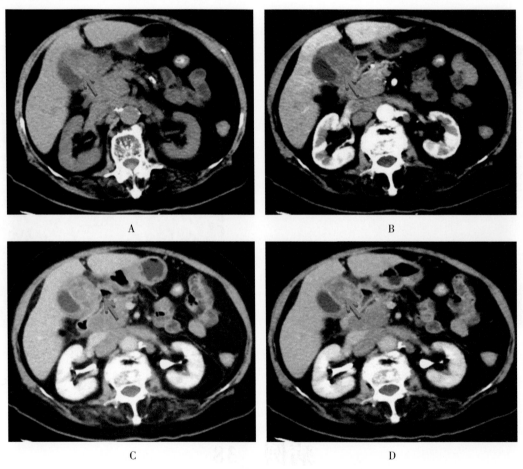

A   B

C   D

图38-1

（万　瑜　陈浩军）

病例　39

【简要病史】　男性，70岁。反复上腹痛4个月。

【腹部CT】　胆囊增大，囊底壁增厚（图39 A、B），壁内拟见点状低密度影，腔内多发致密结石影，较大一个直径约0.6cm。

【最初诊断】　腹痛查因。

【最后诊断】　胆囊腺肌症，并胆囊多发结石。

【诊断依据】　老年男性，反复上腹痛4个月。腹部CT胆囊增大，囊底壁增厚，壁内拟见点状低密度影，腔内多发致密结石影，较大一个直径约0.6cm。

【分析】　胆囊腺肌症是临床少见的以腺体和肌层增生为主的胆囊良性增生性疾病，多无明显临床表现。胆囊腺肌症可分为弥漫型、节段型、局限型。①弥漫型：涉及胆囊壁全部。②节段型：涉及胆囊壁一个节段，可致胆囊环形狭窄。③局限型：涉及胆囊壁一部分，多位于胆囊底部，其典型CT表现为胆囊壁增厚，增强扫描后增厚的胆囊壁可明显强化，胆囊壁间可呈多个小囊腔状改变。胆囊腺肌症需与急、慢性胆囊炎鉴别。急性胆囊炎CT表现为胆囊壁弥漫性均匀性增厚，厚度大于0.3cm，胆囊腔增大，增强扫描胆囊壁轻度均匀强化，慢性胆囊炎CT表现为胆囊壁增厚，呈弥漫型或局限型，胆囊壁厚度都大于0.3cm，可有钙化，增强扫描后增厚的胆囊壁轻度强化，胆囊体积通常较小。

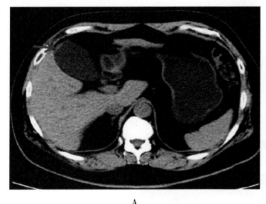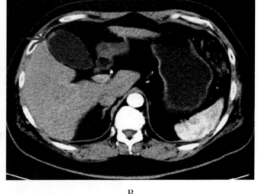

A　　　　　　　　　　　　　　　　　　　B

图39-1

（万　瑜　陈浩军）

病例　40

【简要病史】　女性，65岁。反复上腹不适4年余。为阵发性隐痛，进食后多发。查体未见明显异常。查血常规未见异常。血生化：ALP 136U/L，GGT 124U/L，余AST、ALT、胆红素未见明显异常。

【腹部B超】　胆囊内壁增厚，壁内见多发小无回声区，未见结石及占位性病变。诊断意见：胆囊腺肌症（图40-1 A、B）。

【腹部CT】　胆囊不大，胆囊底部右侧壁局限性增厚，密度尚均，胆囊内未见结石，增强扫描局限增厚的胆囊壁强化，于门脉期其内可见小点状低密度影与胆囊腔相通，胆囊窝清晰（图40-2）。诊断意见：胆囊腺肌症。

【最初诊断】 腹痛查因，胆囊炎？

【最后诊断】 胆囊腺肌症。

【诊断依据】 老年女性，反复上腹不适4年，为阵发性隐痛，进食后多发。腹部B超见胆囊内壁增厚，壁内见多发小无回声区，考虑胆囊腺肌症可能。腹部CT见胆囊底部右侧壁局限性增厚，密度尚均，胆囊内未见结石，增强扫描局限增厚的胆囊壁强化，于门脉期其内可见小点状低密度影与胆囊腔相通，胆囊窝清晰。结合患者症状及B超、CT检查情况，考虑胆囊腺肌症诊断明确。

【分析】 胆囊腺肌症是胆囊壁增厚的疾病之一，在影像学诊断中常需要与其他疾病相鉴别。胆囊腺肌症病因不明，是胆囊黏膜过度增生突入肌层形成罗-阿窦，与胆囊腔相通，可合并结石，超声表现可分为弥漫型、节段型、局限型，其中弥漫型及节段型声像较特异，局限型患者与胆囊癌容易混淆。胆囊腺肌症的CT扫描，动脉期显示增厚的胆囊壁黏膜层或黏膜下区较明显的强化，门脉期及延迟期胆囊壁的强化范围扩大，黏膜层或黏膜下的基层不均匀显著强化或较均匀强化，这种强化方式在胆囊其他病变中相对多见。

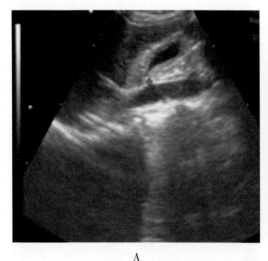 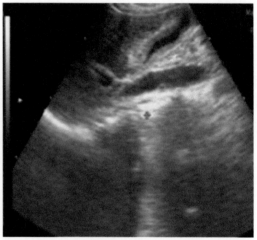

A   B

图40-1

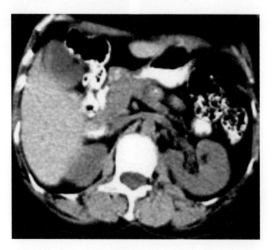

图40-2

（谢婷婷　杨　辉）

病例　41

【简要病史】　女性，72岁。反复右上腹痛10d余。查体：腹平软，全腹无压痛及反跳痛。

【腹部MRI】　肝内胆管无扩张，胆囊形态正常，于胆囊底可见多发大小不等小圆形异常信号，胰腺大小形态正常（图41-1A）。

【MRCP】　肝内胆管走行正常，未见明显扩张，胆总管及左、右肝管显影良好，管径无增粗，胆囊不大，于胆囊底见多发小圆形串珠状囊状改变，胰管显影良好，未见明显扩张（图41-1B）。

【腹部B超】　慢性胆囊炎并胆囊多发结石。

【最初诊断】　胆囊腺肌症。

【最后诊断】　胆囊腺肌症。

【诊断依据】　老年女性，以上腹痛为主诉，腹部MRI见胆囊底见多发小圆形串珠状囊状改变。手术病理显示：胆囊腺肌症。

【分析】　胆囊腺肌症（GBA）是一种以胆囊腺体、肌层慢性增生，同时伴有黏膜上皮陷入肌层从而形成罗-阿窦（RAS）为特征的非炎性、非肿瘤性的良性疾病。也称胆囊腺肌增生。胆囊腺肌增生症是胆囊的一种良性增生性疾病，其以胆囊黏膜上皮局部变化，肌纤维增生与局限性腺肌增生为主要病变。既不同于因炎症引起的瘢痕组织增生的病变，也不具有肿瘤那种破坏性趋势。客观来讲，胆囊腺肌增生的患者，病程一般相对较长，多见于中老年女性，缺乏特异的临床表现，常见的临床表现为上腹饱胀、消化不良、患者饮酒及食用油腻食物后病情加重，通常合并胆囊结石与胆囊炎出现。胆囊腺肌症的诊断主要靠病理明确，影像学检查是重要的术前评估手段；以往主要依靠B超诊断，随着CT、MRI检查的普遍应用，后者也成为诊断胆囊腺肌症的重要手段。胆囊腺肌症由Jutras等于1960年提出，发病率为2.8%～5.0%。根据累及范围分为弥漫型、局限型（基底型）、节段型三种。局限型最为多见：①弥漫型为胆囊壁弥漫性增厚，壁内面不光滑；②局限型为胆囊基底部呈帽状增厚，常出现脐凹征；③节段型为胆囊壁的一段环形狭窄，大多出现在体部或体颈交界处。弥漫型GBA主要表现为胆囊壁弥漫性增厚，胆囊腔狭窄变小，壁内可见多发圆形或串珠状小憩室样致密影突出，即为罗-阿窦。节段型可见胆囊腔内单个或多个环形狭窄，将胆囊分为多个腔隙；胆囊扭曲变形，可呈"葫芦"状。局限型可于胆囊底部见造影剂充盈缺损或"脐眼"征，胆囊底部黏膜明显增厚。胆囊腺肌增生的病因及发病机制尚不明确，常见的原因：①胆囊内压力升高，各种原因引起胆囊动力异常，使胆汁排流受限，囊内压力升高，使黏膜陷入肌层从而形成憩室及特征性的RAS；②感染因素，胆囊结石、胆囊炎等长期刺激使胆囊壁黏膜上皮异常增生，并深入肌层形成RAS，窦内的结石或细菌可引发炎症，又刺激窦上皮的增生和周边平滑肌纤维的异常增生，形成局限型、弥漫型或节段型病变；③先天性因素，可能与胚胎期胆囊芽囊化不全有关；④胆囊囊肿，有学者提出GBA形成与胆囊囊肿有关。

胆囊腺肌症是否会癌变以及如何治疗一直是医师和患者关注的焦点。国内外报道，认为胆囊腺肌增生症可能是癌前病变。一般认为胆囊腺肌症是一种具有恶变潜能的良性疾病，如果影像学检查发现本病，应考虑择期手术治疗，术中应行快速冷冻病理切片检查排除恶变可能；对于暂不手术的疑似GBA患者，也应密切随访，定期复查，观察病情变化，以免延误治疗时机。本例患者确诊后给予手术治疗，术后病理未提示恶性病变，术后恢复理想。

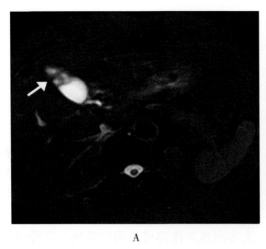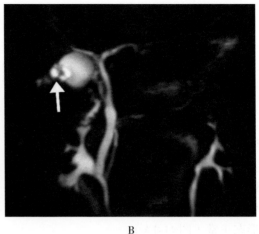

A   B

图41-1

（梁杏花　刘志锋）

病例　42

【简要病史】　男性，51岁。反复中上腹疼痛6月余，加重2d。既往史：①13年前因"双侧颌下肿物1个月"行双侧下颌下腺切除术，术中见双侧下颌下腺肿大，3.5cm×3.2cm×2.5cm大小，表面呈结节样，质硬。病理报告为良性淋巴上皮增生。②11年前因"上腹部胞胀不适6个月"入院。CT示慢性胆囊炎，胆囊多发结石；慢性胰腺炎，胰体部假性囊肿形成，并累及小网膜囊，手术探查，胰腺肿大，质硬，行胰腺活检+胆囊切除术。胰腺术中冷冻切片和活检石蜡切片报告：慢性胰腺炎；胆囊石蜡切片报告：胆囊胆石症伴慢性胆囊炎，术后恢复良好。本次入院后查血淀粉酶497U/L，尿淀粉酶2005U/L，血清CA19-9 28.5U/ml（参考值0～39 U/ml），PTCD引流胆汁中CA19-9＞50 000 U/ml。

【腹部CT】　胰腺体尾部炎症（图42-1 A、B）。

【MRCP】　①慢性胰腺炎；②胆总管中段管壁增厚，管腔狭窄，梗阻上方胆管扩张（图42-2），肿瘤与炎症鉴别，前者可能性大，建议结合临床综合考虑；③左侧肾上腺占位，考虑左侧肾上腺转移可能性大。

【PET-CT】　①胆总管中下段管壁增厚，肝左叶局部糖代谢增高，考虑胆管恶性肿瘤并肝门区、腹膜后及纵隔多发淋巴结转移。②左颈部小淋巴结，糖代谢增高，不除外转移。③胰腺及左中腹腔糖代谢增高，考虑胰腺炎（图42-3 A、B）。④肝脏左外叶囊肿。

【最初诊断】　胆管癌。

【最后诊断】　IgG4综合征（累及胰腺，胆管，下颌下腺）。

【诊断依据】　①中年男性。②反复中上腹疼痛半年余。③既往有双侧下颌下腺增生切除术史及慢性胰腺炎、慢性胆囊炎手术史。④血尿淀粉酶升高，PTCD引流胆汁中CA19-9明显升高。⑤腹部CT及MRCP：a.慢性胰腺炎；b.胆总管中段管壁增厚，管腔狭窄，梗阻上方胆管扩张；c.左侧肾上腺占位。PET-CT：a.胆总管中下段管壁增厚，肝脏左叶局部糖代谢增高；b.胰腺及左中腹腔糖代谢增高，考虑胰腺炎。⑥手术及病理确诊。⑦经过激素治疗，腹痛症状明显改善，肝功能恢复正常。

【分析】　IgG4相关性疾病是一种与IgG4相关的，累及多器官或组织的慢性、进行性自身免疫性疾病，临床谱广泛，包括米库利次病、自身免疫性胰腺炎、间质性肾炎及腹膜后纤维化等多种疾病，有独特的临床及病理学表现。IgG4相关性疾病开始于自身免疫性胰腺炎（AIP）的研究。自身免疫性胰腺炎，1995年由Yoshida等首先提出，认为该病的发病机制和自身免疫性因素相关。2001年提出AIP与IgG4相关性疾病阳性浆细胞的关系，AIP常合并其他器官和组织，如涎腺、胆管和腹膜后组织等的类似病变，而这些器官和组织的（包括AIP）典型活检标本显示，有大量IgG4相关性疾病阳性淋巴细胞浸润。2003年Kamisawa等首次引入IgG4系统性病概念，即IgG4相关性疾病，又称为IgG4多器官淋巴细胞增生综合征。2010年，在AutoimmunRev杂志上宣布IgG4相关性疾病的诞生。IgG4相关性疾病发病机制尚不清楚，但其特征性病理改变为组织及多个器官中广泛的IgG4阳性淋巴细胞浸润，进而导致硬化和纤维化。目前IgG4相关性疾病尚没有统一的治疗标准，普遍对糖皮质激素治疗反应敏感。本例患者行胰十二指肠切除术，术中见胆总管上段明显扩张，直径约14mm；

胆总管中下段管壁增厚，质地坚硬，管腔狭窄；全胰腺质地较硬，纤维化明显；肝左叶结节石蜡切片示：肝细胞淤胆、颗粒变性及水泡变性，间质纤维组织增生，淋巴细胞、浆细胞浸润，符合慢性间质性肝炎；胆管石蜡切片示：胆管壁组织广泛纤维组织增生，大量淋巴细胞、浆细胞及嗜酸性粒细胞浸润管壁，组织改变考虑为慢性硬化性胆管炎（图42-4A），胆管壁IgG4免疫组化，见大量IgG4阳性浆细胞浸润于胆管周围（图42-4B）；淋巴结呈反应性增生改变，未见肿瘤；胰腺组织石蜡切片示：慢性胰腺炎，IgG4免疫组化，见大量IgG4阳性浆细胞浸润于胰腺组织中（图42-4C），取13年前双侧下颌下腺切除手术的下颌下腺组织石蜡切片，行IgG4免疫组化，见大量IgG4阳性浆细胞浸润于下颌下腺组织中（图42-4D）。经手术及病理确诊后，给予激素治疗，腹痛症状明显改善，肝功能恢复至正常。

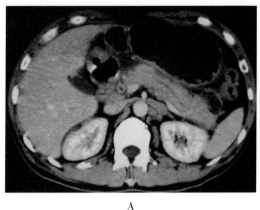 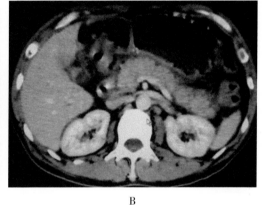

A   B

图42-1

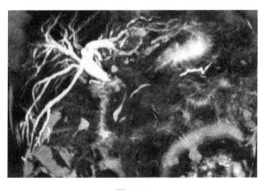

图42-2

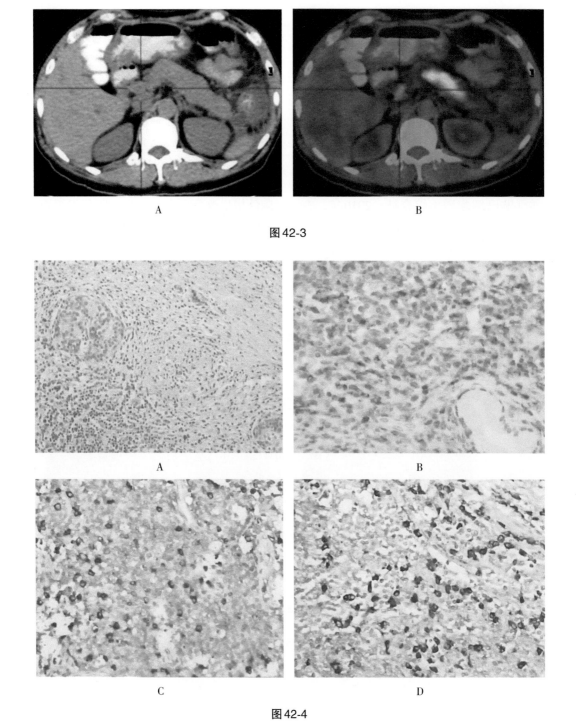

图 42-3

图 42-4

（樊力红　王　红　陈学清）

病例　43

【简要病史】　男性，52岁。反复中上腹疼痛1个月余，伴茶色尿1周，腹痛呈阵发性绞痛，向腰部放射，夜间疼痛明显，程度逐渐加重，起病后体重减轻5kg；既往"慢性咽喉炎、过敏性鼻炎，结膜炎"10年，间服"泼尼松"治疗。查体：皮肤、巩膜轻度黄染，腹肌稍紧张，剑突下轻压痛；肝功能：ALT 174U/L，AST 106U/L，AKP 290U/L，GGT 348.2U/L，TBIL 84.2μmol/L，DBIL 36.9μmol/L。血淀粉酶94.0U/L，脂肪酶705.0U/L。免疫球蛋白四项：IgG4 10.3g/L（＜2g/L），IgA 1.08g/L（正常值1.45～3.45g/L），IgG 15.6g/L（正常值10.13～15.13g/L）。

【MRCP】　①胆总管、左和右肝管内支架置入术后改变，胆总管下段、上段、左和右肝管近端局部显影纤细、较淡或局部无显像。②慢性胆囊炎（图43-1 A、B）。

【ERCP】　胆总管、肝总管及左肝管依次显影，胆总管无明显扩张，胆总管壁光滑，无明显充盈缺损，但下段明显狭窄，长约5cm（图43-2 A、B）。

【超声内镜】　胰头部胰腺实质稍不均匀低回声，胰管扩张，十二指肠乳头附近见壶腹部稍肿大，胆管扩张，胆囊、胆管内见絮状物。

【腹部CT】　①胰头肿胀，炎症性病变与胰头癌鉴别，建议活检。②肝内胆管扩张积气、胰管轻度扩张（图43-3 A、B）。

【最初诊断】　腹痛查因：急性胰腺炎？

【最后诊断】　IgG4综合征：①IgG4相关性胰腺炎；②IgG4相关性胆管炎。

【诊断依据】　中年男性，反复中上腹疼痛1个月余，伴茶色尿1周，肝功能异常，黄疸。MRCP：胆总管下段、上段、左和右肝管近端局部显影纤细、较淡或局部无显像，疑炎性狭窄。ERCP：胆总管下段明显狭窄，长约5cm。PET-CT：①胰头肿胀，局部糖代谢增高；②肝内胆管扩张积气、胰管轻度扩张。血IgG4 10.3g/L（正常值＜2g/L），激素治疗效果良好。

【分析】　IgG4相关性疾病是一种与IgG4相关的自身免疫性疾病。以血清IgG4水平升高以及IgG4阳性细胞浸润多种器官和组织为特征，常见受累器官包括泪腺、胰腺、胆管和腹膜后间隙等，目前IgG4相关性疾病的治疗方法不一，普遍对糖皮质激素治疗反应敏感。本例患者血清IgG4明显升高，有胰腺和胆管病变，经过激素治疗，腹痛症状明显改善，肝功能恢复至正常。

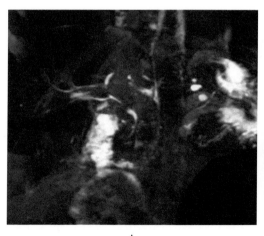 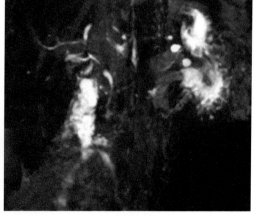

A　　　　　　　　　　　　B

图43-1

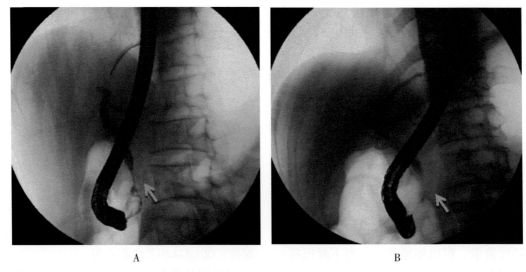

A　　　　　　　　　　　　B

图43-2

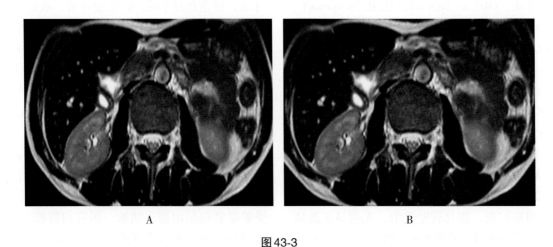

A　　　　　　　　　　　　B

图43-3

（樊力红　王　红　陈学清）

病例　44

【简要病史】　女性，14岁。发现腹部包块半年余，包块增大伴腹胀2个月。体查：腹部膨隆，左腹部可及一肿物，质中，约15cm，无触痛。血淀粉酶：156U/L，轻度升高，其余检查未见明显异常。当地医院B超示：左上腹一大小约15.5cm×17.7cm囊肿。

【腹部CT】　左上腹部占位性病变，考虑囊腺瘤，胰腺来源（图44-1 A～E）。

【最初诊断】　腹部肿物性质待查。

【最后诊断】　胰腺黏液囊腺瘤。

【诊断依据】　青少年女性，发现腹部包块半年余，增大伴腹胀2个月。腹部CT示：左上腹部占位性病变，考虑囊腺瘤，胰腺来源。术后病理证实为胰腺黏液性囊腺瘤。

【分析】　黏液性囊腺瘤又称大囊性腺瘤，起源于胰管上皮，病灶多＞2cm，多数生长缓慢，病史较长，但具有高度潜在恶性，常见于胰体尾，包膜薄，患者年龄多在40～60岁。肿瘤多为大单囊，少数为数个囊组成，内含黏液，故在CT平扫其密度较水密度稍高，囊内分隔可清晰显示，囊壁及分隔厚薄均匀，厚度一般小于1.0cm，增强后囊壁、分隔部分轻-中度强化，即使内壁欠规整，外壁亦规整。如囊壁、分隔不规则增厚且厚薄不均匀，出现壁结节或实性成分并明显强化者，则提示为恶性。一般无合并胰管扩张。黏液性囊腺瘤属胰腺囊性肿瘤之一，由于胰腺囊性肿瘤或肿瘤样病变位置较深，生长缓慢，临床表现非特异，且各种不同类型间临床及影像表现有很多相似之处，CT、MRI是其中较重要的鉴别辅助手段，虽然术前CT、MRI对部分不典型病例很难做出接近病理的诊断，但必须做出良性、恶性肿瘤，以及肿瘤样病变的鉴别，注重分析囊内及囊壁的特点（如壁的厚薄、有无分隔、壁结节病灶的数目、边界等），并密切结合临床及实验室检查资料。术前或术中抽吸囊液做酶学、癌标和细胞学检查有鉴别诊断价值。获取囊液的途径有B超引导下经皮细针穿刺、术中穿刺抽吸、ERCP时经十二指肠穿刺抽吸和腹腔镜检查并穿刺抽吸。在CT诊断上，胰腺黏液囊腺瘤需与其他胰腺囊性肿瘤及肿瘤样病变鉴别：①浆液性囊腺瘤，又称小囊性腺瘤，亦以胰体尾部多见，其内由无数个直径1～2mm小囊和间隔组成，多发生在女性，较具特征性的CT表现为平扫蜂窝状的低密度（由密集的小囊和间隔组成），壁光滑，囊壁可见蛋壳样钙化，囊内可见放射状钙化，不侵犯周围脏器，增强后囊壁、囊内分隔轻度强化，中心瘢痕可延迟强化。②假性囊肿，多数形态规则，边缘光整，界线清晰，表面平滑，密度均匀，若胰腺多个不同部位发生，则提示

假性囊肿可能性大；临床病史有重要意义，外伤性假囊肿常发生在外伤或手术后，胰腺炎假囊肿常发生在胰腺炎基础上，常伴胰周脂肪间隙消失和吉氏筋膜增厚、血尿淀粉酶增高。③胰腺实性假乳头状瘤，年轻女性好发，其内实性成分呈附壁结节状或融冰状，动态增强扫描呈持续强化为其特点。④胰腺导管内乳头状黏液性肿瘤，较少见，多发生于老年男性，分为主胰管型、分支胰管型和混合型，可发生于胰头钩突、体、尾部，表现为分叶状或葡萄串样囊性肿物伴胰管不同程度扩张，如见乳头状凸起有助于诊断，但小于3mm者难以显示。⑤胰腺恶性肿瘤，如囊腺癌与胰腺癌囊性变，多数边界不清，形态不规则，囊壁厚薄不均匀，可见程度不等的实性成分，大部分不难鉴别。该病例的CT定位、定性诊断的主要思路：病变巨大，定位有一定困难，根据腹膜后偏左侧一巨大囊样病变，与胰腺关系密切，正常胰体尾结构消失，故考虑为胰腺来源的病变可能性大。病灶呈类圆形轮廓光滑、无分叶，囊壁薄而均匀，囊内少量分隔影清晰、菲薄，仅后壁隐约见一微小结节影，余瘤内未见明确实性成分。肿瘤平扫密度均匀、稍高于水样密度（与十二指肠球部内水的密度比较），囊壁及分隔平扫CT值18～30HU，增强后30～50HU。病变周围组织结构受压移位，分界清楚。本例手术病理肉眼所见：囊状组织一块，16cm×11cm×3cm，已切开，多房性，囊壁厚0.1～0.2cm，暗红色，内容物流失。病理诊断：胰腺黏液性囊腺瘤（图44-2 A、B）。

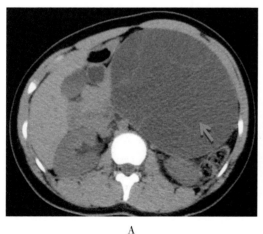

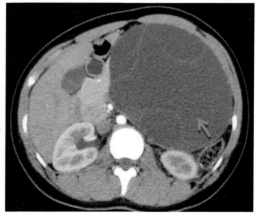

A　　　　　　　　　　　　　　　B

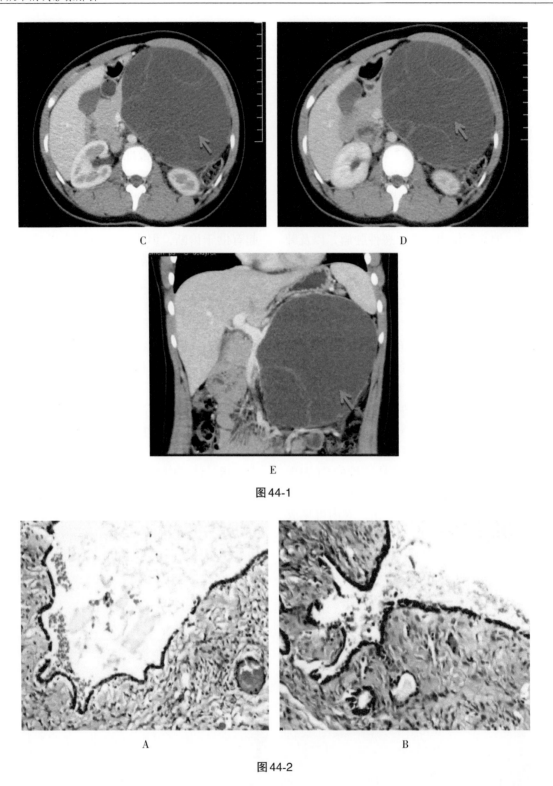

C   D

E

图 44-1

A   B

图 44-2

（吴　敏　王　红　莫　蕾）

病例 45

【简要病史】 男性，48岁。发现肝占位7d，7d前凌晨6：00时左右因昏睡不醒在当地医院急诊。查血糖2.3mmol/L，给予静脉推注50%葡萄糖注射液40ml后好转，后查空腹血糖3.2mmol/L，空腹血清C肽2.54nmol/L，餐后2h C肽6.16nmol/L，胰岛素30.05U/ml。腹部B超：①胰体内稍强回声结节，约1cm×0.9cm，边界欠清；②肝右叶占位性病变，考虑肝占位性病变、胰岛素瘤。

【腹部CT】 图45-1A～E分别为平扫、动脉早期、动脉晚期、静脉期及延迟期，图45-1F为冠状位重建胰头、颈区见软组织肿块影，与胰头、颈分界不清，内见斑点状高密度钙化影，增强扫描呈不均匀明显强化。胰管轻度扩张。肝右叶巨大混杂密度肿块影，密度不均匀，平扫呈低密度，增强扫描动脉期呈不均匀明显强化，可见肝动脉供血，门脉期强化程度减弱，呈稍高密度，延迟期呈稍低密度，内部见囊状、条片状无强化区。

【最初诊断】 ①肝占位性病变（性质待查）；②低血糖查因（胰岛素瘤？）。

【最后诊断】 胰岛素瘤，肝、肺转移（G1，T1N0M1，Ⅳ期）。

【诊断依据】 中年男性，因出现低血糖昏迷而就诊。CT检查见胰腺形态饱满，胰头、颈区域见软组织肿块影，与胰头、颈分界不清，较大者约3cm×3cm，内见斑点状致密影，增强扫描明显不均匀强化。肝右叶见一巨大混杂密度肿块影。病理证实为恶性胰岛素瘤并肝转移。

【分析】 胰岛素瘤是少见疾病，但又是最常见的胰腺神经内分泌肿瘤，好发于青壮年。功能性胰岛素瘤分泌和释放过量的胰岛素，血浆胰岛素水平明显升高，典型症状为Whipple三联征——典型的低血糖症状发作，发作时血糖低于2.8mmol/L，摄入葡萄糖可使症状迅速缓解。在胰腺头部、体部或尾部发病率相当。CT特点为平扫可见胰腺内等或略低密度结节，较小，位于胰腺内部或局部突出于胰腺表面；增强扫描造影剂在肿瘤内呈"快进快出"特征表现，动脉期多为均匀增强，也可环状或不均匀增强，门静脉期增强减退，呈等密度结节。功能性胰岛素瘤有明显内分泌症状，如发现胰腺内富血供肿瘤，结合临床表现不难做出诊断。如果发现肝转移，局部淋巴结大，则提示为恶性。在CT鉴别诊断上，需与胰腺癌囊变及实性假乳头瘤等鉴别，主要鉴别点：①胰腺实性假乳头状瘤，年轻女性好发，其内实性成分呈附壁结节状或融冰状，动态增强扫描呈持续强化为其特点。②胰腺导管腺癌，最常见的胰腺恶性肿瘤，好发于中老年，男性略多，CT表现为胰腺内低密度肿块，钙化少见，为乏血管性肿瘤，增强后肿块强化不明显，可引起梗阻性胆管扩张，肿瘤所致远端扩张胰管形态较规则。本例患者肝活检病理显示：结合HE形态（肝）、免疫组化结果及临床病史，符合转移性神经内分泌肿瘤，结合其临床各项检查资料，考虑为胰腺来源，HE形态倾向为胰岛素瘤（恶性）；建议临床进一步完善相关检查进一步确定其类型。免疫组化示：瘤细胞Syn及CgA弥漫强（＋），CD56（＋），Ki-67约1%（＋），余CK19、Hepatocyte、Arginase-1、Glypican及P53均（－）（图45-2）。

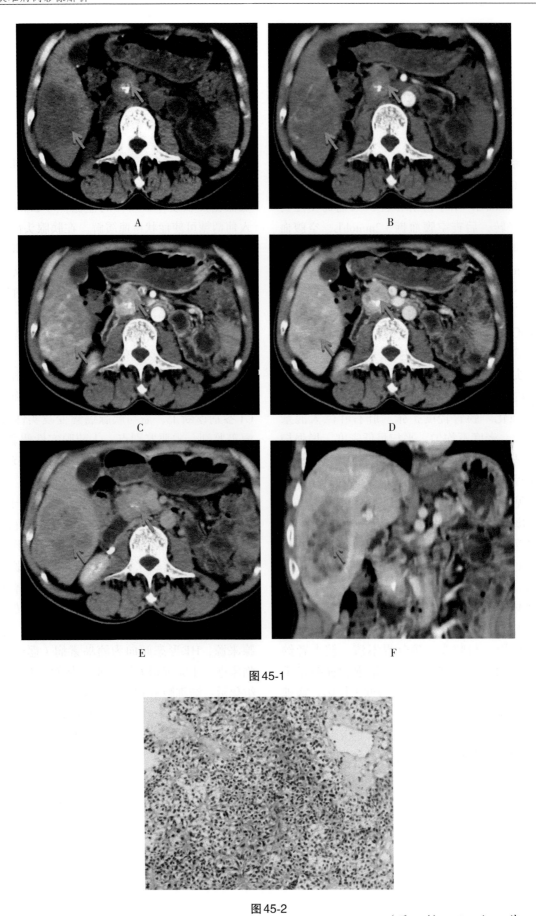

图 45-1

图 45-2

（吴　敏　王　红　莫　蕾）

病例 46

【简要病史】 女性，35岁。无诱因下反复心悸、手抖、出汗1年余，凌晨时段明显，进食后可缓解，偶伴头晕、手足麻木、乏力。因症状加重，出现意识模糊、言语不清就诊于当地医院，诊断为"恶性胰岛素瘤并肝脏多发转移"。后因症状无法控制转院。实验室检查：血糖1.49 mmol/L，胰岛素＞300μU/ml，PCT 0.10ng/ml。

【超声造影】 胰头类圆形低回声病变，大小约1.9cm×1.9cm×1.9cm，增强早晚期呈低增强；肝内多发病变，考虑转移；肝门部结节，考虑转移。

【腹部CT】 胰头外形不规整，内见不规则状异常密度灶，动脉期明显不均匀强化；肝内多个类圆形稍低密度影，最大者约4.8cm×3.3cm×4.5cm，增强扫描边缘强化（图46-1 A～F）。

【^{68}Ga-SRS-PET/CT】 胰头区病变，生长抑素受体显像阳性；肝多发结节，生长抑素受体显像阳性；胰头周围多个肿大淋巴结，考虑转移瘤可能性大（图46-2 A～D）。

【最初诊断】 胰岛素瘤并肝、肝门区淋巴结转移。

【最后诊断】 胰岛素瘤，肝、胰头、周围淋巴结转移（G2，T1N1M1，Ⅳ期）。

【诊断依据】 青年女性，慢性病程，反复心悸、手抖、出汗，凌晨时段明显，进食后可缓解，偶伴头晕、手足麻木、乏力。实验室检查有低血糖及高胰岛素血症。上腹部CT提示：胰头外形不规整，内见不规则状异常密度灶，动脉期明显不均匀强化；肝内多个类圆形稍低密度影，增强扫描边缘强化。^{68}Ga-SRS-PET/CT提示：胰头区病变，肝多发结节，胰头周围多个肿大淋巴结，生长抑素受体显像均呈阳性。肝穿刺活检病理及免疫组化提示符合G2级神经内分泌肿瘤，Insulin（+），结合临床，符合胰岛素瘤。

【分析】 胰岛素瘤是最常见的胰腺功能性神经内分泌肿瘤，其中90%的胰岛素瘤生物学行为良好，10%有恶性肿瘤表现，如周围组织侵犯、远处转移等。组织分化好，病理分级低的神经内分泌肿瘤生长较缓慢，所以早期病变难以发现。功能性神经内分泌肿瘤患者往往因出现激素相关症状而发现肿瘤。肿瘤表现出激素相关症状时往往有肝转移。胰岛素瘤为富血供肿瘤，多发于胰体尾部，可能是由于胰岛β细胞多位于胰腺体尾部，也有部分胰岛素瘤发生于胰头，其CT平扫可表现为胰腺局部形态不规整，增强扫描可见肿瘤强化，可与乏血供的胰腺癌相鉴别。肝是胰腺神经内分泌肿瘤远处转移的最常见部位，神经内分泌肿瘤肝转移可大致分为3种类型：Ⅰ型，单发转移灶；Ⅱ型，孤立转移灶并周围子灶；Ⅲ型，全肝弥漫性转移。神经内分泌肿瘤肝转移灶与原发肿瘤相似，多为富血供肿瘤，其在CT上可表现为类圆形低密度或等密度灶，增强扫描动脉期可有轻、中度不均匀强化，多呈环形强化，部分可伴中心坏死，门脉期密度低于正常肝实质；少数肝转移灶因其体积较小，密度与肝实质相近，且强化不明显，CT扫描不易发现。^{68}Ga-SRS-PET/CT扫描对神经内分泌肿瘤的敏感性及特异性都较高，可以发现CT扫描未能显示的病灶（图46-2），对准确判断转移部位、确定转移灶数目以明确肿瘤分期有极大帮助。本例患者肝穿刺活检病理显示：纤维组织内见巢团状分布的中等大小异型细胞，形态上考虑为神经内分泌肿瘤（图46-3A）。免疫组化：异型细胞Insulin（+）（图46-3B），somatostatin（-），Glucagon（-），MGMT（+），CK（+），CgA（+）（图46-3C），Syn（+）（图46-3D），CD56（+），VEGFER2（+），SSTR2（+）（图46-3E），Ki-67约15%（图46-3F）。病变符合神经内分泌瘤G2级，结合临床症状，符合胰岛素瘤。转移性胰岛素瘤的治疗需要多学科综合治疗，包括使用二氮嗪直接抑制胰岛素的释放，使用生长抑素类似物及依维莫司等生物，以及靶向药物、替莫唑胺、卡培他滨等化疗药物控制肿瘤生长，对于肝转移瘤，可以采取TAE进行介入治疗；对于转移性肿瘤也可以采用核素标记的生长抑素类似物进行肽受体介导的放射性核素治疗（peptide radio receptor therapy，PRRT）。

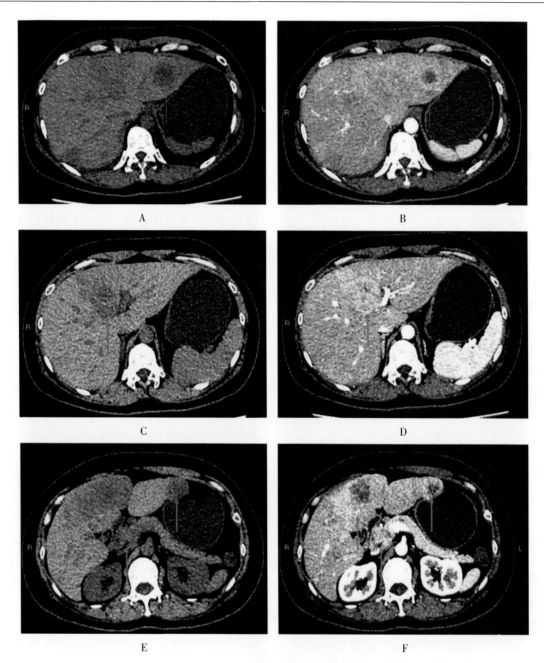

图 46-1

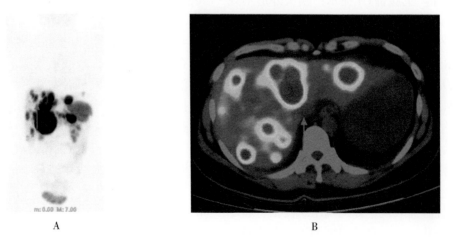

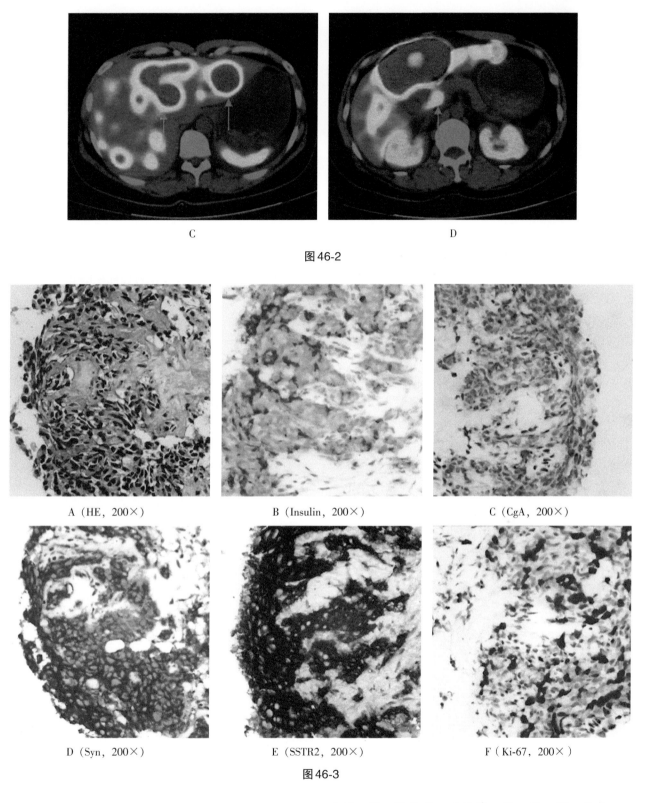

C

D

图 46-2

A（HE，200×）　　　　　B（Insulin，200×）　　　　　C（CgA，200×）

D（Syn，200×）　　　　　E（SSTR2，200×）　　　　　F（Ki-67，200×）

图 46-3

（刘一铭　冯仕庭　叶子茵　王　于　陈　洁）

病例　47

【简要病史】　男性，55岁。反复腹痛2年，再发3d。查体：腹平，腹肌稍紧张，左中上腹压痛及反跳痛，腹水征阴性，肠鸣音减弱。曾2次诊断胆源性胰腺炎入院治疗，并已行腹腔镜胆囊切除术，无烟酒嗜好、无糖尿病、无高血压病病史，近2年腹痛反复发作，每次给予对症治疗后症状减轻无进一步诊治。此次再发腹痛3d入院，查血淀粉酶1862U/L、CA19-9 50U/ml、血常规WBC 11.0×10^9/L，空腹血糖7.2mmol/L，AFP无异常。腹部B超：胰腺肿大、少量腹水。考虑急性胰腺炎，给予禁食、补液、抑制胰酶分泌、抗感染、营养支持等对症治疗，腹部CT确诊慢性胰腺炎急性发作，经内科治疗2周后症状缓解出院。

【腹部CT】　治疗前：胰头肿大，边缘模糊，压迫胆总管致使肝内外胆管扩张（图47-1 A、B），胰管内多发结石（图47-1 A～D），胰体尾部胰腺萎缩，胰管明显扩张，不均匀，呈串珠状（图47-1B），符合慢性胰腺炎急性发作表现。治疗后：胰头肿大缓解，边缘变清晰（图47-2A），胰管内多发结石，胰体尾部胰腺萎缩，胰管不均匀扩张，呈串珠状（图47-2 A、B）。

【最初诊断】　①腹痛查因：急性胰腺炎？②胆囊切除术后。

【最后诊断】　①慢性胰腺炎急性发作；②胆囊切除术后。

【诊断依据】　男性，55岁，病程长，有胆源性胰腺炎病史，反复发作腹痛。上腹部CT提示：慢性胰腺炎急性发作，胰管串珠状不均匀扩张，胰管内多发结石，给予对症治疗后症状缓解。

【分析】　慢性胰腺炎（chronic pancreatitis）是由于各种因素造成的胰腺组织和功能的持续性、永久性损害。胰腺出现不同程度的腺泡萎缩、胰管变形、纤维化及钙化，并出现不同程度的胰腺外分泌和内分泌功能障碍，从而出现相应的临床症状。其发病率较低，临床诊断存在一定的困难。临床表现轻重不等，可无明显临床症状，亦可以有明显的多种临床表现。临床表现主要为腹痛、腹泻、食欲减退、恶心、乏力、消瘦等。约90%的患者存在不痛程度的腹痛，间隔数月或数年发作1次，为持续性疼痛。多位于中上腹部，为钝痛或隐痛。亦可偏左或偏右，常放射到背部。疼痛部位与炎症部位一致。饮酒，高脂肪、高蛋白饮食可诱发症状，疼痛严重时伴恶心、呕吐。患者喜蜷曲卧位、坐位或前倾位，平卧位或直立时腹痛加重。轻症患者无腹泻症状，但重症患者腺泡破坏过多，胰腺内分泌受损，即出现症状，约10%患者有明显糖尿病症状。CT表现为胰腺萎缩和局限性肿大，胰腺边缘不规则，密度不均匀，胰腺和胰管可出现钙化，表现为星形、条形或结节状高密影。CT对细微钙化比平片敏感，可较准确判断是位于胰管内或胰管外。胰管内钙化是诊断慢性胰腺炎特征性表现。胰管扩张可达5 mm以上，多呈不规则串珠状，正常主胰管最大内径为3 mm。CT可清楚显示胰腺的假性囊肿，表现为囊状低密度影，CT值呈水样密度值，增强扫描，囊肿壁强化而囊内不强化。慢性胰腺炎急性发作时，胰腺可肿大，边缘变模糊，周围可出现软组织肿块。治疗主要针对各种不同的并发症采取相应的治疗措施，包括药物及手术治疗。本例患者慢性胰腺炎急性发作，胰头肿大，边缘模糊，压迫胆总管致使肝内外胆管扩张（不要误为胰头癌），胰管内多发结石（特别是胰头部），胰体尾部胰腺萎缩，胰管明显扩张，不均匀，呈串珠状（图47-1 A～D）。出院后2个月复查CT：胰头肿大缓解，边缘变清晰，胰管内多发结石，胰体、尾部胰腺萎缩，胰管不均匀扩张，呈串珠状（图47-2 A、B）。

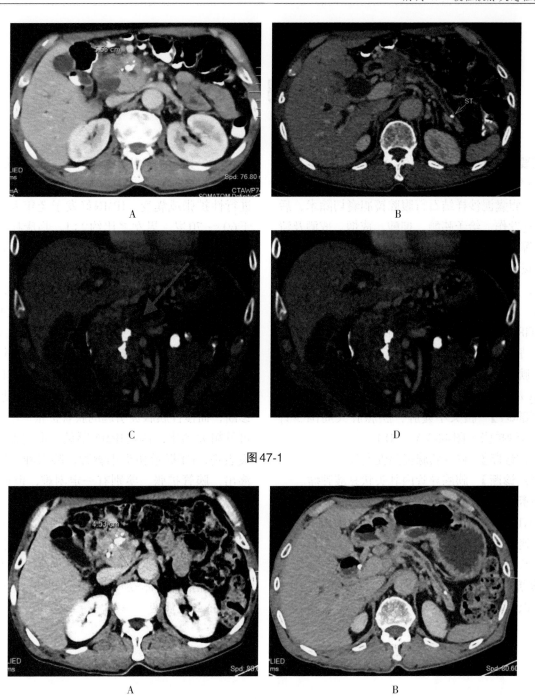

图 47-1

图 47-2

（吴　琼　袁楚明）

病例 48

【简要病史】 男性，60岁。反复腹痛3年，再发3d。3年余前因为腹痛诊断胆源性胰腺炎、胰腺小囊肿，胆囊泥沙样结石行腹腔镜胆囊切除术，后腹痛反复发作，给予胰酶、抑酸、戒烟、戒酒及清淡饮食等治疗，症状可改善，但反复发作。查体：腹平，腹肌稍紧张，左中上腹压痛及反跳痛，腹水征阴性，肠鸣音减弱。血淀粉酶：2860U/L；CA19-9 52U/ml。

【ERP】 乳头开口见鸡蛋清样的黏液（图48-1 A、B），胰管扩张（图48-2 A、B），行胰管清理术。考虑：胰腺导管内乳头状黏液肿瘤（intraductal papillary mucinous neoplasm，IPMN）。

【腹部CT】 胰头小囊肿，胰腺肿大周围少许渗出，胰管扩张（图48-3 A～D）。

【最初诊断】 慢性胰腺炎急性发作。

【最后诊断】 胰腺导管内乳头状黏液肿瘤。

【诊断依据】 男性，60岁，病程长，反复发作腹痛。CT提示：胰头小囊肿，胰腺肿大周围少许渗出，胰管扩张。行ERP+胰管清理术，后肝胆外科行手术治疗，证实为IPMN，已癌变。

【分析】 是一种较少见的胰腺囊性肿瘤，由于对其认识不足，以往多诊断为慢性胰腺炎或黏液性囊腺瘤。其起源于胰腺导管上皮，呈乳头状生长，分泌过多的黏液，引起主胰管和（或）分支胰管进行性扩张或囊变。IPMN好发于老年人，最多见于60～70岁，男女之比约2:1。临床症状和体征取决于导管扩张的程度和产生黏液的量。可表现为上腹部疼痛、乏力，也可因胰液流出受阻产生慢性胰腺炎甚至急性发作的临床表现。CT表现为主胰管中度至明显扩张，十二指肠乳头可增大并突入肠腔内，胰管壁上的乳头突起由于较小且扁平不易显示。IPMN可引起胰腺炎表现，使其与慢性胰腺炎导致的胰管扩张和假囊肿形成鉴别有一定困难，若出现壁结节、乳头状突入十二指肠腔有助IPMN的诊断，而慢性胰腺炎引起的胰管扩张呈串珠状，并可见粗大钙化，这在IPMN罕见。本例患者有胰腺炎表现，CT提示胰头小囊肿，胰腺肿大周围少许渗出，胰管扩张，鉴别有一定困难，但CT未见钙化，术中发现乳头开口有蛋清样的黏液，高度怀疑IPMN，最终外科手术。手术病理提示：黏液性腺体分布于卵巢样间质内，部分腺体出现分支现象，上皮细胞异型性明显，细胞核极向消失，核分裂象增多，黏液性腺体浸润神经（图48-4 A、B）。证实为IPMN，已癌变。

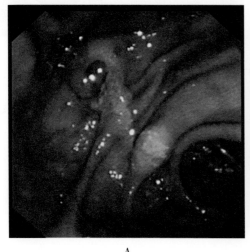
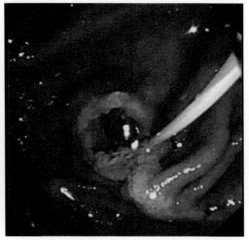

A B

图48-1

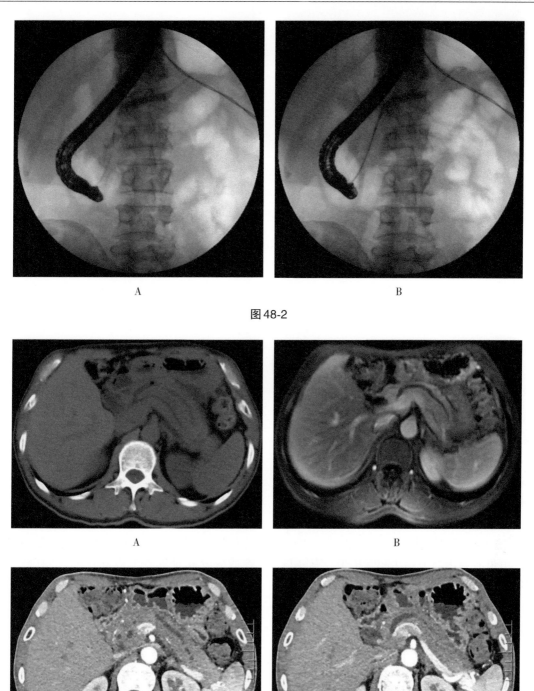

A　　　　　　　　　　　　　　B

图 48-2

A　　　　　　　　　　　　　　B

C　　　　　　　　　　　　　　D

图 48-3

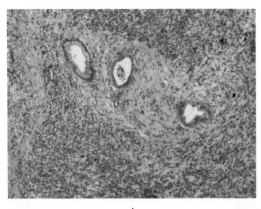
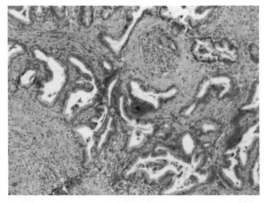

A   B

图48-4

（吴　琼　袁楚明）

病例　49

【简要病史】　男性，71岁。反复腹痛1年余，近1年来反复发作胰腺炎，超过20次。

【腹部MRI】　考虑胰腺钩突部良性囊性占位，与主胰管相通，考虑为胰腺导管内黏液性乳头状瘤（IPMN）可能性大。

【超声胃镜（EUS）】　胰头部囊性占位，部分囊壁较厚，可见有囊内结节；主胰管扩张，囊肿与主胰管相通（图49-1A～C）。

【超声内镜引导下细针穿刺术（EUS-FNA）】使用22G超声穿刺针，穿刺进入囊腔内后（图49-2A），回抽阻力极大，可获得极少量淡黄色胶冻样液体，滴于试管管壁，流动性极差（图49-2B）。

【ERCP】　见副乳头明显，有少许黏稠液体附着副乳头表面（图49-3A）；副乳头插管顺利，造影见背侧胰管显影如通常主胰管，并轻度扩张，囊肿显影并与胰管相通（图49-3B）；内镜下置塑料支架一枚（图49-3C）。

【最初诊断】　胰腺囊性占位性病变。

【最后诊断】　胰腺导管内乳头状黏液肿瘤（混合型）。

【诊断依据】　老年男性，近1年来反复发作胰腺炎；MRI、EUS检查均提示胰腺囊性占位；EUS检查提示囊壁厚，可见有壁结节；EUS-FNA检查可获得黏稠液体；ERCP检查副乳头插管顺利，造影见背侧胰管扩张并与囊肿相同。

【分析】　胰腺导管内乳头状黏液肿瘤（IPMN），最早由日本Ohashi教授在1982年发现，后被广泛研究；是一种少见的胰腺肿瘤；IPMN占胰腺囊性肿瘤总发病率的21%～33%，是一种主胰管或分支胰管导管上皮起源的胰腺肿瘤，乳头状增生，可分泌黏蛋白，使主胰管及分支胰管扩张，病变与胰管相通。临床上分为三型：①主胰管型（MD-IPMN），表现为主胰管局限性或弥漫性扩张。②分支胰管型（BD-IPMN），表现为病灶呈囊状或葡萄串样改变，并与主胰管相通。③混合型（Mixed-IPMN），混合型同时伴有主胰管和分支胰管囊性病变。发病率男性稍多于女性，最常见于60岁以上的老年人。临床表现多样，缺乏特异性的症状，比较常见的症状有腹痛、体重下降、糖尿病等；反复发作的胰腺炎是较为特征性的表现；但约有33%的患者无任何临床表现。诊断主要依赖各种影像学检查，包括MRCP、CT、EUS等，其特征性的表现为囊性病灶与扩张的主胰管相通。EUS-FNA在诊断上具有一定的价值，通过对囊液性状（黏稠度、透明度等）分析、CEA、淀粉酶、细胞学检查、K-ras检测等检查可以进一步提高诊断的准确性。确诊需要手术病理。本例患者超声穿刺病理显示：镜下见小块胰腺腺泡组织以及少量导管上皮片段，部分为黏液上皮，细胞分化好，无明显异型性，其中一巢细胞呈乳头状结构，背景为浆液性及黏液性液体；结合内镜，可符合导管内乳头状瘤样病变（图49-4）。IMPN的治疗，分型不同，稍有差别。主胰管型IPMN有较高的恶变概率；研究表明其平均恶变率为61.6%，浸润癌43.1%。因此，一旦诊断，建议行手术治疗。混合型IPMN因其病变已经累及主胰管，治疗原则与主胰管相同；分支胰管型IPMN不侵犯主胰管，恶变倾向相对较低。因此，直径＜3 cm者可随访观察。但以下因

素为其恶变高危因素，须积极手术处理：①肿瘤直径＞3 cm；②有壁结节；③主胰管扩张＞10 mm；④胰液细胞学检查发现高度异型细胞；⑤引起相关症状；⑥肿瘤快速生长≥2 mm/年；⑦实验室检查CA19-9水平高于正常值。本例患者，临床症状、影像学检查、穿刺液的性状均符合IPMN的表现，因EUS-FNA获得的液体较少，未能行囊液生化指标等分析，但临床上仍可以诊断。建议患者手术治疗，但患者拒绝，遂决定ERCP下放置支架缓解症状，术后随访，腹痛发作次数明显减少，且症状轻微。

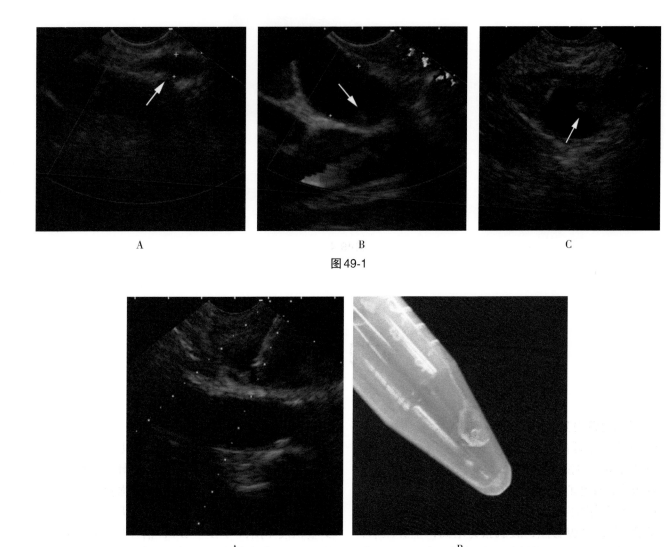

A   B   C

图49-1

A   B

图49-2

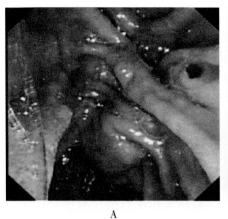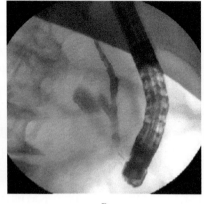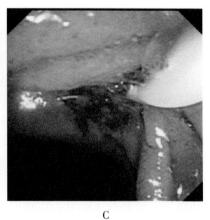

A   B   C

图49-3

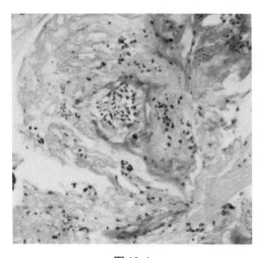

图49-4

（李永强）

病例　50

【简要病史】　男性，54岁。持续上腹痛6h。6h前进食油腻食物后出现上腹部持续性刺痛，阵发性加重，向腰背部放射，腹痛部位固定，无转移性腹痛，伴恶心、呕吐胃内容物，呕吐后腹痛无缓解。既往高脂血症病史。查体：体温38.4℃、呼吸32次/分，全腹膨隆，腹肌张力增高，全腹压痛，以上腹正中明显，反跳痛，肠鸣音1次/分。血常规WBC 18.7×10⁹/L；血糖16.2mmol/L、总胆固醇16.47mmol/L、三酰甘油52.07mmol/L。血淀粉酶5078U/L。氧饱和度92%。血气分析pH 7.5、PaO₂ 55mmHg、PaCO₂ 35mmHg。膀胱测压26cmH₂O（1cmH₂O=0.098kPa）。

【腹部CT】　治疗前：胰腺体积增大，周围密度减低，胰腺周围、小网膜囊、左肾周筋膜可见渗出改变，增强实质部分强化，部分强化不明显，呈低密度改变，胰腺体部可见小片状无强化影，盆腔少量积液（图50-1 A～D）；治疗后20d：坏死型胰腺炎，周围炎性浸润明显，胰腺假性囊肿形成（图50-2 A、B）；治疗后2个月：假性囊肿缩小为5.8cm×9.2cm（图50-3 A、B）。

【腹部B超】　治疗后4个月：胰腺假性囊肿缩小为3.1cm×2.3cm（图50-4 A、B）。

【最初诊断】　急性重症胰腺炎。

【最后诊断】　急性重症胰腺炎、胰腺假性囊肿。

【诊断依据】　①中年男性，高脂血症病史。②持续上腹痛6h，发病前进食油腻食物。③查体：全腹膨隆，腹肌张力增高，全腹压痛，以上腹正中明显，反跳痛，肠鸣音1次/分。④血淀粉5078U/L，血气分析提示I型呼吸衰竭。⑤腹部CT提示急性胰腺炎伴胰腺周围大量渗出，局部坏死灶。

【分析】　急性胰腺炎（acute pancreatitis，AP）是指多种病因引起的胰酶激活，继以胰腺局部炎性反应为主要特征，病情较重者可发生全身炎性反应综合征（systemic inflammatory response syndrome，SIRS）并可伴有器官功能障碍的疾病。AP的常见病因包括胆石症（包括胆道微结石）、乙醇（酒精）、高脂血症，其他病因包括壶腹乳头括约肌功能不良、药物和毒物、逆行性胰胆管造影术（ERCP）后、十二指肠乳头旁憩室、外伤、高钙血症、腹部手术后、胰腺分裂、壶腹周围癌、胰腺癌、血管炎、感染性（柯萨奇病毒、腮腺炎病毒、获得性免疫缺陷病毒、蛔虫症）、自身免疫性（系统性红斑狼疮、干燥综合征）、α_1-抗胰蛋白酶缺乏症等。本病病理分型分为间质水肿型胰腺炎和坏死型胰腺炎。AP的主要症状多为急性发作的持续性上腹部剧烈疼痛，常向背部放射，常伴有腹胀、恶心、呕吐。临床体征轻者仅表现为轻压痛，重者可出现腹膜刺激征、腹水，偶见腰肋部皮下瘀斑征（Grey-Turner征）和脐周皮下瘀斑征（Cullen

征）。腹部因液体积聚或假性囊肿形成可触及肿块。可以并发1个或多个脏器功能障碍，也可伴有严重的代谢功能紊乱。临床上符合以下3项特征中的2项即可诊断：①与AP相符合的腹痛；②血清淀粉酶和（或）脂肪酶活性至少高于正常上限值3倍；③腹部影像学检查符合AP影像学改变。结合是否伴有器官功能衰竭及局部或全身并发症，将本病分为轻、中、重3级。AP全身并发症包括SIRS、脓毒症（sepsis）、多器官功能障碍综合征（multiple organ dysfunction syndrome，MDOS）、多器官功能衰竭（multiple organ failure，MOF）及腹腔间隔室综合征（abdominal compartment syndrome，ACS）等；局部并发症包括急性胰周液体积聚（acute peri-pancreatic fluid collection，APFC）、急性坏死物积聚（acute necrotic collection，ANC）、包裹性坏死（walled-off necrosis，WON）、胰腺假性囊肿（pancreatic pseudocyst），其中ANC和WON继发感染称为感染性坏死（infected necrosis）。治疗包括针对病因的治疗、非手术治疗（包括禁食、胃肠减压、解痉、镇痛、蛋白酶抑制药和胰酶抑制治疗、液体复苏及重症监护治疗、器官功能的维护治疗、营养支持、抗生素应用、中药治疗）和主要针对胰腺局部并发症继发感染或产生压迫症状的外科治疗。本病例出现了SIRS、呼吸功能衰竭、ACS、APFC、胰腺假性囊肿等全身和局部并发症，具有一定代表性。经降脂和非手术等综合治疗，病情好转。

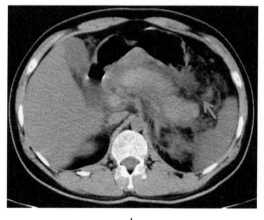

A

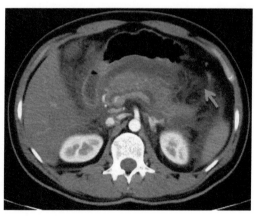

B

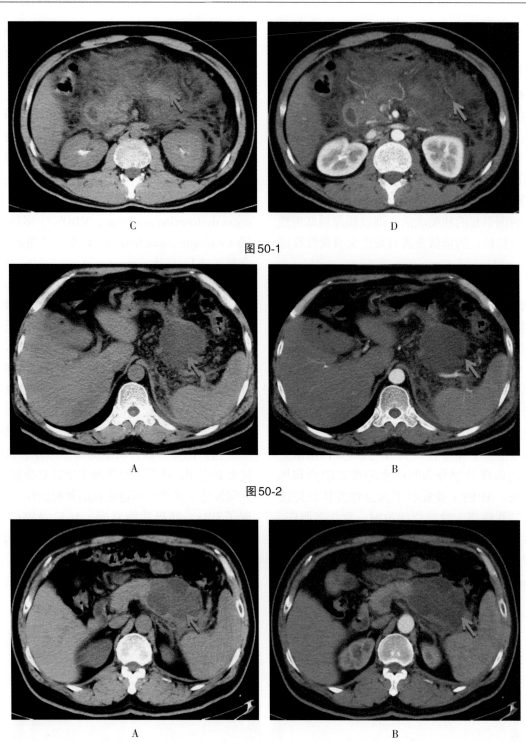

图 50-1

图 50-2

图 50-3

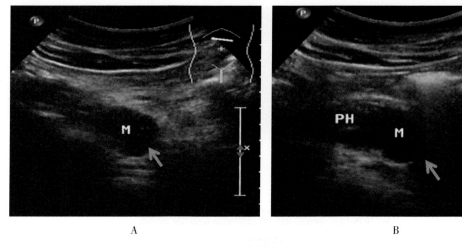

图 50-4

（陈晓强　岳发荣）

病例　51

【简要病史】　男性，82岁。反复上腹部疼痛4年，为剑突下持续性胀痛，偶向腰部放射，4年前曾诊断"急性胰腺炎"。

【腹部B超】　肝内外胆管扩张。腹膜后可见一大小约12.3cm×9.3cm的异常回声团块，内部回声以液性为主，周边可见强回声光斑（图51-1）。

【腹部CT】　肝内、外胆管及胆总管不同程度扩张，较宽处约1.3cm，相应管壁稍增厚，胆总管下段见一斑片状高密度影，范围约1.2cm×0.8cm。上腹部见一类圆形低密度影，边界清，范围约12.7cm×9.0cm，增强扫描未见明显强化。胃体受压向前、向左移位，胰体尾部明显受压后移、变细，并与其关系密切，局部似见胰管轻度扩张（图51-2 A、B），胰腺周围脂肪间隙尚清晰。

【超声胃镜】　胃体后壁可见一巨大囊性病变，长径超过10cm，内部呈稍低回声，尚均匀，囊壁薄，未见明显乳头及结节影等；胰腺萎缩，胰管未见扩张。

【最初诊断】　慢性胰腺炎。

【最后诊断】　①胰腺假性囊肿；②慢性胰腺炎；③胆总管结石伴胆管炎。

【诊断依据】　老年男性，反复上腹部疼痛4年，有明确的急性胰腺炎病史。腹部B超、CT均提示：肝内、外胆管明显扩张，胆总管下段结石，腹膜后见巨大低密度影，胃体、胰体、胰尾受压。经超声胃镜胃内金属支架置入引流后，胰腺假性囊肿明显缩小。

【分析】　胰腺假性囊肿是胰腺炎的并发症，也可由外伤引起。其形成是由于胰管破裂，胰液流出积聚在网膜囊内，刺激周围组织及器官的浆膜形成纤维包膜，囊内壁无上皮细胞，故称为假性囊肿。临床表现腹胀、恶心、呕吐，合并感染时有发热和触痛。B超检查可于上腹部探及一位置明确、范围肯定的液性暗区。CT检查多表现为位于小网膜囊内的水样低密度肿块，边界清楚，囊壁薄，无壁结节。随着病程延长，囊壁可增厚、皱缩、钙化。增强后囊壁可有强化，囊液无强化。当感染或出血时，囊内密度可升高。胰腺假性囊肿当出现持续腹痛、压迫症状、合并感染或出血时，可考虑手术引流，包括内引流术和外引流术。本例患者在超声胃镜引导下，在胃内行金属支架置入胰腺囊肿内引流术，术后囊肿明显缩小。

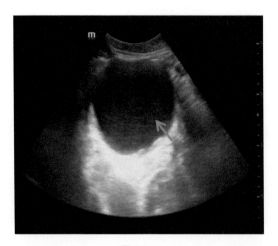

图 51-1

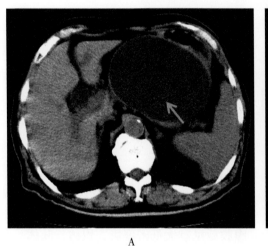

A

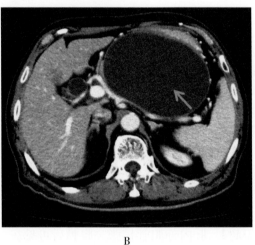

B

图 51-2

（林云安　王　红）

病例 52

【简要病史】 女性，28岁。发现胰尾占位2年，2年前在当地医院体检，CT示胰尾占位，约5cm×5cm大小，1年前再次体检，发现肿物增大至7cm×7cm，无腹痛、腹胀。血淀粉酶246U/L，尿淀粉酶2141U/L，CA19-9 49U/ml。

【腹部CT】 图52-1A ～ D分别为平扫、增强扫描动脉期、门脉期及延迟期；图52-1E为冠状位重建病变位于胰体尾部，类圆形，包膜完整，与相邻组织分界清晰；以囊性成分为主，实性成分呈附壁结节状或融冰状，增强后实性部分自动脉期、门

脉期至延迟期呈持续强化趋势，囊性部分无强化为低密度。

【最初诊断】 胰尾占位。

【最后诊断】 胰腺实性假乳头状瘤。

【诊断依据】 青年女性，发现胰尾占位2年。腹部CT示：胰腺囊实性占位，病理证实为实性-假乳头状瘤。

【分析】 WHO将胰腺实性假乳头状瘤SPTP分类为生物学行为未定或交界性恶性潜能的肿瘤，组织学上看起来似为良性，但可发生转移，生物学

上肿瘤多生长缓慢，完全切除预后很好，如治疗不充分或未经治疗，可发展为恶性的肿瘤。SPTP好发于年轻女性，可发生于胰腺任何部位，以胰头、尾部多见。其CT表现取决于肿瘤实性和囊性结构的比例和分布，囊性结构为主、囊实比例相若的SPTP，CT往往表现为实质部分呈小片状，增强后呈明显强化，漂浮在低密度的囊性部分中或实、囊部分相间分布，不规则排列，呈融冰状，或有附壁结节。实性结构为主的肿瘤表现为低密度的囊性部分呈小圆形，位于包膜下。文献报道，SPTP偶见单纯性囊性结构或实质性结构，囊性结构中无分隔。据文献统计，肿瘤的钙化约占所有病例的30%，且均出现在周边部分，钙化呈细条状或斑点状。无论肿瘤发生在胰腺任何部位，都不伴有胆总管和胰管扩张。包膜完整与否是判断良性和低度恶性的重要依据。在CT诊断上，SPTP需与胰腺黏液或浆液性囊腺瘤、囊腺癌、胰腺癌囊变及假性囊肿等鉴别，主要鉴别点：①浆液性囊腺瘤平扫肿块从水样密度到肌肉样密度不等，典型者呈蜂窝样，中央可见条片状不规则钙化或特征性的日光放射状钙化，增强后肿块呈不规则强化；②黏液性囊腺瘤平扫CT值接近水样密度，轮廓光滑、无分叶，瘤体多为大单囊，少数为数个囊组成，囊分隔菲薄呈线状，囊壁厚薄多较均匀且常＜1.0cm，囊壁或囊内可见壳状或不规则钙化，增强后囊壁轻度强化；③囊腺癌囊内有程度不等的实性成分，表现为囊壁不规则增厚，可形成向腔内突起的乳头状、菜花状肿物，增强后分隔、囊壁及肿物均可见较明显强化，囊内的水样密度区无强化；④胰腺癌坏死囊变，其特点是癌性病灶常位于胰实质轮廓内，病变边缘模糊，与正常胰腺多分界不清，坏死的囊变区常无明确囊壁或不完整囊壁，多数囊性坏死周围存有少量轻度强化的癌性实体；⑤胰腺假性囊肿，常有胰腺炎病史，病灶位于胰腺内或外，大多形态规整、无分叶，囊壁薄而均匀，无壁结节及实性成分，囊内极少有间隔，当假性囊肿内有出血、感染、坏死组织或囊壁增厚时鉴别困难，必须依靠活检确定诊断。本病例的CT表现有几点，可作为定性诊断的主要依据：①青年女性，病史较长，一般状况良好；②肿瘤壁厚但形态规则，无分叶，内有实性和囊性结构，囊性为主，实性成分呈附壁结节状或融冰状相间漂浮于液性结构中；③平扫实性结构呈稍低或等密度，增强后动脉期呈轻度强化，门脉期呈明显强化，延迟期强化仍持续，囊性部分无强化均呈低密度；④包膜完整，边缘光整，与相邻组织分界清晰（图52-1A～E）。本例患者经手术病理确诊，手术病理可见，镜下（胰尾）见肿瘤组织，肿瘤细胞，形态一致，中等偏小，大部分排列成实性，少量排列成乳头状，肿瘤细胞胞质透亮，核圆形，分裂象罕见，围绕纤细的具有小血管的常有透明变的纤维血管轴心排列，可见散在的小团泡沫样细胞或由异物巨细胞环绕的胆固醇结晶，可见广泛性出血。免疫组化：CK（+++）、CK7（-）、CK20（-）、Syn弱阳性、CgA（-）、S-100灶性阳性、CEA（-）、CA19-9（-）、Ki-67为1%～2%，PSA染色未见嗜酸性小球。综合上述并结合临床考虑：实性-假乳头状瘤（图52-2A、B）。手术治疗后一般情况良好，定期随访中。

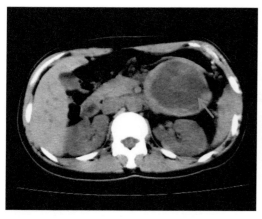 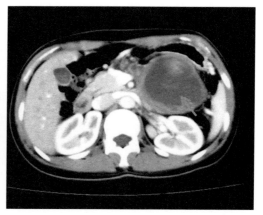

A　　　　　　　　　　　　　　　　B

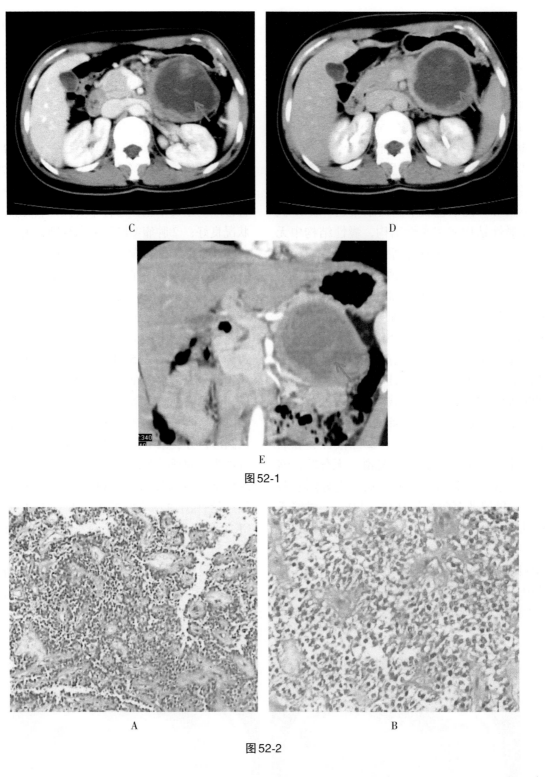

C   D

E

图52-1

A   B

图52-2

（吴 敏 王 红 莫 蕾）

病例 53

【简要病史】 女性,65岁。反复发热4d。CRP>200.00 mg/L,WBC 9.60×10⁹/L,NEU% 60.7%,

【腹部CT】 脾形态、大小未见异常,内见斑片状低密度灶,增强后未见强化(图53-1A～D)。

【最初诊断】 发热查因。

【最后诊断】 脾梗死。

【诊断依据】 老年女性,反复发热4d,C反应蛋白及白细胞计数升高,CT提示脾内见斑片状低密度灶。

【分析】 脾梗死是一种罕见疾病,发病率目前尚不清楚,是指脾内动脉分支阻塞,造成局部组织的缺血坏死。梗死多数发生在脾门前缘近脾切迹处,梗死灶大小不等,常有数个梗死灶同时存在或几个梗死灶相互融合形成大片状。梗死灶形态多数是锥状,底部位于被膜面尖端指向脾门,有时可呈不规则形,梗死后坏死的脾组织被纤维组织所取代。因纤维瘢痕收缩,可使脾边缘局部凹陷,如果梗死灶较大,不能完全纤维化,其中央可发生液化,形成纤维结缔组织包裹的囊腔。大多数脾梗死无明显症状,但有时可出现左上腹痛、左膈抬高和胸腔积液,少数可有摩擦音。CT检查脾梗死早期表现为脾内三角形低密度影,基底位于脾的外缘,尖端指向脾门,边缘可清,但轮廓较平时清楚。少数梗死灶呈不规则,大的梗死灶中央可有囊性变。当病灶内伴有出血时可见到高密度不规则影。少数脾梗死可伴有包膜下积液,表现为脾周新月形低密度影。陈旧性梗死因纤维收缩,脾可略缩小,呈轮廓状。脾梗死需与脾囊肿鉴别。脾棘球蚴囊肿CT表现为单发或多发类圆形囊性病灶,病灶边界清楚,囊壁可伴或不伴有钙化,增强扫描囊内无强化。单囊或多囊病灶,囊中囊是特征性改变,当囊中囊破裂时,可见内、外囊分离改变,有空气进入囊性病灶内时,可见"水上浮莲征"改变。

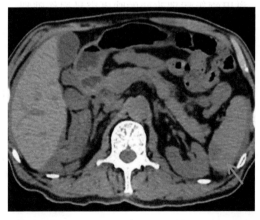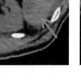
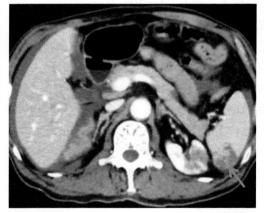

A

B

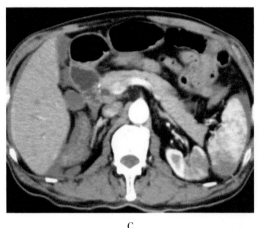

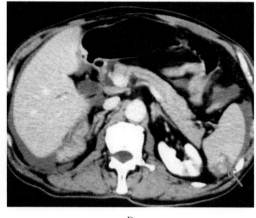

C

D

图 53-1

（万　瑜　陈浩军）

病例　54

【简要病史】　男性，14岁。被树砸伤腹部26h余。26h前被倒下的大树砸伤腹部，致左上腹持续性疼痛，并逐渐加重至全腹痛，无晕厥、无恶心、无呕吐。查体：急性面容，皮肤、黏膜苍白，腹部外形正常，腹肌紧张，全腹压痛、反跳痛，未及腹部包块，肝肋下未触及。Hb 100g/L。

【腹部CT】　脾体积增大，脾内可见混杂密度影，边缘模糊，盆腔可见稍高密度影，考虑脾挫裂伤，盆腔积血（图54-1A～D）。

【最初诊断】　脾挫裂伤？

【最后诊断】　脾挫裂伤，血性腹膜炎。

【诊断依据】　①外伤病史，左上腹痛向全腹扩展；②Hb 100g/L；③腹肌紧张，全腹压痛、反跳痛；④腹部CT脾体积增大，脾内可见脾混杂密度影，边缘模糊；⑤手术后病理确诊。

【分析】　脾是一个血供丰富而质脆的实质性器官，是腹部内脏中最容易受损伤的器官，外伤暴力很容易使其破裂引起内出血，发生率占各种腹部损伤的20%～40%，已有门静脉高压、血吸虫、疟疾、淋巴瘤等病理改变的脾更容易损伤破裂。脾破裂分为外伤性破裂和自发性破裂，外伤性破裂由外界暴力的作用引起，自发性破裂是病理性肿大的脾因剧烈咳嗽、打喷嚏或突然改变体位等原因引起。脾破裂的临床表现以内出血及血液对腹膜引起的刺激为主，病情与出血量和出血速度密切相关。脾破裂的处理原则以手术为主。本例患者入院行急诊手术，探查见脾破裂位于中级部分碎裂，活动性出血，行脾切除术，术后给予抗炎等对症治疗后好转出院。

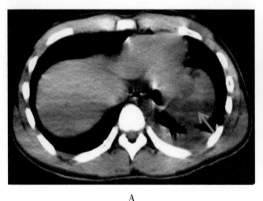

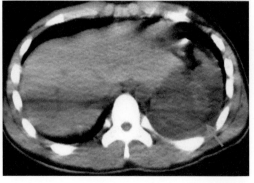

A

B

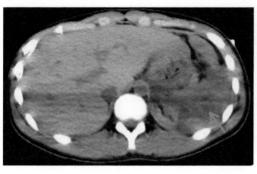
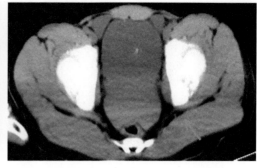

C　　　　　　　　　　　　　　　D

图 54-1

（陈晓强　赵应宏　杨海慧）

病例　55

【简要病史】　女性，73岁。发现腹壁肿物5年。查体：腹壁局部隆起，触诊可及腹壁缺损，范围25cm×15cm，腹腔内容物自缺损部位膨出。既往无外伤史。入院后查血CEA、血常规正常。粪便隐血阴性。

【腹部X线】　考虑肠郁张。

【腹部CT】　舟状腹改变；前下腹壁变薄，腹壁肌层显示不清，髂嵴稍下层面前腹部见肠管凸入皮下（图55-1 A、B）。腹盆腔内见较多积液影。结合临床，符合前腹壁疝表现。

【最初诊断】　腹壁肿物查因：疝？

【最后诊断】　腹壁疝。

【诊断依据】　老年女性，慢性起病。发现腹壁肿物5年。查体：可触及腹壁缺损，范围25cm×15cm，腹腔内容物自缺损部位膨出。腹部CT提示前下腹壁变薄，腹壁肌层显示不清，髂嵴稍下层面前腹部见肠管凸入皮下。手术所见考虑腹壁疝。

【分析】　腹壁疝分为非切口疝（即原发性腹壁疝）和切口疝。非切口疝，即原发性腹壁疝是指腹内脏器经腹壁先天孔道或薄弱区向体表突出形成的疝，腹腔内压力增高、腹壁张力降低为主要诱因，主要包括腹股沟斜疝、直疝、脐疝、白线疝、侧腹壁疝等。腹壁疝的发生是继发于胶原代谢紊乱或系统性结缔组织病的一种组织损害，与遗传和后天因素均有关系。原发性腹壁疝的体积通常不大，症状也不突出，临床容易造成误诊，如肥胖患者，<2cm的疝，较小的嵌顿性腹壁非切口疝，由于局部无明显包块，又无手术切口，临床医师容易漏诊。腹壁疝主要由疝颈、疝囊、疝内容及疝被盖四部分构成，MSCT图像表现为腹内脏器或组织等经腹壁缺口向外突出形成圆形、椭圆形或不规则形疝囊，疝囊内见疝内容物，内容物表面覆盖疝被盖。MSCT疝颈、疝囊、疝内容及疝被盖四部分均能做出准确判断，包括较小的疝。腹壁疝如未经及时规范的治疗，疝环口会逐渐增大为巨大腹壁疝，其定义为腹壁缺损最大直径>12 cm或疝囊容积与腹腔容积的比值>20%。巨大腹壁疝可以成为单一难点而严重影响手术进程和预后。文献报道巨大腹壁疝修补术后复发率为10%～30%，术后并发症发生率高达50%。除了普通腹壁疝术后的复发、感染、腹壁慢性疼痛等并发症外，巨大腹壁疝治疗中最棘手的问题是如何处理巨大的疝环和体积巨大的疝内容物。目前较为推荐的手术方式是采用腹腔镜手术修补或开放和腹腔镜结合的杂交手术。本例患者术中扪及腹壁正中缺损，范围约25cm×15cm，给予补片修复，考虑为巨大腹壁疝，经手术干预治愈。

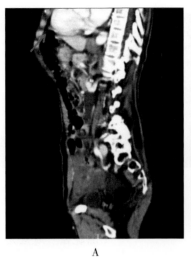
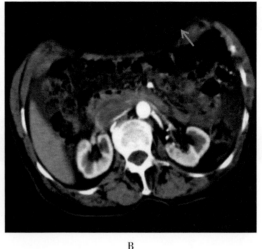

A B

图 55-1

（陈慧婷）

病例 56

【简要病史】　女性，46岁。右腹痛、发现腹部肿物2d。2d前无诱因出现右侧腹刺痛、阵发性绞痛，无放射痛，间断感腹胀，无发热、呕吐、腹泻、便血、肛门停止排便和排气，4年前因腹部肿物行腹膜后肿瘤、子宫、右侧附件切除术。查体：肥胖，腹部稍彭隆，上腹正中可见一20cm陈旧性手术瘢痕，右侧腹可触及一约8cm×8cm包块，边界清楚，质硬，表面不光滑，活动差，无搏动感，压痛明显，移动性浊音阴性，未闻及血管杂音。

【腹部B超】　肝实质回声稍致密增强，腹盆腔内可见多个大小不等中高回声、中等回声及低弱回声团块，以右侧腹部较为明显，较大团块内部可见大片状强回声，后方伴声影，CDFI（彩色多普勒表现）部分团块内可见少许血流信号。

【腹部CT】　右侧中腹部可见团状不均匀密度影（最大直径约7.8cm×13.7cm），其内可见软组织密度及脂肪密度影，肿块边缘欠清楚，肝、胰腺、脾及膀胱未见明显异常（图56-1 A～D）。

【最初诊断】　右侧腹腔肿物性质待查。

【最后诊断】　①腹膜后去分化脂肪肉瘤；②右侧髂窝黏液性脂肪肉瘤。

【诊断依据】　①女性，46岁，5年前行腹膜后肿瘤、子宫、右侧附件切除术，本次起病缓慢，因"腹痛、发现腹腔肿物2d"入院。②查体：右侧腹可触及一约8cm×8cm大小包块，边界清楚，质硬，表面不光滑，活动差，无搏动感，压痛明显。③腹部彩超提示腹盆腔内多发实性占位，腹部增强CT提示右侧中腹部软组织密度及脂肪密度影。④免疫组化及病理结果确诊后腹膜肿瘤去分化脂肪肉瘤，髂窝囊肿黏液性脂肪肉瘤。

【分析】　脂肪肉瘤是最常见的恶性软组织肿瘤之一，形态学范围宽广，主要取决于肿瘤分化程度及生物学行为的差异。新的WHO软组织肿瘤分类将脂肪瘤分为3类：①低度恶性肿瘤（low-grade tumor），包括高分化脂肪肉瘤（well-differentiated liposareoma，WDLS）、不典型脂肪性肿瘤（Atypical liposareoma tumor，ALT）合黏液样脂肪肉瘤。②中度恶性肿瘤（intermediate grade tumor），包括低度恶性去分化脂肪肉瘤（dedifferentiated liposareoma，DDLS）、富于细胞性不典型脂肪瘤性肿瘤和圆形细形/高分化黏液样脂肪肉瘤。③高度恶性肿瘤（high-grade tumor），包括高度恶性去分化脂肪肉瘤、细胞性黏液样脂肪肉瘤/圆形细胞脂肪肉瘤和多形性脂肪肉瘤。DDLS名称于1979年由Evans等首次报道，借用去分化软骨肉瘤的分类方法类推而命名，指在低度恶性分化好的脂肪肉瘤旁出现了一分隔的高度恶性分化差的非脂肪源性肉瘤，组织学上无不同分化阶段的脂肪母细胞。DDLS好发于老年人，以60～70岁多见，无性别差异。临床上表现为肿瘤生长缓慢或生长停滞，但绝大多数有近期生长加快的病史。DDLS最常发生于腹膜后，占腹膜后脂肪肉瘤的37%～57%。DDLS的CT特征为分化好的脂肪肉瘤与分化差的成分同时存在，分界清楚，前者多位于病灶表浅部位，后者多位于深部，表现为脂肪瘤样和（或）黏液样组织中出现一明显分隔强化的软组织肿块，增强扫描均匀或不均匀明显强化，可有坏死合囊性变。DDLS主要需和恶性纤维组织细胞瘤、平滑肌肉瘤鉴别。DDLS最重要的预后因素是解剖学部位，几乎所有的腹膜后脂肪肉瘤都有局部复发。在发生转移前，大多数患者死于肿瘤的局部影响。去分化区域的范围和级别，以及有无异源性肌源性分化，不影响DDLS的预后。DDLS 5年总生存率为55%～82%。尽管多数DDLS的形态学是高级别的，但与成年人的其他高级别多形性肉瘤相比，在生物行为上其侵袭

性较小。局部复发率为41%～52%，远处转移率10%～20%，一旦转移瘤形成，很快导致患者死亡，5年肿瘤相关病死率20%～30%。手术治疗是脂肪肉瘤治疗中的第一选择，局部的广泛切除是减少复发、转移的有效措施。因为脂肪肉瘤淋巴结转移罕见，引流区淋巴结清扫多无必要。放疗对脂肪肉瘤不是主要治疗手段，对于局部能行根治性切除或广泛切除的患者，术后放疗意义不大。对于高分化脂肪肉瘤恶性度低，转移的可能性小，化疗意义不大。对于恶性度较高的类型为术后防止转移，可行化疗。结合本病例既往腹腔肿物手术史，推测本次为复发病例可能。行腹膜后肿物切除术+髂窝肿物切除+肠粘连松解术后，病理检查及免疫组化示：（后腹膜肿瘤）CD117（-），CK-P（-），Ki-67（约10%，+），PAS（细胞外黏液+），S-100（-）；caldesmon（-）；（髂窝囊肿）CD68（+）、caldesmon（-），S-100（-）。病理提示肿瘤部分细胞分化呈相对成熟脂肪细胞，大部分细胞异型性明显，可见双核或多核瘤巨细胞，结合HE及免疫组化结果诊断后考虑：腹膜后去分化脂肪肉瘤，髂窝囊肿黏液性脂肪肉瘤（图56-2 A～D）。预后较差，行手术广泛切除的同时，术后宜追加化疗。

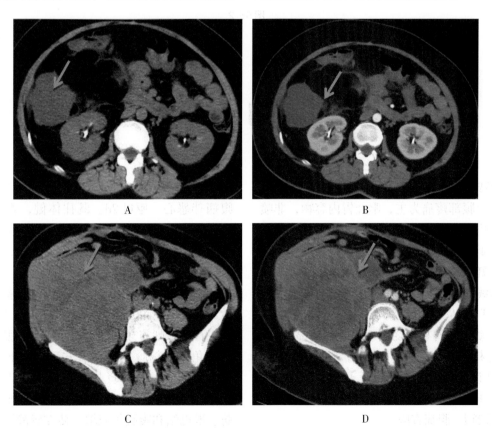

A　　　　　　　　　　　B

C　　　　　　　　　　　D

图 56-1

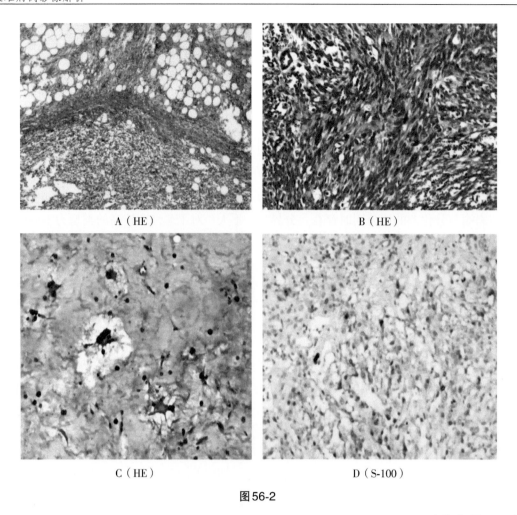

A（HE）　　　　　　　　　　B（HE）

C（HE）　　　　　　　　　　D（S-100）

图56-2

（陈晓强　刀永祥）

病例　57

【简要病史】　女性，58岁。腹痛伴恶心、呕吐2d。腹痛以上腹部疼痛为主，呕吐胃内容物，非喷射状，无腰痛、血尿、蛋白尿，肾功能无异常，既往体健，已婚、已育、已绝经，平素月经规律，无月经增多，妊娠期无出现血尿等现象。

【腹部X线】　双侧腰大肌稍模糊，余未见异常。

【腹部CT】　左肾静脉穿行于腹主动脉后方间隙，于腹主动脉与脊柱间受卡压，管腔明显变窄，近端及远端未见明显扩张，左肾动脉起源及走行未见异常。CT诊断：左肾静脉走行于腹主动脉与脊柱间、受卡压，考虑后胡桃夹征（图57-1A、B）。

【最初诊断】　腹痛查因。

【最后诊断】　后胡桃夹现象。

【诊断依据】　女性，58岁，急性起病，病程短。腹痛伴恶心、呕吐2d。既往体健，否认腰痛、血尿、蛋白尿史，肾功能无异常。CT提示：左肾静脉走行于腹主动脉与脊柱间、受卡压，考虑后胡桃夹征。

【分析】　正常情况下，下腔静脉位于腹主动脉右侧，右肾静脉直注入下腔静脉，行程短而直。而左肾静脉则需穿行于主动脉和肠系膜上动脉之间的夹角，跨越腹主动脉前方后注入下腔静脉，因此左肾静脉远比右肾静脉长。在正常情况下，肠系膜上动脉与腹主动脉之间的夹角被肠系膜、脂肪、淋巴结和腹膜等充填，使左肾静脉不致受到压挤。后胡桃夹综合征，是由于左肾静脉异常走行于腹主动脉的后方，左肾静脉被腹主动脉及后方的椎体卡压所致。主要临床表现为血尿、腹痛或腰痛、蛋白尿、慢性疲劳综合征、男性紧缩静脉曲张、女性盆腔不适和月经增多、妊娠期血尿。诊断主要靠典型的临床症状和辅助检查证明"胡桃夹"结构的存在，同时排除其他可能引起临床症状的病因。本例患者CT检查提示：左肾静脉走行于腹主动脉与脊柱间、受卡压，考虑后胡桃夹综合征，但患者无典型临床症状。诊断考虑：胡桃夹现象。

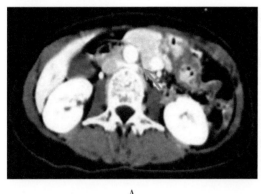

A   B

图57-1

（吴　琼　王　红　徐洪刚）

病例　58

【简要病史】　男性，63岁。右上腹痛1周，加重半天，伴呕血2h。突发呕鲜红色血性液体，无血块，量共约1000ml，伴头晕、心悸、乏力。查体：HR 48次/分，血压82/60mmHg（1mmHg=0.133kPa）。

【胃镜】　食管距离门齿为26～35cm段，可见一黏膜下隆起，纵行，占据大部分管腔，致管腔狭窄，肿物表面部分呈浅蓝色，质地稍韧，肿物口侧段可见2条纵行撕裂面，其中较深者可见有暗红色血迹，未见活动性出血；食管未见静脉曲张。

食管黏膜下肿物并出血：食管损伤所致黏膜下血肿？

【胸部CTA】　后纵隔团块影，考虑降主动脉上段假性动脉瘤，并食管穿孔可能（图58-1 A、B）。

【血管介入】　胸主动脉血管造影：胸主动脉降段可见一动脉破口，并可见局部造影剂外溢，形成假性动脉瘤；置入胸主动脉覆膜支架（图58-2 A、B）。

【最初诊断】　急性上消化道大出血查因：消化性溃疡并出血？

【最后诊断】　胸主动脉夹层，假性动脉瘤形成并食管出血。

【诊断依据】　老年男性，急性起病。突发腹痛、呕血。胃镜提示：食管黏膜下肿物并出血。胸部CTA降主动脉上段假性动脉瘤，并食管穿孔可能。血管介入造影提示胸主动脉破裂出血并假性动脉瘤。

【分析】　主动脉夹层（aortic dissection，AD）是指主动脉腔内的循环血液通过主动脉内膜撕裂处进入主动脉中层，使中层分离，形成主动脉壁的分离状态，血液渗入主动脉中层形成血肿，并沿主动脉壁的一种极为严重的大动脉急症，典型的临床表现是剧烈胸痛。改变发病突然，病情发展迅速，临床表现多样化，并发症多，病死率高，临床上常误诊、漏诊。正确认识AD的临床特征，早期诊断、早期治疗，是降低死亡率的关键。AD典型表现为突发性胸闷、剧烈胸背部疼痛、常有濒死感，也可出现迷走神经兴奋的表现，如恶心、呕吐、大汗淋漓等，严重时可有晕厥、心力衰竭甚至突然死亡，并发症可有胸腔积液和心包积液等。夹层累及升主动脉分支血管时可出现神经系统损害，如头晕、头痛、视物不清、肢体麻木、截瘫甚至尿、便失禁。血肿破入胸腔、心包腔或食管，可表现为咯血、心脏压塞及上消化道出血等症状。血肿压迫喉返神经则可出现声嘶、吞咽困难等症状。压迫颈动脉使血液减少以致晕厥，压迫肾动脉可出现血尿、无尿及肾缺血后血压增高，夹层累及冠状动脉开口，可导致右心室肌下壁心肌梗死。以往，数字减影血管造影（DSA）被认为是 AD 的诊断金标准，但由于其创伤性、操作复杂、价格昂贵及并发症多等缺点，使得患者的检查依从性较差。目前，多层螺旋 CT 技术（MSCT）的成熟与发展，为 ADA 的临床诊断提供了新的方法，其成像范围广，扫描分辨率高且扫描时间短，可对 ADA 病变进行多平面及多角度显示，临床应用价值较高。16 层螺旋 CT 多维成像技术的征象主要表现：平扫显示主动脉增宽，管腔内密度不均匀，有线样内膜影，管壁有钙化内移，移动距离＞0.5cm，管壁内可见血肿形成。治疗包括监护、降血压等药物治疗、手术、介入治疗等。本例患者，以腹痛、急性上消化道大出血、休克为首发症状，无典型的胸痛，既往无高血压等病史，导致了漏诊。在积极抗休克后经胃镜检查考虑有食管血肿，进而行胸部 CTA 而确诊胸主动脉破裂出血并假性动脉瘤形成并食管出血，并经血管介入置入胸主动脉覆膜支架而控制情。

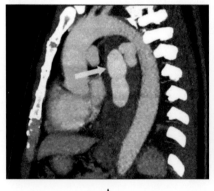

A   B

图 58-1

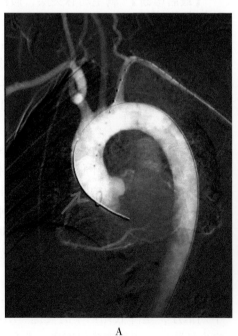
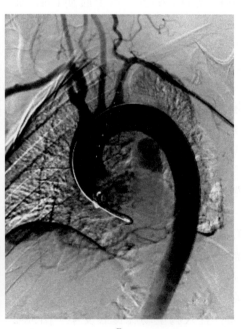

A   B

图 58-2

（陈慧婷）

病例　59

【简要病史】　男，31岁。反复反酸、嗳气2年。体重75kg，身高166cm，体重指数（BMI）27.2kg/m²。2年前无明显诱因出现反酸、嗳气，饱餐后及睡前多发，活动后及垫高枕头可稍缓解，夜间影响睡眠。

【胃镜】　距离贲门口36cm食管下段见收缩环，可见散在条状糜烂，贲门口松弛，见直径0.3～0.6cm息肉样隆起，广基无蒂。考虑：反流性食管炎，贲门口多发炎性息肉（图59-1A、B）。

【消化道钡剂造影】　食管下段稍扩张，钡剂通过缓慢，食管紧张力正常，膈上胸腔可见部分胃影（卧位可见，立位消失）；局部胃底食管可见反流征（图59-2A、B），考虑可复性食管裂孔疝；轻度胃食管反流。

【最初诊断】　胃食管反流病？

【最后诊断】　食管裂孔疝（Ⅰ型可复型），反流性食管炎。

【诊断依据】　患者青年男性，肥胖，有爱吃宵夜、饮酒等不良饮食习惯，以反酸、嗳气为主要症状，且饱餐后及平卧位多发。胃镜检查见典型的食管裂孔疝及反流性食管炎。上消化道钡剂提示可复

性食管裂孔疝，轻度胃食管反流。

【分析】　食管由后纵隔通过膈肌后部的孔进入胸腔，此孔称为食管裂孔。胃贲门部及食管腹段或腹腔内脏经此裂孔及其旁突入胸腔，称为食管裂孔疝。食管裂孔疝是膈疝中最常见者，达90%以上，分为可复性（滑动型）和不可复性（短食管型、食管旁型及混合型）。食管裂孔疝和反流性食管炎可同时，也可分别存在，认识并区别此两者，对临床工作十分重要。临床上主要以滑动型食管裂孔疝最常见，主要症状包括嗳气、反酸、胸骨后烧灼感、腹胀等。胃镜检查和上消化道钡剂对观察食管形态和蠕动改变有一定的意义，尤其是对整体解剖结构的显示和功能动态的观察。胃镜检查食管腔内可见经贲门口返入的胃底黏膜，形成的疝囊大小不等，贲门切迹改变，有时可见疝囊。黏膜充血水肿，齿状线不清晰或增厚发白，贲门口扩大。上消化道钡剂表现为食管黏膜增粗、毛糙，食管下段出现毛刺状浅龛影，部分病例可见食管痉挛，食管排空功能减低，钡剂滞留等，甚至出现不同程度的胃食管反流。

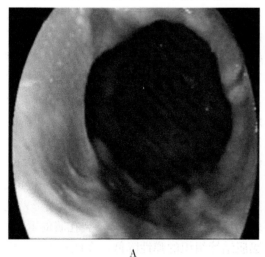 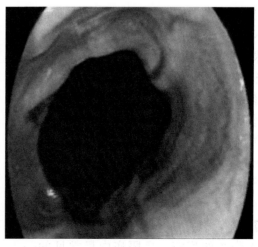

A　　　　　　　　　B

图59-1

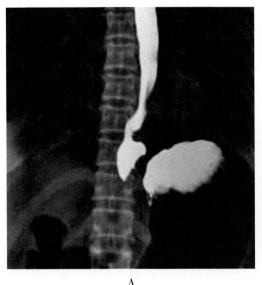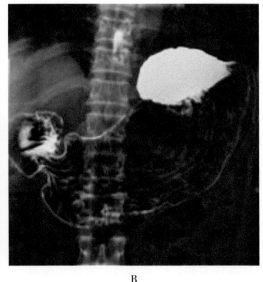

A   B

图 59-2

（谢婷婷　杨　辉）

病例　60

【简要病史】　男性，80岁。反复活动后胸闷气促2年，加重2d。

【消化道钡剂造影】　吞服钡剂后，食管于主动脉弓处明显弧形受压，边缘光整，黏膜规则，皱襞光整，钡剂通过可；胃底大部分疝入于胸腔内，位置相对固定，呈不可复改变；与食管连接处局部黏膜粗乱、不规则、未见明显龛影及变形，幽门管开放居中，球部充盈满意，黏膜规则，皱襞光整，各段十二指肠未见明显异常（图60-1）。

【最初诊断】　食管裂孔疝（不可复型）。

【最后诊断】　食管裂孔疝（Ⅱ型不可复型）。

【诊断依据】　老年男性，主要表现反复活动后胸闷气促2年，加重2d，钡剂造影提示食管裂孔疝改变，给予治疗基础病及抑酸助胃动力等治疗后症状完全缓解。

【分析】　食管裂孔疝是指腹腔内脏器通过食管裂孔进入胸腔的疾病，是膈疝中最常见的一种，疝入的脏器又以胃为多见。该病发病率为10%～50%，腹内压增高是食管裂孔疝最常见的致病因素。其病因主要分先天性和后天性，以后天性常见。食管裂孔疝的发生少部分为先天性，即在

胚胎发育阶段的横膈下降过程中，发育过短的食管将胃固定在胸腔内所致。后天性原因很多，包括膈食管松弛、食管裂孔扩大、食管绝对或相对变短、腹内压增大、食管胃角增大等。食管裂孔疝分类复杂，根据解剖学特点，食管裂孔疝共分为4型：Ⅰ型为滑动型食管裂孔疝；Ⅱ型为单纯型食管裂孔旁疝，即经典食管旁疝；Ⅲ型为混合型食管裂孔旁疝，即Ⅰ、Ⅱ型食管裂孔疝共同存在；Ⅳ型为多器官型食管裂孔旁疝。Ⅰ型食管裂孔疝最常见，约占95%；Ⅱ、Ⅲ、Ⅳ型食管裂孔疝同属于食管旁疝，约占5%。根据疝囊能不能恢复可分为：①可复性食管裂孔疝（滑动疝）；②不可复性食管裂孔疝。食管裂孔疝可发生于任何年龄，以60岁以上为多见，约占65%，且老年人食管裂孔疝又以滑动型居多，多数伴有脊柱侧弯、后凸畸形；老年人增多的原因主要是生理变化，裂孔肌的退行性改变，膈肌结缔组织的弹性降低，在此基础上，由于肥胖或腹内压增高等因素，促使食管裂孔疝的发生。食管裂孔疝缺乏特异的临床表现，症状的轻重不仅与裂孔疝有关，而且与食管炎有一定关系。常见的表现为餐后胸骨后剑突下或双季肋部的不适感、烧灼

感及疼痛感、吞咽困难、餐后饱胀、恶心、呕吐，甚至引起上消化道出血；进食后平卧、下蹲、弯腰、咳嗽等可加重症状。而过大的疝囊可引起呼吸及循环压迫症状。食管裂孔疝主要依靠上消化道钡剂透视和胃镜、CT等诊断。上消化道钡剂透视对食管裂孔疝的诊断较胃镜及CT等有无可比拟的优越性，价值较高。当膈上的组织密度比较均匀，在肺野（或心影内）为大片状较高密度或软组织肿块影，容易误诊为胸腔积液、胸膜病变、纵隔占位、肺癌等，钡剂和CT在诊断食管裂孔疝中起着决定

性的作用。上消化道钡剂造影见食管末段，胃食管交界部，部分胃经食管裂孔疝至膈上，且胃底和贲门随体位改变而上下移动。本例患者上消化道钡剂造影胃底大部分疝入于胸腔内，位置相对固定，考虑不可复型食管裂孔疝。食管裂孔疝主要治疗原则是控制症状，治愈食管炎，改善胃肠动力。大部分食管裂孔疝采用内科非手术治疗即可，严重者需选择手术治疗。本例患者经内科非手术处理后症状明显好转。

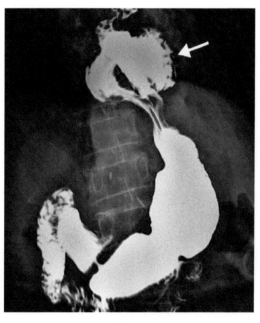

图60-1

（梁杏花　刘志锋）

病例　61

【简要病史】　女性，84岁。腹胀伴肛门停止排便、排气1d。小肠扭转小肠部分切除术史9年余。查体：腹稍彭隆，未见胃肠型及蠕动波，上腹部压痛，无反跳痛。肠鸣音6次/分，未闻及气过水音。血常规：WBC $4.48×10^9/L$，NEU% 70.9%，Hb 102g/L；血糖2.8mmol/L。

【胸腹部X线】　食管裂孔疝，右中下腹较多气液平，考虑肠梗阻（图61-1A、B）。

【腹部CT】　胃腔大部分疝入后纵隔，考虑食管裂孔疝（图61-2 A～D）。

【最初诊断】　粘连性肠梗阻。

【最后诊断】　食管裂孔疝（Ⅳ型不可复型），合并粘连性肠梗阻。

【诊断依据】　老年女性，腹胀伴肛门停止排便、排气1d，腹胀进行性加重，伴阵发性腹痛，进食量少，无呕吐；既往小肠手术史，胸腹部X线和腹部CT提示食管裂孔疝，腹部X线提示肠梗阻。

【分析】　食管裂孔疝又名裂孔疝，是指腹腔

内脏器（主要是胃）经膈食管裂孔进入胸腔所致的疾病。食管裂孔疝是膈疝中最常见者，达90%以上。对本病病因知之甚少，一般认为，与某些先天性和后天性因素有关：①食管发育不全的先天性因素；②食管裂孔部位的结构异常（肌肉萎缩或肌肉张力减弱）；③长期腹腔压力增高的后天因素（如妊娠、腹水、慢性咳嗽、习惯性便秘等）；④术后裂孔疝（如胃上部或贲门部手术，破坏了正常的结构亦可引起疝）；⑤创伤性裂孔疝。一般按解剖学特征可分为四类：①滑动型裂孔疝；②食管旁疝；③混合型裂孔疝；④先天性短食管性裂孔疝。裂孔疝患者可以无症状或症状轻微，症状轻重与疝囊大小、食管炎症的严重程度无关。裂孔疝症状：①胃食管反流症状；②并发症症状包括出血、食管狭窄、疝囊嵌顿、疝囊压迫症状。检查包括X线检查、内镜检查、食管测压、腹部CT。①X线检查，直接征象：膈上疝囊；食管下括约肌环（A环）升高和收缩；疝囊内有粗大纡曲的胃黏膜皱襞影；食

管胃环（B环）的出现；食管旁裂孔疝可见食管一侧有疝囊（胃囊），而食管-胃连接部仍在横膈裂孔下；混合型可有巨大疝囊或胃扭转。间接征象：横膈食管裂孔增宽（＞4cm）；钡剂反流入膈上疝囊；横膈上至少3cm外有凹环，食管缩短。②内镜检查：对食管裂孔疝的诊断率较前提高，可与X线检查相互补充，协助诊断。内镜下可有：食管下段齿状线升高；食管腔内有潴留液；贲门口扩大和（或）松弛；His角变钝；胃底变浅；膈食管裂孔宽大而松弛。③食管测压：食管测压可出现异常图形，有助于诊断。主要表现：食管下括约肌测压时出现双压力带；食管下括约肌压力下降，低于正常值。④腹部CT：可见部分胃肠嵌入后纵隔。无症状、无并发症的滑动型裂孔疝无须治疗，大多数有症状的裂孔疝内科治疗可控制；有严重并发症的滑动型裂孔疝患者和食管旁疝患者均应考虑手术治疗。本例患者84岁，经内科非手术治疗后症状明显缓解后出院。

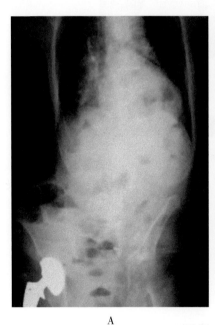 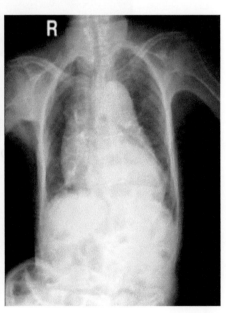

A   B

图61-1

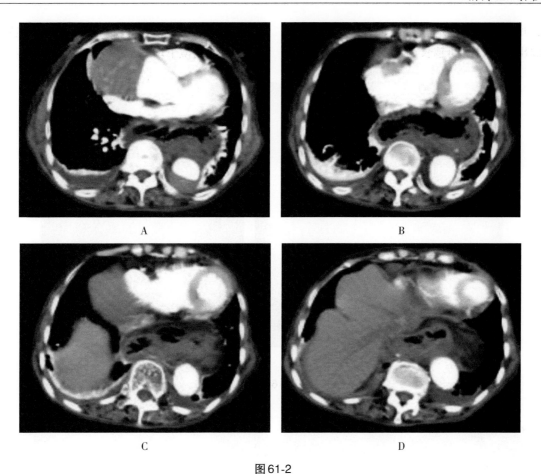

A

B

C

D

图61-2

（张绍衡 毛 华）

病例 62

【简要病史】 女性，56岁。吞咽不适伴气促3h。3h前进食过程中误吞鸡骨后出现吞咽不适，随后出现气促，进行性加重。查血常规：WBC 11.2×10^9/L，NEU% 86.3%。血气分析：pH 7.39，PaO_2 55mmHg，$PaCO_2$ 34mmHg，HCO_3^- 24mmol/L。

【胸部X线】 食管上段胸廓入口处见少许异常密度影，考虑异物可能性大（图62-1 A、B）。

【胸部CT】 食管上段胸廓入口处见少许异常密度影，考虑异物可能性大（图62-2 A、B）。

【胃镜】 食管上段距离门齿18cm处见鸡骨样异物，嵌入食管壁，黏膜稍充血水肿，未见活动性出血（图62-3 A～D）。

【最初诊断】 食管异物。

【最后诊断】 食管异物。

【诊断依据】 中年女性，进食过程中误吞鸡骨后突发吞咽不适伴气促，进行性加重。血常规提示白细胞计数升高，血气分析提示低氧血症，胸部X线和胸部CT均可见食管上段胸廓入口处见少许异常密度影。胃镜见上段食管异物，并取出。

【分析】 食管异物好发于任何年龄，老年人及幼儿居多，因大块异物可暂时停留在咽下部或食管入口部位狭窄处，可堵塞气道引起严重并发症，甚至危及生命，故必须及时处理。食管异物的临床特征与异物所在部位、大小、性质有关。大多数患者发生食管异物后即有症状，但Boyd统计有10%左右可无任何症状，通常症状的严重程度与异物的特性、部位及食管壁的损伤程度有关，特别是异物有无穿破食管壁。可有吞咽困难、咽部异物感、胸骨后疼痛、呼吸困难等不适。凡有异物存留的病例，应及时取出异物，时间越长局部炎性反应就越大，可采取喉镜、胃镜，必要时手术治疗取出异物。本例患者在内镜下取出食管异物，症状明显改善。

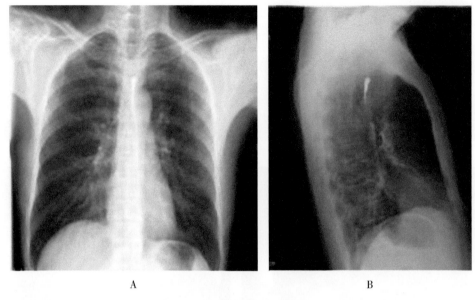

A   B

图62-1

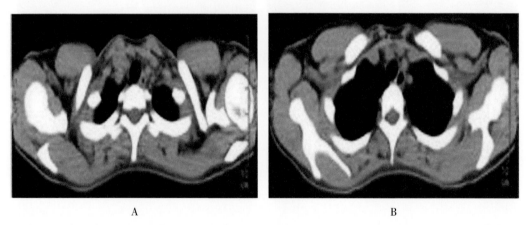

A   B

图62-2

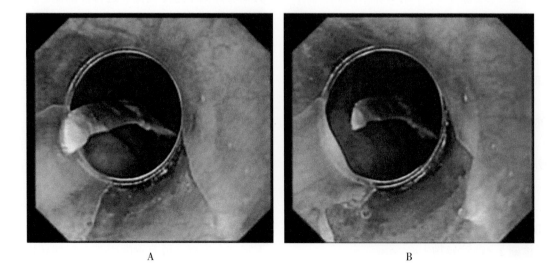

A   B

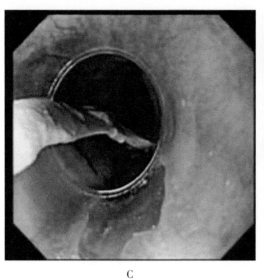

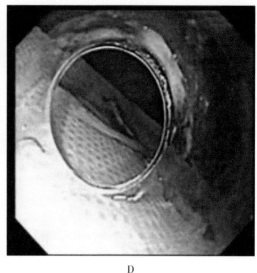

C   D

图62-3

（谢婷婷 杨 辉）

病例 63

【简要病史】 男性，29岁。反流、吞咽困难3年，加重进食后呕吐1个月余，体重下降约11kg。CEA、SCC正常。

【胃镜】 贲门紧闭，胃镜勉强通过，食管蠕动明显减少，可见大量胃液及食物残渣潴留，考虑贲门失弛缓症。

【食管测压】 食管蠕动显著减弱，食管内压不高，下食管括约肌（LES）松弛不全，LES压力显著增高，符合Ⅰ型贲门失弛缓症。

【消化道钡剂造影】 食管胸段明显扩张（图63-1A），食管贲门钡剂通过明显缓慢，黏膜线完整，呈"鸟嘴征"（图63-1B）。胃黏膜稍增粗，胃呈钩形，胃窦张力稍增高，幽门钡剂通过顺利。十二指肠球部及肠圈各段形态、蠕动功能属正常，未见龛影及充盈缺损，未见受压移位征。符合贲门失弛缓症。

【最初诊断】 吞咽困难查因：贲门失弛缓症？

【最后诊断】 贲门失弛缓症（Ⅰ型）。

【诊断依据】 年轻男性，吞咽困难2年，加重伴胸骨后疼痛、进食后呕吐3个月余，体重明显下降。食管测压：食管蠕动显著减弱，食管内压不

高，LES松弛不全，LES压力显著增高。上消化道钡剂X线造影：食管胸段明显扩张，食管贲门钡剂通过明显缓慢，黏膜线完整，呈"鸟嘴征"。除外食管癌等疾病。

【分析】 贲门失弛缓症（esophageal achalasia）又称贲门痉挛或巨食管，是由于食管胃交界部（esophagogastfic iunction，EGJ）神经肌肉功能障碍所致的功能性疾病。其主要特征是食管缺乏蠕动，食管下端括约肌（lower esophageal sphincter，LES）高压和对吞咽动作的松弛反应减弱。病因迄今不明，一般认为是神经肌肉功能障碍所致。发病与食管肌层内Auerbach神经节细胞变性、减少或缺乏以及副交感神经分布缺陷有关，神经节细胞退变的同时，常伴有淋巴细胞浸润的炎性表现：病因也可能与感染、免疫等因素有关临床表现为吞咽困难、胸骨后疼痛、食物反流以及因食物反流误吸入气管所致咳嗽、肺部感染等症状。上消化道钡剂X线造影检查见不同程度的食管扩张，食管蠕动减弱，食管末端狭窄呈"鸟嘴"状，狭窄部黏膜光滑，是贲门失弛缓症患者的典型表现。实时吞钡剂检查可定量评估食管排空功能，是一种简单而易于重复的疗

效评价工具。食管测压仍是诊断贲门失弛缓症的金标准,通常表现为食管平滑肌蠕动消失,LES松弛不全以及往往存在的LES压力显著增高。治疗方式主要包括药物治疗、内镜治疗及手术治疗。本例患者有典型的临床症状及上消化道钡剂X线造影表现,结合食管测压结果,I型贲门失弛缓症诊断明确,治疗上采取了经口内镜肌切开术(peroral endoscopic myotomy,POEM),术后患者症状缓解,体重增加,恢复良好,复查上消化道钡剂X线造影明显改善:食管管腔未见明确扩张,未见潴留液。贲门未见明显狭窄,钡剂通过略显缓慢(图63-2 A、B)。

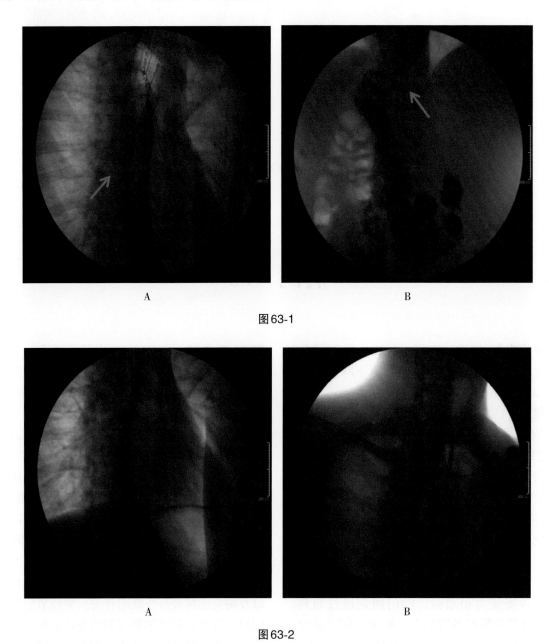

图63-1

图63-2

(陈慧婷)

病例 64

【简要病史】　女性，27岁。吞咽困难1年，加重伴进食后呕吐、反流3个月余，体重下降约15kg。癌胚抗原正常、鳞状上皮细胞癌抗原（SCC）正常。

【胃镜】　贲门紧闭，食管蠕动减弱，见大量食物潴留，考虑贲门失弛缓症可能。

【食管测压】　食管蠕动消失，全食管压力明显升高，LES松弛不全，LES压力显著增高，符合Ⅱ型贲门失弛缓症。

【消化道钡剂造影】　食管中下段管腔明显扩张，最宽处约50mm，轮廓光滑，管壁柔软；贲门舒张较差，对比剂存留呈萝卜根样征（图64-1A），管末端狭窄呈"鸟嘴"状（图64-1B）贲门处黏膜规整，可见少许对比剂缓慢间歇通过。胃充盈欠佳，所见胃黏膜形态尚可；十二指肠未见显影。符合贲门失弛缓症。

【最初诊断】　吞咽困难查因：贲门失弛缓症？

【最后诊断】　贲门失弛缓症（Ⅱ型）。

【诊断依据】　年轻女性，吞咽困难1年，加重伴进食后呕吐、反流3个月余，体重明显减轻。食管测压：食管蠕动消失，全食管压力明显升高，下食管括约肌（LES）松弛不全，LES压力显著增高。上消化道钡剂X线造影：食管中下段管腔明显扩张，轮廓光滑，管壁柔软；贲门舒张较差，对比剂存留呈萝卜根样征管末端狭窄呈"鸟嘴"状，贲门处黏膜规整。除外食管癌等疾病。

【分析】　贲门失弛缓症（esophageal achalasia）又称贲门痉挛或巨食管，是由于食管胃交界部（esophagogastfic iunction，EGJ）神经肌肉功能障碍所致的功能性疾病。其主要特征是食管缺乏蠕动，食管下端括约肌（lower esophageal sphincter，LES）高压和对吞咽动作的松弛反应减弱。临床表现为吞咽困难、胸骨后疼痛、食物反流以及因食物反流误吸入气管所致咳嗽、肺部感染等症状。上消化道钡剂X线造影检查见不同程度的食管扩张，食管蠕动减弱，食管末端狭窄呈"鸟嘴"状，狭窄部黏膜光滑，是贲门失弛缓症患者的典型表现。实时吞钡检查可定量评估食管排空功能，是一种简单而易于重复的疗效评价工具。食管测压仍是诊断贲门失弛缓症的金标准，通常表现为食管平滑肌蠕动消失，LES松弛不全以及往往存在的LES压力显著增高。治疗方式主要包括药物治疗、内镜治疗及手术治疗。本例患者有典型的临床症状及上消化道钡剂X线造影表现，结合食管测压结果，Ⅱ型贲门失弛缓症（中度）诊断明确，治疗上采取了经口内镜肌切开术（peroral endoscopic myotomy，POEM），术后患者症状缓解，体重增加，恢复良好，复查食管测压正常。复查上消化道钡剂X线造影明显改善：钡剂通过食管顺利，食管未见异常狭窄及扩张，贲门未见异常（图64-2A、B）。

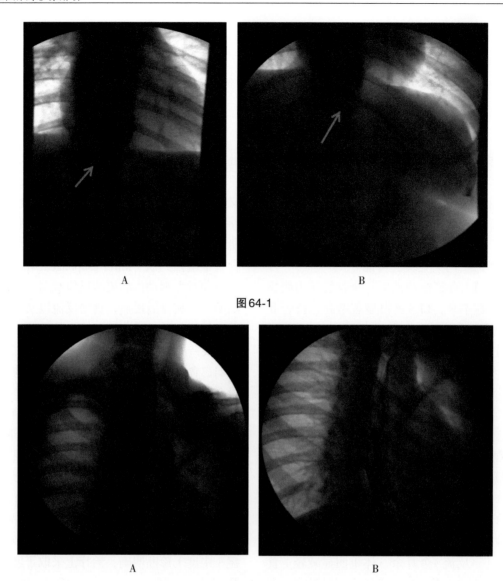

图 64-1

图 64-2

（陈慧婷）

病例　65

【简要病史】　女性，27岁。反复上腹痛10余年，间歇性隐痛，向腰背部放射，无恶心、呕吐、吞咽困难等，体重无明显减轻。AFP、CEA未见异常。

【胃镜】　食管下段肿物，慢性非萎缩性胃炎，HP（－）（图65-1）。

【超声胃镜】　食管固有肌层低回声，考虑食管平滑肌瘤可能（图65-2）。

【胸部CT】　食管下段团块状软组织肿块，考虑良性病变可能性大（图65-3 A、B）。

【消化道钡剂造影】　食管下段（约平胸11椎体水平）左前壁充盈缺损，考虑良性肿瘤性病变，食管平滑肌瘤？（图65-4）。

【最初诊断】　食管肿物性质待查：食管平滑肌瘤？

【最后诊断】　食管平滑肌瘤。

【诊断依据】　中年女性，反复腹痛10余年，查体未见异常；AFP、CEA未见异常；胃镜提示食管肿物；超声胃镜提示固有肌层低回声，考虑平滑肌瘤可能。上消化道钡剂造影示充盈缺损，手术病理确诊。

【分析】　食管平滑肌瘤可长期不呈现临床症状，而在消化道钡剂检查时偶然发现，平滑肌瘤长大后一般不超过5cm，可有胸骨后饱胀、疼痛和轻度吞咽梗阻感。食管钡剂可显示边缘清晰光滑整齐的圆形或椭圆形充盈缺损，其上、下缘于正常食管壁交界处呈锐角，肿瘤区食管黏膜皱襞被肿瘤撑平而消失，但无破坏，吞咽动作时能见到平滑肌瘤随食管上下移动。本例患者行胸腔镜下食管肿物切除术，手术病理显示肿物大小约2cm×3cm×5cm，包膜完整，白色实性（图65-5A），冷冻切片病理提示食管平滑肌瘤（图65-5B）。术后症状改善。

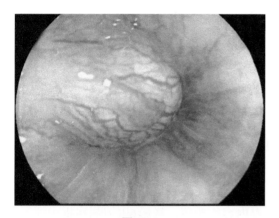

图65-1

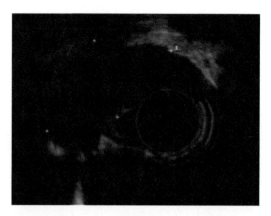

图65-2

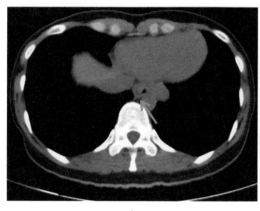

A

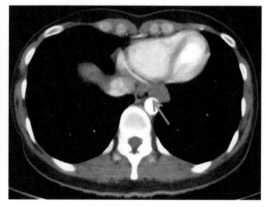

B

图65-3

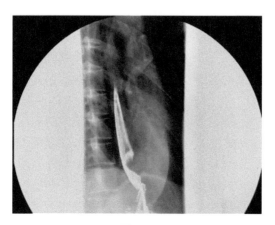

图65-4

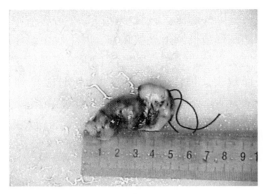
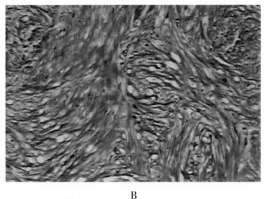

A   B

图65-5

（张绍衡 毛 华）

病例 66

【简要病史】 女性，63岁。反复上腹胀痛4个月余，伴乏力、消瘦。当地医院胃镜示：胃底黏液湖大量褐色液体存留，胃窦大片溃疡，考虑反流性食管病，胃癌。Hb 92g/L，CEA 0.9μg/L，CA19-9 5.2kU/L。

【胃镜】 胃溃疡（不排除肿物），反流性食管炎（B级）。病理示：（胃窦）黏膜慢性炎（图66-1 A、B）。

【腹部CT】 胃体及胃窦部胃壁弥漫性增厚并呈分层样改变，胃淋巴瘤与胃癌鉴别，胃周多发小淋巴结（图66-2 A、B）。

【最初诊断】 胃溃疡，性质待定。

【最后诊断】 胃淀粉样变性，胃溃疡。

【诊断依据】 女，63岁，反复上腹胀痛4个月余。胃镜示：胃溃疡。腹部CT：胃体及胃窦部胃壁弥漫性增厚并呈分层样改变，胃淋巴瘤与胃癌鉴别，胃周多发小淋巴结。手术病理：胃壁淀粉样变性伴慢性活动性溃疡。

【分析】 淀粉样变性是一种少见的淀粉样物质在组织细胞中沉积而引起的代谢病，主要累及心、肾、肝、脾、胃肠道、肌肉、皮肤等器官，侵犯胃者极少。淀粉沉着于黏膜肌层及黏膜下层小血管，导致血管壁肥厚而供血不足，引起缺血、糜烂及形成小溃疡，少数呈局部浸润，形成肿块，如息肉样，或为溃疡性假肿块。胃淀粉样变性主要临床表现：①胃平滑肌受淀粉样物质浸润，使胃蠕动乏力，胃内容物滞留；造影6 h钡剂在胃内滞留超过50%，严重时蠕动消失，弛缓性胃扩张，甚至给予刺激后仍无蠕动。②淀粉样物质在胃内形成结节，类似胃肿瘤；若在幽门处可出现幽门梗阻或不全性梗阻。③若淀粉样物质弥漫性浸润时，可出现溃疡、糜烂、出血性胃炎，甚至弥散性血管内凝血，引起上消化道大出血，此时胃肠影像学和胃镜形态学不能与胃癌鉴别，只有活检时证实为淀粉样变性。④淀粉样物质浸润腺体时可影响胃酸分泌。胃镜下表现：淀粉沉积处的黏膜表面稍呈分裂状，无光泽、充血，可见黏膜增厚，硬化、伸展不良，有巨大皱襞等，需与胃癌鉴别。通常伴有糜烂，溃疡极易出血。由于淀粉样物质在黏膜下血管壁中沉积较多，故作为疑活检取材时应注意深度、多点。

活检证实为淀粉样变是诊断本病的必需条件，此项检查必须包括：①在光学显微镜下，可见无定形淀粉样物质广泛沉淀在组织细胞之间，经刚果红染色后在偏振光下呈绿色折光；②经酶标或荧光标记的抗λ抗体或抗κ抗体的免疫组化检查，证实沉淀于细胞之间的淀粉样物质是λ轻链或κ轻链；第①点只能证实是否是淀粉样变性，各种不同类型的淀粉样变性均呈阳性，第②点则是原发性系统性淀粉样变性和伴发于多发性骨髓瘤的系统性淀粉样变性所特有的特点。因此，只有活体组织病理检查结果符合第①、第②两点，才能作为诊断本病的依据。

本例患者手术病理显示：胃壁淀粉样变性伴慢性活动性溃疡（图66-3 A、B）。本病一旦胃内确诊，应进一步追查肝、肾等其他脏器有无受累及。淀粉样变性是一种慢性进展性疾病，发病机制不清，治疗困难，目前仍无特殊的治疗方法，对胃肠道损害

的治疗除对症、支持治疗外主要有针对可能引起淀粉样的病因，抑制淀粉样纤维蛋白合成及在细胞外的沉积，促使淀粉样沉积消散。继发性淀粉样变诊断后平均存活期是45个月，主要死因为心力衰竭、尿毒症、胃肠道出血、呼吸衰竭和继发感染。本例患者手术治疗后症状改善。

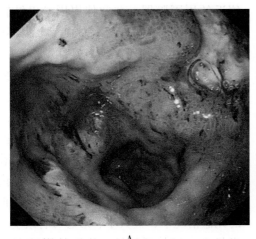 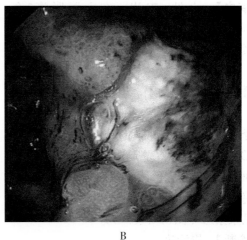

A　　　　　　　　　　　　　　　　B

图 66-1

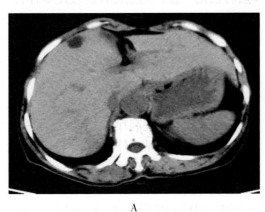 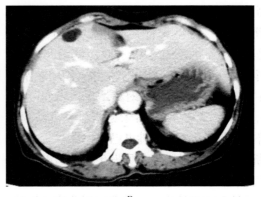

A　　　　　　　　　　　　　　　　B

图 66-2

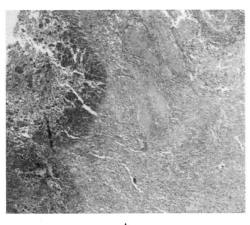 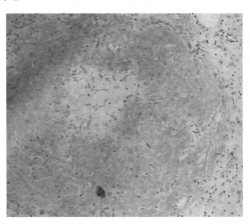

A　　　　　　　　　　　　　　　　B

图 66-3

（张绍衡　毛　华）

病例 67

【简要病史】 女性，71岁。右上腹胀痛3个月余，腹痛进食后明显，伴纳差、乏力。血常规、消化系统肿瘤标志物正常，抑酸治疗后症状无改善。

【胃镜】 幽门狭窄，内镜无法通过，胃窦一巨大溃疡面，环胃窦生长，侵及幽门，基底覆污秽苔，边缘隆起黏膜充血、肿胀（图67-1 A、B）。

【腹部CT】 胃窦部胃壁局限性对称增厚，病变范围约30mm，黏膜完整，增强后未见明显充盈缺损。胃窦部胃窦腔见明显狭窄。周围脂肪间隙稍模糊，内见条索影（图67-2 A、B）。

【最初诊断】 胃溃疡。

【最后诊断】 胃恶性淋巴瘤（弥漫性大B细胞性淋巴瘤）。

【诊断依据】 老年女性，右上腹胀痛3个月余，伴恶心、食欲缺乏、乏力，抑酸治疗无效。胃镜：胃窦一巨大溃疡面，环胃窦生长，幽门狭窄。腹部CT：胃窦部胃壁局限性对称增厚，病变范围约30mm，黏膜完整，增强后未见明显充盈缺损。病理：符合弥漫性大B细胞性淋巴瘤。

【分析】 胃恶性淋巴瘤是原发于胃壁内淋巴滤泡的恶性肿瘤，属淋巴结外型非霍奇金淋巴瘤的一种，有原发性和继发性之分。是我国胃非癌恶性肿瘤中最常见的类型，占胃部恶性肿瘤的3%～5%，男性患者稍多见，平均年龄为42.3岁，低于胃癌。原发性胃淋巴瘤多见于胃体和胃窦部、小弯侧和后壁，病变通常较大，有时可呈多中心性，开始常局限于黏膜或黏膜下层，可以逐步向两侧扩展至十二指肠或食管，亦可逐渐向深层累及胃壁全层并侵及邻近的周围脏器，并常伴胃周淋巴结转移。临床表现为腹痛、体重减轻、贫血及上腹部包块。X线钡剂检查可见表现：①多发性溃疡，或位于胃后壁或小弯侧的大而浅表溃疡；②胃黏膜上多数不规则圆形充盈缺损，所谓"鹅卵石样改变"；③胃壁浸润范围广泛，但蠕动和收缩存在；④充盈缺损周围出现明显肥大、扭曲的黏膜皱襞。CT胃壁广泛性或节段性浸润增厚。胃壁浸润增厚平均可达4～5cm。胃壁的不规则增厚使胃壁内、外缘均不整齐，内缘受侵使胃腔变形、变小，但在胃不同的充盈情况下，其大小、形态可有改变，提示胃壁尚具有一定的柔软性。增厚的胃壁密度均匀，增强后强化一致，其强化程度较皮革样胃癌CT值低10～20HU。胃镜检查可表现为胃皱襞增大、胃炎、浅表糜烂或溃疡，高级别恶性淋巴瘤常表现为鲜红色的溃疡和肿块性病变。胃恶性淋巴瘤引起较严重的并发症，如梗阻、出血及穿孔等，早期病例以手术切除为主，尽可能采取根治性切除，术后辅以化疗或放疗以提高疗效。对于无法根治性切除的病例也应争取做姑息性切除，以缓解症状。本例患者经手术治疗，病理显示：镜下（胃窦）见少许黏膜组织，间质见大淋巴细胞弥漫浸润。免疫组化：CD20、CD79α弥漫强（＋），Bcl-2（＋），Bcl-6散在（＋），Cyclin D1、CD10、C-myc（－），CD3、CD5散在（＋），MUM-1（－），EBER（－），Ki-67约60%（＋），CK、CK7、CK20腺上皮（＋），CEA（－），P16（－），P53约20%（＋），符合弥漫性大B细胞性淋巴瘤。特殊染色显示：HP（－）。手术治疗及综合治疗后症状改善。

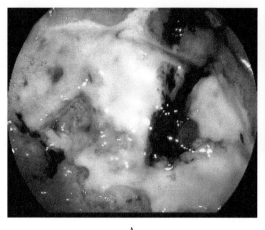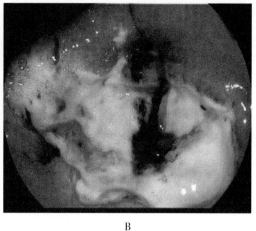

A   B

图 67-1

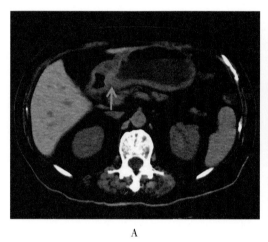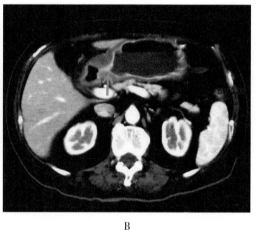

A   B

图 67-2

（林云安　王　红）

病例　68

【简要病史】　男性，56岁。体检发现肝占位1个月余。AFP、CEA正常，CA125、神经元特异性烯醇化酶（NSE）升高，血嗜铬素A明显升高，胃泌素水平正常，血常规、肝肾功能等无明显异常。

【腹部CT】　胃底部大弯侧胃壁增厚并肿块形成（图68-1 A、B），侵犯邻近脂肪间隙；肝多发转移（图68-1 A、B）；胃周（图68-1 C、D）及腹膜后、脾门周围多发淋巴结转移，大网膜、腹膜、肠系膜、腹腔广泛转移。

【胃镜】　胃底见3cm×3cm大小肿物，质硬，

肿物表面有溃疡（图68-2）。

【最初诊断】　胃神经内分泌肿瘤伴肝多发转移？

【最后诊断】　胃神经内分泌肿瘤（3型高增殖活性），肝、腹膜、腹膜后淋巴结转移（T4N1M1，Ⅳ期）。

【诊断依据】　中年男性，慢性病程。血嗜铬素A明显升高，胃泌素水平不升高。腹部CT见胃底肿物，腹腔腹膜后多发淋巴结大，肝多发占位；胃镜见胃底质硬隆起型肿物，表面小溃疡。活检病理

提示：高增殖活性神经内分泌肿瘤。

【分析】 神经内分泌肿瘤是一类罕见的肿瘤，根据病理分化程度可分为分化良好的神经内分泌瘤（NET）、分化差的神经内分泌癌（NEC）以及同时具有腺癌和神经内分泌肿瘤两种成分（各占肿瘤的30%以上）的混合性腺神经内分泌癌（MANEC）。根据病理核分裂象及Ki-67指数可分为3级：G1级［核分裂象数＜2/10高倍视野和（或）Ki-67指数≤2%］、G2级［核分裂象数（2～20）/10高倍视野和（或）Ki-67指数3%～20%］、G3级［核分裂象数＞20/10高倍视野和（或）Ki-67指数＞20%］；其中，G1级和G2级均为分化良好的NET，而G3级中包括分化好的高增殖活性NET和分化差的NEC。胃是神经内分泌肿瘤相对常见的发病部位，国际上将其分为3型，其中1型和2型胃神经内分泌肿瘤多为分化好的G1级或G2级，其发生与血清胃泌素升高相关；而3型胃神经内分泌肿瘤多为G3级，患者胃泌素水平正常。1型和2型较少转移，超过50%的3型胃神经内分泌肿瘤患者确诊时即发生远处转移。神经内分泌肿瘤多为富血供病灶，在增强CT中多呈明显强化，尤其是肿瘤分化

程度较好、病理分级较低的肿瘤。而对于少数分化差、病理分级高的神经内分泌肿瘤，肿瘤血供不丰富，坏死较明显，增强扫描呈轻度-中度不均匀强化。本例患者CT上可见胃底肿物，腹腔及腹膜后多发淋巴结大及肝内多发转移病灶，增强CT可见肿瘤强化较明显，提示患者肿瘤分化程度可能较好；而胃周淋巴结增强扫描强化不均匀，可见斑片状坏死，提示肿瘤增殖指数可能较高。其CT影像上既有低级别神经内分泌肿瘤的特点，亦有高级别神经内分泌肿瘤的特点。患者的胃底活检病理显示：高增殖活性神经内分泌肿瘤（图68-3A）。免疫组化：CgA（＋）（图68-3B）、Syn（＋）（图68-3C）、CD56（＋）、CK弱（＋）、Ki-67约30%（＋）（图68-3D）、SSTR2（＋）（图68-3E）。病理与CT结果一致，肿瘤细胞分化程度较好，而Ki-67指数达到了30%（＋），属于高增殖活性神经内分泌肿瘤。对于高增殖活性神经内分泌肿瘤，治疗上多首选替莫唑胺基础上的化疗；本例患者采用了卡培他滨＋替莫唑胺的联合化疗方案，肿瘤反应较好，最佳疗效评估为部分缓解（PR），接近完全缓解（图68-1E、F）。

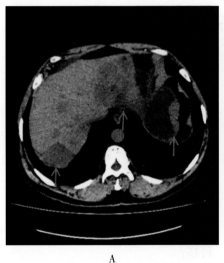

A

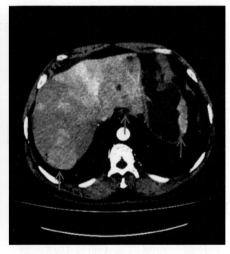

B

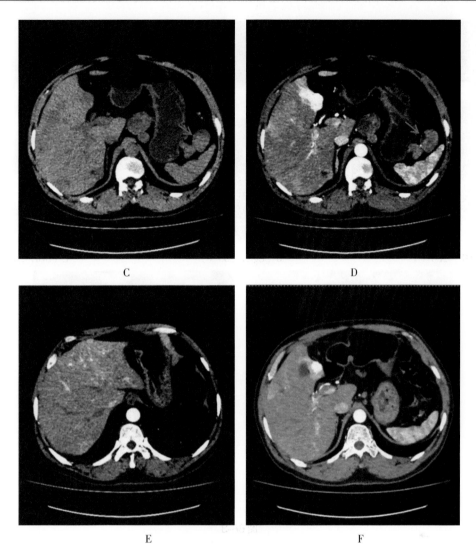

图 68-1

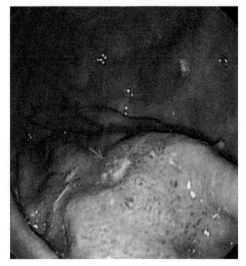

图 68-2

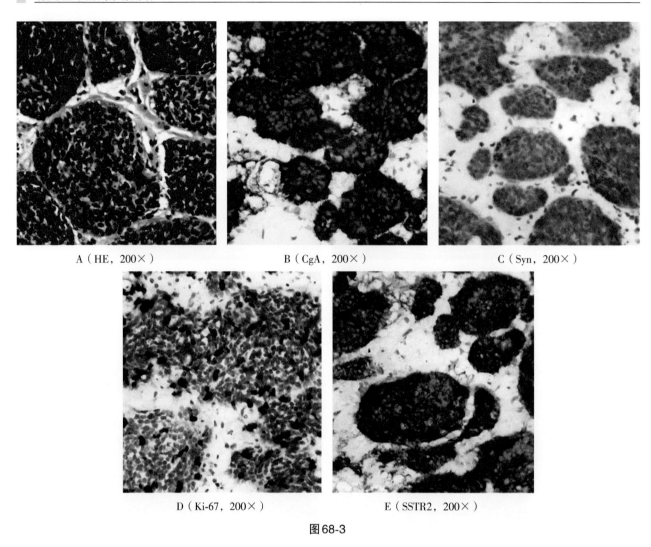

A（HE，200×）　　　B（CgA，200×）　　　C（Syn，200×）

D（Ki-67，200×）　　　E（SSTR2，200×）

图68-3

（陈洛海　冯仕庭　叶子茵　陈　洁）

病例　69

【简要病史】　男性，58岁。反复上腹部胀痛5个月余，腹痛呈持续性胀痛阵发性加剧，餐后加重，伴乏力、消瘦、食欲缺乏。

【胃镜】　胃窦见巨大溃疡，周边结节样隆起，质脆易出血。活检病理：胃窦低分化腺癌（图69-1）。

【腹部CT】　胃窦部软组织肿物，考虑胃恶性肿瘤，并腹腔内淋巴结转移（图69-2）。

【最初诊断】　胃癌。

【最后诊断】　胃神经内分泌肿瘤（G3级）。

【诊断依据】　①中年男性，反复上腹部胀痛5个月余，伴乏力、消瘦、食欲缺乏。②胃镜检查胃窦见巨大溃疡，周边结节样隆起，质脆易出血。活检病理：胃窦低分化腺癌。腹部CT：胃窦部软组织肿物，考虑胃恶性肿瘤，并腹腔内淋巴结转移。③手术病理确诊。

【分析】　神经内分泌肿瘤是起源于神经内分泌细胞的肿瘤。神经内分泌细胞是机体内具有神经内分泌表型，可以产生多种激素的一大类细胞。根据肿瘤是否具有激素分泌功能和有无出现激素引起的临床症状，将神经内分泌瘤分为非功能性（约占80%）和功能性（约占20%）两大类。临床症状：

非功能性胃肠胰神经内分泌肿瘤主要表现为非特异性的消化道症状或肿瘤局部占位症状，如进行性吞咽困难、腹痛、腹胀、腹泻、腹部包块、黄疸或黑粪等；功能性胃肠胰神经内分泌肿瘤主要表现为肿瘤分泌有生物学活性的激素引起的相关临床症状，如皮肤潮红、出汗、哮喘、腹泻、低血糖、难治性消化道溃疡、糖尿病等。功能性胃肠胰神经内分泌肿瘤主要以胰腺神经内分泌肿瘤居多，包括胰岛素瘤、生长抑素瘤、胰高血糖素瘤、胃泌素瘤等神经内分泌细胞遍布全身各处，因此神经内分泌肿瘤可以发生在体内任何部位，但最常见的是胃、肠、胰腺等消化系统神经内分泌肿瘤，占所有神经内分泌肿瘤的66%左右。诊断：根据相应的临床表现、肿瘤标志物检测、影像学检查及病理学检查进行神经内分泌肿瘤的诊断。完整的诊断内容包括肿瘤部位、分级、分期及功能状态。治疗：神经内分泌肿瘤的治疗手段包括内镜手术和外科手术治疗、放射介入治疗、放射性核素治疗、化学治疗、生物治疗、分子靶向治疗等，选择何种治疗手段，取决于肿瘤的分级、分期、发生部位以及是否具有分泌激素的功能。对于局限性肿瘤，可以通过根治性手术切除。本例患者术前内镜病理提示为胃癌，病灶局限，无远处器官转移，行胃癌根治术。手术病理显示：胃神经内分泌肿瘤G3级，累及浆膜层和局部神经丛（图69-3 A ～ C）。术后症状改善，恢复良好。

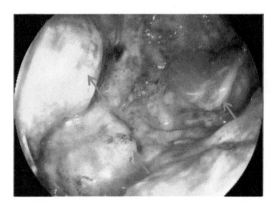

图 69-1

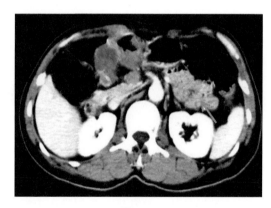

图 69-2

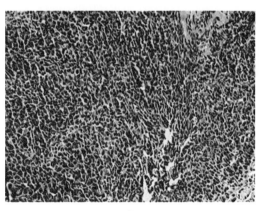

A

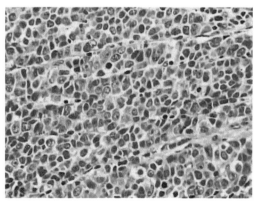

B

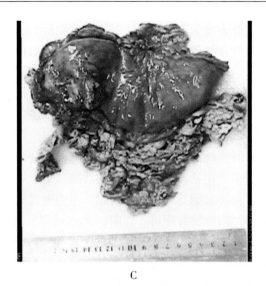

C

图69-3

（张绍衡　毛　华）

病例　70

【简要病史】　女性，19岁。反复胃烧灼感2年，加重1d，伴反酸。查体：全腹软，无腹部压痛和反跳痛，未扪及腹块。血常规、粪便隐血正常。

【胃镜】　胃体异位胰腺？反流性食管炎（A级）（图70-1 A、B）。

【超声胃镜】　胃体异位胰腺可能（图70-2 A、B）。

【内镜黏膜下剥离术】　行内镜黏膜下剥离术（endoscopic submucosal dissection，ESD），剥离胃体黏膜一片，体积1.5cm×1cm×0.2cm（图70-3 A、B）。

【最初诊断】　胃体异位胰腺。

【最后诊断】　胃体异位胃底腺。

【诊断依据】　①青年女性；②反复胃烧灼感2年，存在胃食管反流症状；③胃镜发现胃体病变，病理检查支持胃体异位胃底腺。

【分析】　胃固有层内有紧密排列的大量胃腺。根据其所在部位与结构的不同，分为胃底腺、贲门腺和幽门腺。胃底腺分布于胃底和胃体部，是数量最多、功能最重要的胃腺，胃底腺由主细胞、壁细胞、颈黏液细胞及内分泌细胞组成。贲门腺分布于近贲门处宽5～30mm的狭窄区域，为分支管状的黏液腺，可有少量壁细胞。幽门腺分布于幽门部宽4～5cm的区域，此区胃小凹甚深。幽门腺为分支较多而弯曲的管状黏液腺，内有较多内分泌细胞。胰腺异位又称迷路胰腺或副胰，它是存在于正常胰腺位置以外的孤立胰腺组织，与正常胰腺之间无解剖学联系，约90%的异位胰腺位于上消化道，主要是胃（通常位于距幽门内5cm以内的大弯侧）、十二指肠、空肠，少见部位有胆总管、十二指肠乳头部、肝、回肠、肠系膜、大网膜、肺、Meckel憩室、结肠、阑尾、横膈、肺及食管，大多数为单发、多发者少见，形状可为圆形或不规则形，直径2～4mm，75%位于黏膜下层，少数可位于肌层或浆膜下，当位于胃或十二指肠黏膜下时，其顶部位常见胰管开口。本病例外形类似异位胰腺，鉴别困难，最终确诊有赖病理检查。本例患者病理提示：胃体黏膜腺体结构正常，局部黏膜下层内可见巢团状胃底腺，胃底腺周围可见厚薄不均的平滑肌包绕，考虑胃体异位胃底腺（内翻性生长）（图70-3 C、D）。

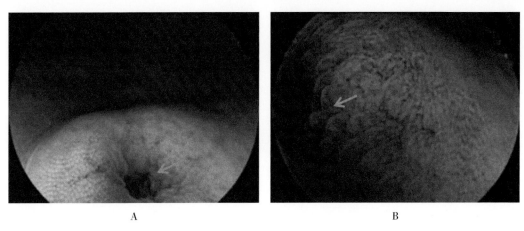

图 70-1

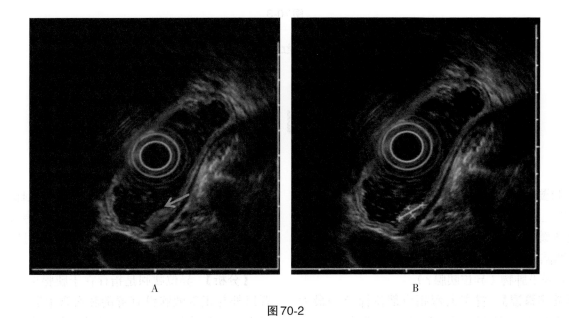

图 70-2

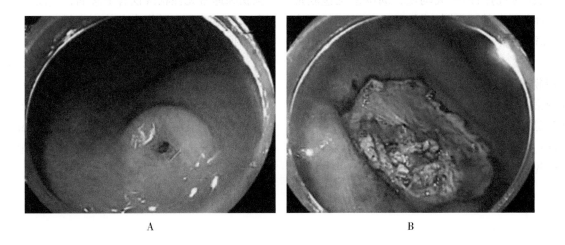

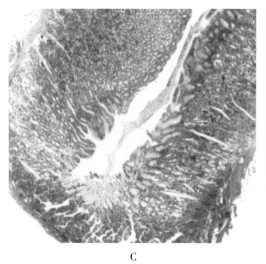
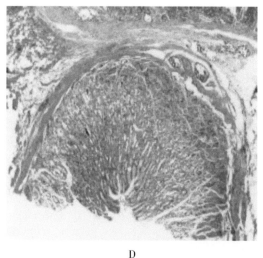

C   D

图 70-3

（杨绮红 谭永宜 吕 霞 罗国彪 叶国荣 华 兴）

病例 71

【简要病史】 男性，51岁。反复腹胀2年。查体：中上腹轻压痛，余未见异常。

【胃镜】 胃窦大弯见大小约1.0cm半球形隆起，表面凹陷，黏膜光滑（图71-1 A、B）。诊断意见：胃窦黏膜下肿物（异位胰腺？）。

【超声胃镜】 胃窦大弯相应部位探及一最大切面为1.34cm×0.93cm高回声肿物，肿物来源于黏膜下层，肿物内回声欠均质，周围未见包膜形成，其后方固有基层增厚（图71-2 A、B）。诊断意见：胃窦来源于黏膜下层肿物，考虑异位胰腺可能性大。

【最初诊断】 腹胀查因：功能性消化不良？

【最后诊断】 胃窦异位胰腺。

【诊断依据】 ①中年男性。②反复腹胀2年余，为上腹部饱胀感，症状发作无明显诱因。③普通胃镜见胃窦大弯约1.0cm半球形隆起，中部凹陷，表面黏膜光滑。超声胃镜在相应部位探及一高回声肿物，来源于黏膜下层，肿物内回声欠均质，周围未见包膜形成，其后方固有肌层明显增厚。④手术及病理证实。

【分析】 异位胰腺是指存在于胰腺正常解剖位置以外与正常胰腺没有解剖和血管上联系的胰腺组织，病因不明，目前较为公认的是迷走假说。异位胰腺通常无症状或仅有上腹痛，当发生炎症、出血、梗阻、恶变时临床症状可变得明显，异位胰腺组织损伤，腺管堵塞可引起异位胰腺炎。普通胃镜下，异位胰腺主要表现为半球形或椭圆形隆起，部分病例表现为脐样凹陷，异位胰腺大部分位于胃窦部。超声内镜可以进行实时超声扫描，准确定位显示病变特点及腔壁的关系，对于异位胰腺的诊治有重要价值。本例患者经过手术治疗，病理证实为胃窦异位胰腺，术后恢复良好，症状改善。

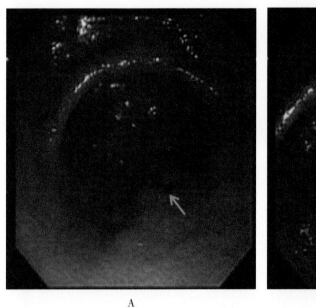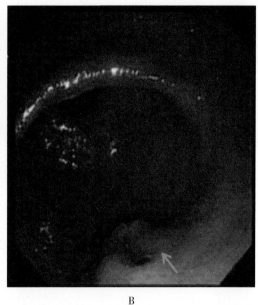

图71-1

A   B

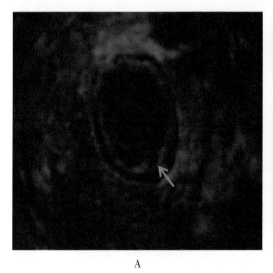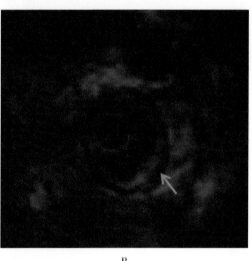

A   B

图71-2

（谢婷婷　杨　辉）

病例　72

【简要病史】　男性，55岁。反复腹泻1年余，伴腹痛10d、黑粪3d，7年前因"胃十二指肠溃疡"行胃大部分切除术。查体：贫血貌，消瘦，腹部平坦，上腹部正中线可见一条陈旧手术瘢痕。腹壁柔软，脐上有压痛，无反跳痛，肠鸣音活跃，双下肢轻度凹陷性水肿。血常规：红细胞计数2.20×10^{12}/L、血红蛋白64.0g/L。粪便隐血阳性。

【腹部CT】　横结肠改变，考虑炎症，可疑胃体前壁溃疡（图72-1 A、B）。

【结肠镜】　横结肠中段见瘘口（图72-2A），与残胃相连，通过瘘道可进入小肠及食管，瘘道黏膜见不规则溃疡，长约3.0cm，表面复灰黄苔，周围黏膜肿胀，质稍韧（图72-2B）。

【胃镜】 吻合口可见输入襻、输出襻及残胃横结肠瘘3个开口，瘘口黏膜充血肿胀伴有溃疡，吻合口溃疡病理检查未见肿瘤细胞（图72-2A）。

【消化道造影】 残胃吻合口黏膜紊乱，可见凹陷溃疡面，约3.0cm，造影剂可在输入襻、输出襻及横结肠3处显影，考虑胃造瘘口横结肠溃疡（图72-3）。

【最初诊断】 腹痛黑粪查因。

【最后诊断】 残胃横结肠瘘。

【诊断依据】 ①中年男性，既往有胃大部切除手术史。②腹泻1年，腹痛10d，黑粪3d。③查体：贫血貌，消瘦，脐上有压痛，无反跳痛。④肠镜提示横结肠中段瘘口与残胃相连，瘘道黏膜见不规则溃疡。

【分析】 吻合口溃疡是指胃空肠吻合术后，在吻合口或某附近黏膜发生溃疡，容易发生穿孔、梗阻、出血等并发症。本例病史有胃部手术史，腹痛、黑粪应该考虑胃空肠吻合口溃疡，但肠镜发现横结肠与胃相通的瘘口，临床少见，考虑吻合口溃疡反复发作与横结肠粘连后，溃疡复发穿孔形成。

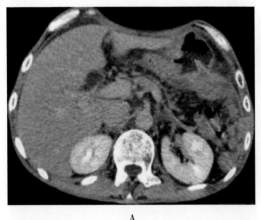

图72-1

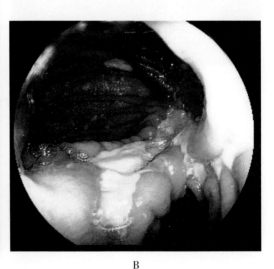

图72-2

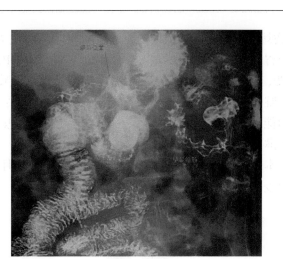

图72-3

（杨绮红　黎铭恩　谭永宜　许春玲　陈玉花　吕　霞　洪劲松　梁治平）

病例　73

【简要病史】　女性，59岁。反复上腹疼痛伴排黑粪2年，加重9d。既往史无特殊。查体：全身皮肤黏膜苍白，无皮疹及皮下出血，上腹部压痛、无反跳痛，无腹部包块，肠鸣音8次/分。

【消化道钡剂造影】　胃底部（小弯侧）可见团块状充盈缺失影。胃底部占位性病变，考虑胃底部肿瘤（图73-1 A、B）。

【腹部CT】　胃底、贲门区可见结节状软组织密度影（大小约6.0cm×6.2cm），增强可见中度不均匀强化，考虑肿瘤（图73-2 A～C）。

【胃镜】　胃底巨大肿块性质待查（图73-2D）。

【最初诊断】　胃癌？

【最后诊断】　胃间质瘤。

【诊断依据】　①中年女性，反复上腹痛伴排黑粪；②钡剂及腹部CT、胃镜发现胃底肿物；③术后病理及免疫组化DOG-1（＋）、CD117（＋）支持胃恶性间质瘤。

【分析】　胃肠间质瘤（gastrointestinal stromal tumor，GIST）是胃肠道最常见的间叶源性肿瘤，由突变的c-kit或血小板源性生长因子受体（PDGFRA）基因驱动。在组织学上，依据细胞形态可将GIST分为3大类：梭形细胞型（70%）、上皮样细胞型（20%）和梭形细胞（或上皮样细

胞）混合型（10%）。免疫组化检测：CD117阳性率约95%，DOG-1阳性率98%，CD34阳性率70%，α-SMA阳性率40%，S-100蛋白阳性率5%，Desmin阳性率2%。完全切除的局限性GIST，可以依据形态学特征区分为良性、潜在恶性和恶性。诊断恶性GIST的最低标准为出现以下形态特征之一：①瘤细胞显著异型，肿瘤性坏死，肌层浸润，围绕血管呈古钱币样生长，核分裂象大于或等于10个/50 HPF；②黏膜浸润、神经浸润、脂肪浸润、血管浸润和淋巴结转移等；具有以上指征越多，其恶性程度越高。如果没有上述形态学特点，但是瘤体较大、细胞较丰富和出现少量核分裂象者，可视为潜在恶性GIST。至于瘤体积小、细胞稀疏和无异型的GIST，往往合并于消化道上皮性恶性肿瘤，可视为良性GIST。估计手术能够完整切除且不严重影响相关脏器的功能者，可以直接进行手术，近年的NCCN指南已经明确，如果要进行新辅助治疗，需要取活检，应该注意不适当的活检可能引起肿瘤的破溃、出血和增加肿瘤播散的危险性，尤其对于部位较深的，如肿瘤位于十二指肠，进行活检需慎重。胃GIST手术：一般采取局部切除、楔形切除、胃次全切除或全胃切除，切缘1～2 cm、满足R_0切除要求即可。近端胃切除术适用于GIST切除缝合

后可能造成贲门狭窄者。多病灶、巨大的GIST或同时伴发胃癌时，可以采取全胃切除，否则应尽量避免全胃切除术。单灶性病变，估计需全胃切除者可先行术前药物治疗；联合脏器切除应该在保障手术安全和充分考虑脏器功能的前提下，争取达到R_0切除。胃GIST很少发生淋巴结转移，一般不推荐常规进行淋巴结清扫。本例患者行近端胃大部分切除术，手术病理及免疫组化显示：胃底部

恶性间质瘤，肿块大小为10cm×6cm×5.5cm，核分裂象＞5个/50 HP，找到浆膜面淋巴结一枚，可见瘤细胞转移。免疫组化：DOG-1（＋）、CD117部分（＋）、Ki-67（5%＋）、CK-pan（－）、desmin（－）、S-100（－），支持恶性胃肠间质瘤诊断（图73-3 A～C，图73-4 A～D）。术后给予综合治疗后好转出院。术后3个月及6个月2次随访未见复发及转移。

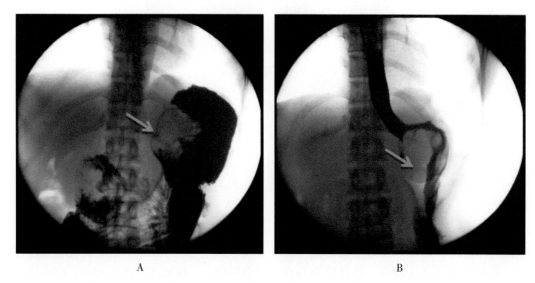

A

B

图73-1

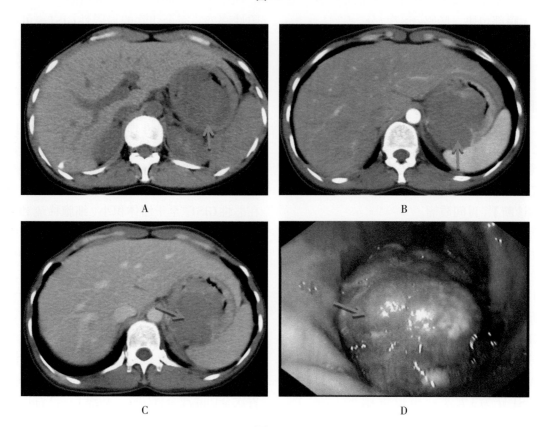

A

B

C

D

图73-2

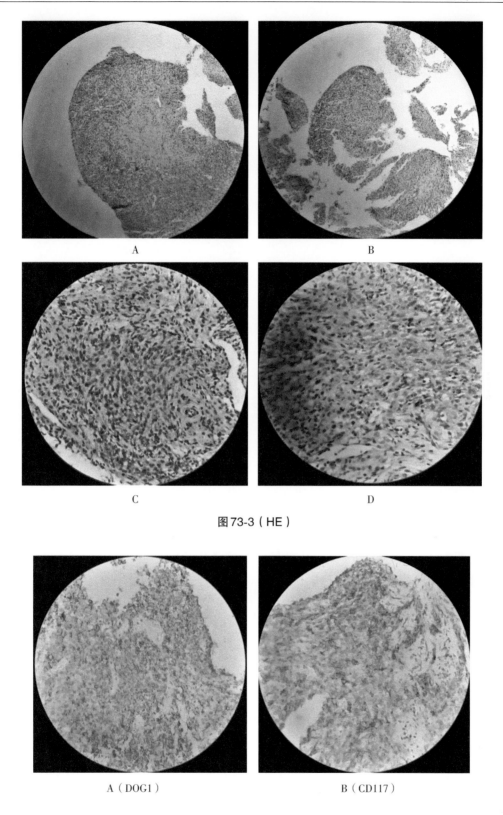

A

B

C

D

图73-3（HE）

A（DOG1）

B（CD117）

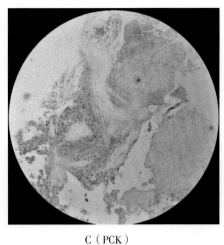

C（PCK） D（Ki-67）

图73-4（免疫组化）

（陈晓强 罗正永 王 磊）

病例 74

【简要病史】 女性，26岁。反复上腹胀痛6个月，加重5d，当地医院胃镜示：胃体小弯侧黏膜下隆起病变，性质待查。血红蛋白82g/L，生化、消化系统肿瘤检测、贫血三项、生化、粪便隐血等未见明显异常。

【腹部CT】 图74-1 A～E分别为平扫、动脉早期、动脉晚期、静脉期及延迟期，图74-1 F为冠状位重建胃内见多发等密度团块影，边界尚清，增强扫描动脉期呈中度强化，内见小斑片状更高强化灶及斑片状无强化区，门脉期持续强化，延迟期强化程度稍减低。CT定位、定性诊断依据：胃内多发等密度团块影，边界清，增强动脉期呈中度强化，门脉期持续强化，延迟期强化程度减低；该软组织密度肿块，对周围组织的浸润较轻，边界清楚，部分突向腔内生长，部分突向胃腔外（图74-1A～E）。

【胃镜】 ①胃多发黏膜下肿物：间质瘤可能性大。②胃窦后壁异常回声改变：外生性间质瘤？融合的淋巴结？（图74-2A）。

【超声内镜】 胃多发黏膜下肿物，表面光滑，周围无溃疡、出血（图74-2B）。

【最初诊断】 胃间质细胞瘤。

【最后诊断】 胃多发间质瘤。

【诊断依据】 青年女性，反复上腹胀痛6个月，加重5d。腹部CT提示：胃内多发肿物。胃镜，超声胃镜提示：胃多发黏膜下肿物，间质瘤可能性大；病理证实为胃肠道多发性间质瘤（高危组）。

【分析】 胃肠道间质瘤（gastrointestinal stromal tumors，GIST）是少见的非上皮性肿瘤，独立来源于胃肠道管壁间叶组织的非定向分化的间叶性肿瘤，过去多诊断为平滑肌瘤或平滑肌肉瘤。GIST临床表现无特异性，术前诊断比较困难，确诊需靠病理电镜与免疫组化。根据瘤体与胃肠道管壁的关系可分为4型：①黏膜下型，肿瘤从黏膜下向腔内生长突出，与管壁有蒂相连；②肌壁间型，肿瘤同时向腔内外生长突出；③浆膜下型，肿瘤从浆膜下向壁外生长突出，与管壁基底有蒂相连；④胃肠道外型，肿瘤起源于胃肠道管壁以外的腹内其他部位。GIS生物学行为分为良性、潜在恶性、低度恶性及显著恶性。目前认为最可靠的恶性征象是手术中发现肿瘤侵及邻近脏器或出现网膜、肠系膜、腹膜、肝或淋巴结转移等。大多数呈膨胀性生长，为边界清楚的孤立性圆形或椭圆形肿块，偶见分叶状或多发性，即使巨大的肿块，其对周围组织的浸润亦相对较轻，肿块与邻近结构界线模糊时提示浸润，但较少见。肿块可出血、坏死、囊性变等，故CT表现为密度不均匀。肿瘤多富于血供，增强后强化显著，且静脉期持续强化，部分肿瘤静脉期强化可高于动脉期，肿块内出血、坏死、溃疡区表现为无强化低密度，部分肿块周围可见簇状、线状肿瘤血管影；由于黏膜下型少见，肿块向胃肠壁外生长，很少合并肠梗阻。恶性GIST可通过血行和种植转移至肝、腹膜和肺等部位，而淋巴结转移少见。在CT鉴别诊断上，GIST倾向于向胃腔外生长，易发生坏死。若向腔内生长为主时，则表现为胃内充盈缺损改变。肿瘤一般位于胃体附近，邻近胃壁可有不同程度外压改变。一般认为，大于5cm的囊实性上腹部肿块，如CT所见与胃有粘连时，应考

虑GIST可能。尽管GIST具有上述影像表现，然其缺乏特异性的征象，因为同样表现亦可见于胃平滑肌类肿瘤和神经源性肿瘤，最后确诊有赖于病理学免疫组化检查。本患者经手术治疗，病理显示：①胃体，多发性胃肠道间质瘤，瘤体组织最大直径4cm，最小直径0.8cm，其中2个瘤体穿透胃壁（核分裂象＞5个/50 HP）；免疫组化，Vimentin（＋＋＋），S-100蛋白（－），Desmin（－），SAM（－），Ki-67阳性率约3%，结合镜下所见及免疫组化结果，符合胃肠道多发性间质瘤，高危组。②吻合口近端及远端，均未见肿瘤。③大网膜淋巴结，淋巴结反应性增生（0/6）（图74-3A～C）。术后症状改善，随访中。

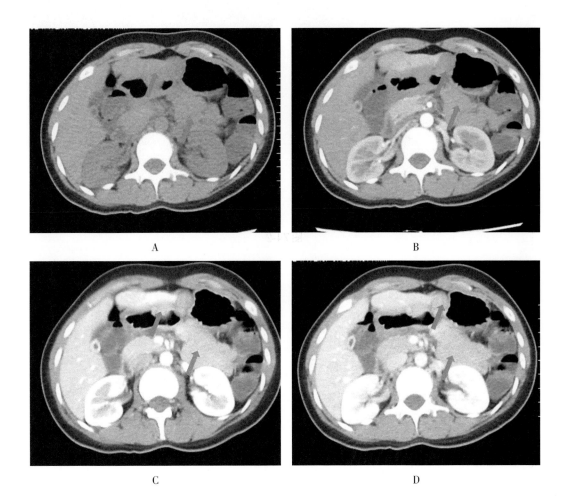

A

B

C

D

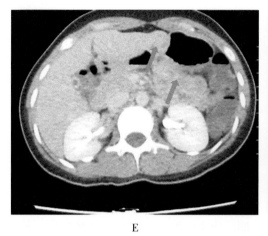
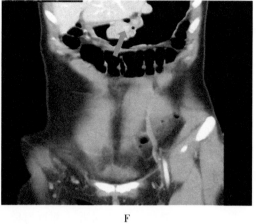

E   F

图74-1

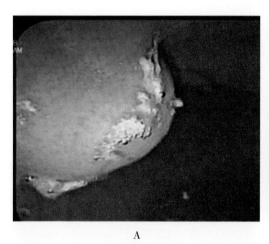
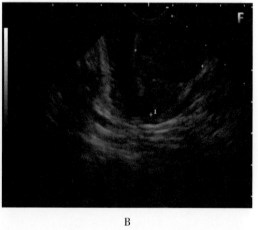

A   B

图74-2

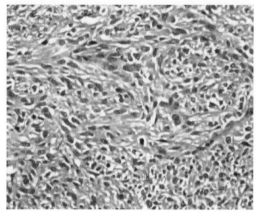
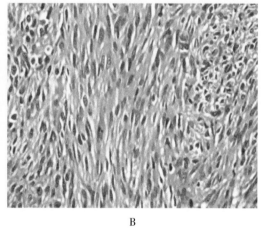

A   B

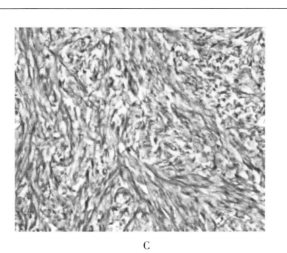

C

图 74-3

（吴　敏　王　红　莫　蕾）

病例　75

【简要病史】　男性，63岁。呕血2d，黑粪1d。

【胃镜】　胃体肿物并表面溃疡。

【腹部CT】　上腹部胃体部大弯侧可见一类圆形软组织肿块影，边缘光整，大小约6.9cm×5.5cm×6.7cm，肿块内缘与胃壁分界不清，局部可见少许积气，平扫密度均匀，CT值约37HU，增强扫描呈明显强化（图75-1 A、B）。

【最初诊断】　上消化道出血。

【最后诊断】　胃间质瘤。

【诊断依据】　老年男性，呕血、黑粪等上消化道出血表现，胃镜提示胃体肿物表面溃疡，CT胃体部大弯侧可见一类圆形软组织肿块影，增强扫描呈明显强化。外科手术切除后病理证实为间质瘤。

【分析】　间质瘤多见于中老年男性，40岁以前少见。间质瘤多发生于胃体部，其次是胃底部，胃窦部最少。直径＜5cm的肿瘤多表现为突向腔内的软组织肿块，多呈类圆形，平扫密度较均匀。良性肿瘤于周边可见点状钙化。增强后多呈均匀强化。直径＞5cm的肿瘤多向腔外生长，形态多不规则，部分可呈分叶状，平扫密度多不均匀，较大者中心可见坏死、囊变或出血，增强后多呈斑片状不均匀强化，或呈周边实质部分明显强化，中心低密度不强化，以恶性较多。部分较大的恶性肿瘤，表现为边缘模糊，侵犯邻近脏器。

间质瘤需与平滑肌瘤相鉴别。平滑肌瘤CT表现特点：①肿块大多＜5cm，表面光滑或轻度分叶状，与周围正常胃壁分界清楚；②肿块呈均匀或不均匀性渐进性强化，以门脉期及延迟期强化最显著；③肿瘤强化常＞40HU；④多层螺旋CT三期增强扫描常可显示"带状征"，此征为黏膜下肿瘤的特征性征象，黏膜层表面也可有浅小溃疡形成；⑤强化肿块邻近胃壁无改变，肿块向胃外生长可有或无邻近结构压迫，无明显浸润征象。

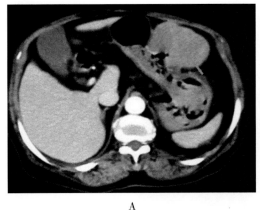
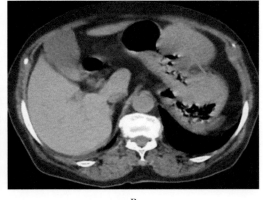

A   B

图75-1

（万　瑜　陈浩军）

病例　76

【简要病史】　男性，47岁。反复上腹痛4个月。查体：腹平软，上腹部压痛，无反跳痛，未扪及腹块。血常规：WBC $9.44×10^9$/L，NEU $7.89×10^9$/L，Hb 125 g/L，PLT $156×10^9$/L。生化：K^+ 3.34mmol/L。胃镜：胃窦、胃体小弯侧见一菜花样肿物隆起生长，表面凹凸不平，可见小片状糜烂面，有少量渗血，质韧，Hp（++）（图76-1）。

【超声胃镜】　胃窦、胃体小弯侧见一肿物隆起生长，胃壁正常结构消失，见一不规则肿物，肿物内回声稍低欠均匀，浆膜层欠完整，周围未见淋巴结增大（图76-2）。

【腹部CT】　胃小弯侧胃壁不规则增厚，黏膜层紊乱，浆膜层模糊，增强扫描可见胃壁不均匀强化，外层强化程度低于黏膜层。符合胃淋巴瘤改变，请结合病理（图76-3 A、B）。

【最初诊断】　腹痛查因：胃癌？消化性溃疡？胆石症？

【最后诊断】　胃MALT淋巴瘤。

【诊断依据】　男性，47岁，反复上腹痛4个月，查体上腹部压痛，胃镜、超声内镜及活检、手术病理均提示胃内肿物，符合胃黏膜相关淋巴组织结外边缘区淋巴瘤，向弥漫大B细胞淋巴瘤转化。

【分析】　黏膜相关样淋巴组织淋巴瘤（mucosa-associated lymphoid tissue，MALT）可发生于胃、眼眶、肠道、肺、软组织、肾和中枢神经、皮肤、腮腺、甲状腺等。有时可表现为新生的肿块或表现为一些局部症状，如胃部淋巴瘤的上腹部不适，这些淋巴瘤约40%局限于受累的器官，30%侵犯器官和邻近区域淋巴结，也有少数可发生远处转移，特别是转变为弥漫大B淋巴瘤后。发展为该淋巴瘤的许多患者有自身免疫或炎症过程，如干燥综合征、桥本甲状腺炎（甲状腺MALT淋巴瘤）或幽门螺杆菌胃炎（胃MALT淋巴瘤）。放疗或者手术能够有效根治。感染幽门螺杆菌的胃MALT淋巴瘤根治感染后能获得长期缓解，故应该首选抗Hp治疗，治疗后严格内镜随诊，5年生存率75%。本患者经Hp根除治疗和手术治疗，手术病理显示：黏膜糜烂、坏死渗出（胃窦肿物），可见团片状异型淋巴细胞浸润，部分淋巴细胞体积>2倍以上正常淋巴细胞，圆形，可见核仁，核分裂象可见，并见嗜上皮现象。免疫组化示：CD20（+），CD79a（+），CD10（+），BCL-2（+），CD19（+），BCL-6（+），MUM-1（+），CD21部分（+），CD3（-），CD5（-），CD23（-），CyclinD1（-），CK（-），Ki-67约70%（+）。考虑：（胃窦）符合黏膜相关淋巴组织结外边缘区淋巴瘤，向弥漫大B细胞淋巴瘤转化。治疗后症状改善。

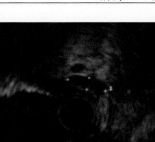
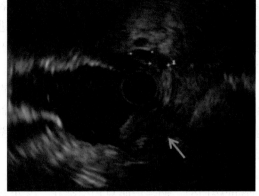

图76-1   图76-2

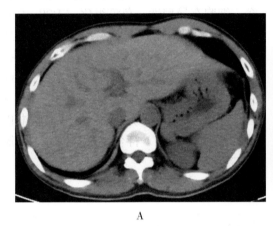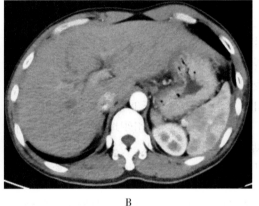

A   B

图76-3

（张绍衡　毛　华）

病例　77

【简要病史】　女性，84岁。食欲缺乏伴间歇黑粪2个月余。Hb 76g/L，粪便隐血阳性，AFP 8.2ng/ml。

【腹部CT】　图77-1A～E分别为平扫、动脉早期、动脉晚期、静脉期及延迟期，图77-1F为冠状位重建，胃小弯侧局部胃壁增厚，见一类圆形肿块影，密度尚均匀，黏膜皱襞变浅，增强扫描为轻度强化，邻近血管受压、变形。

【胃镜】　①胃体巨大溃疡；②胃体肿物，幽门螺杆菌阴性（图77-2A、B）。

【最初诊断】　食欲缺乏、黑粪查因。

【最后诊断】　①胃淋巴瘤（弥漫大B细胞，非CGB型）；②胃息肉（炎性息肉）。

【诊断依据】　老年女性，食欲缺乏伴间歇黑粪

2个月余，胃镜见胃体大弯侧一巨大溃疡，覆污秽苔，周围黏膜充血水肿，无血迹。病理证实为弥漫大B细胞淋巴瘤（非CGB）。腹部CT提示胃壁增厚，胃壁肿物。

【分析】　胃原发性淋巴瘤较少见，占胃恶性肿瘤的1%～4%。原发性胃淋巴瘤绝大多数为非霍奇金淋巴瘤（NHL），霍奇金淋巴瘤（HD）罕见，胃肠道NHL（GI-NHL）是NHL首诊时最常见的淋巴结外发病部位，有报道近年来有上升趋势。GI-NHL中胃最多见，其次为小肠，结肠、直肠，食管最为罕见。一般起源于B细胞，少数起源于T细胞。胃淋巴瘤往往在胃黏膜固有层和黏膜下层沿胃长轴蔓延，再向腔内、外侵犯。可以是局部单发/

多发结节或肿块，也可以为局部或全胃浸润，表现为局部或弥漫性黏膜增粗，胃壁增厚。病变进展可侵及邻近淋巴结或组织器官。胃原发性淋巴瘤的CT表现特点：胃原发性淋巴瘤常累及胃窦、胃体、胃底或两者和三者兼有之，通常以胃体、胃窦多见。胃NHL的CT表现：①弥漫性或局限性胃壁增厚，胃腔变窄，增强后胃壁强化明显。若胃壁厚度超过1.0cm，且向外周累及大部或全部胃壁，则高度提示淋巴瘤。②胃腔内肿块，边缘光滑锐利，平扫密度较均匀，增强后明显均匀强化。③少数胃淋巴瘤表现为溃疡性病变，因为病变通常起源于胃黏膜下，胃黏膜累及较晚，因此淋巴瘤的溃疡一般较浅，此征象在CT扫描较难发现。④淋巴结及邻近器官累及，如果胃周围脂肪间隙消失则提示邻近器官受侵。在CT鉴别诊断上，胃原发性淋巴瘤的影像学表现易与胃癌（尤其是浸润型胃癌）、胃间质瘤（GIST）混淆。发生于黏膜层的胃癌可破坏黏膜层，促进黏膜下层结缔组织增生，而淋巴瘤主要促进黏膜下层肿瘤的生长，结缔组织增生很少见。当胃癌表现为弥漫性胃壁增厚时，通常胃壁僵硬，胃腔狭窄；而淋巴瘤的胃壁柔软，即使弥漫性胃壁增厚，胃腔也很少狭窄。胃癌更倾向于向外浸润（包括胰腺、脾、肝及周围组织），在有明显外侵的情况下，诊断胃癌的可能性大。此外，淋巴瘤引起的胃周淋巴结增大通常比在胃癌多见，尤其是引起肾门以下淋巴结增大更较后者多见。胃部GIST是常向腔外生长的肿块，也可有中心坏死、溃疡形成或者钙化，平扫和增强密度尚均匀，但GIST一般强化较胃淋巴瘤明显。本例患者经手术治疗，病理显示：①胃体黏膜溃疡形成，黏膜内腺体萎缩，大量体积中等偏大的淋巴样细胞弥漫浸润，细胞有异型性。免疫组化：CD20、CD79α弥漫强阳性，CD21、Bcl-6较多细胞阳性，MUM-1少量细胞阳性，CD3、CD5少量细胞散在阳性，CD10、Cyclin D1、CD23均为阴性，Ki-67阳性率60%，CK染色显示残留、萎缩的腺体。原位杂交：EBER阴性。综合上述，诊断为弥漫大B细胞淋巴瘤（非CGB）。②（胃窦）符合炎性息肉，未见肿瘤改变（图77-3A、B）。

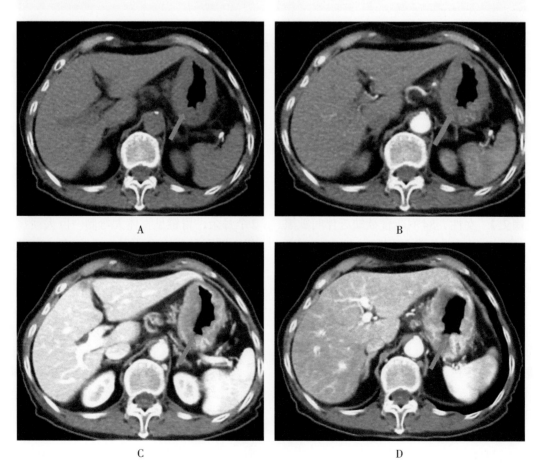

A

B

C

D

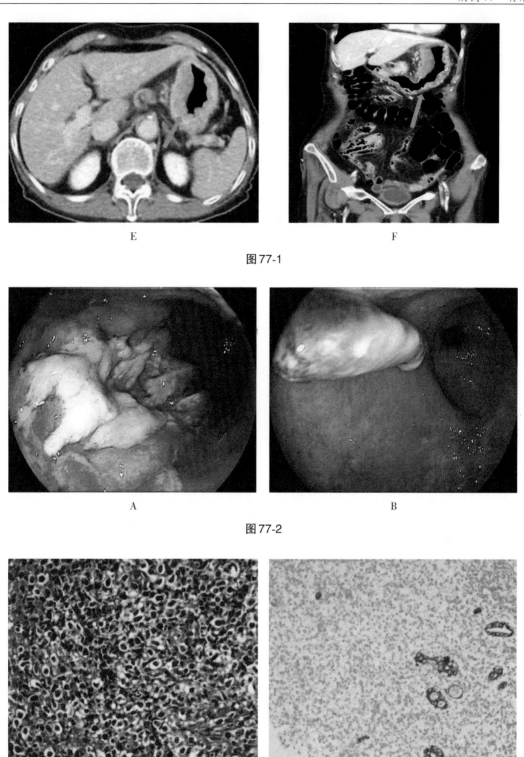

图 77-1

图 77-2

图 77-3

（吴 敏 王 红 莫 蕾）

病例 78

【简要病史】 女性，46岁。体检无特殊不适。

【消化道钡剂造影】 胃呈钩形，胃底贲门区后壁见一突出于胃腔外椭圆形囊袋状结构影，边缘整齐光滑，其内充钡，可见液平，并似见有黏膜皱襞伸入其中，病灶大小约1.2 cm×0.8cm，余所见胃黏膜皱襞光整，未见充盈缺损或龛影（图78-1 A、B）。

【最初诊断】 胃憩室。

【最后诊断】 胃憩室。

【诊断依据】 中年女性，无特殊不适，食管吞钡见典型胃憩室征象。

【分析】 胃憩室（gastric diverticulum，GD）由Baille于1793年首先描述。是指胃壁的局限性袋状或囊样扩张，是消化道憩室中比较少见的一种。胃憩室可见于任何年龄，以30～60岁患者居多，多为单发憩室，直径2～4 cm，最大直径10cm，常见的发生部位为贲门附近的胃后壁小弯侧，其次为幽门前区。胃憩室按病因分类，可分为先天性及继发性、内压性及牵引性；按病理分类，可分为真性及假性。先天性最为常见，多数为真性憩室，憩室壁含有胃壁的各层组织，是胃壁肌肉先天性发育不全或缺损导致胃壁局限性薄弱，进食后由于胃蠕动和内容物造成胃腔内高压力使薄弱处的胃壁向腔外疝出，如胃底憩室。后天性憩室也称为获得性憩室，

多属牵拉性，由于胃自身疾病，如炎症、溃疡、肿瘤、手术及周围组织的炎性改变等粘连牵拉导致憩室形成，既包括真性憩室，也包括假性憩室，发生于胃窦部和胃体部的憩室多属此类。但也有学者在新生儿和婴儿发现了胃憩室，并提出胚胎期胃贲门后壁有一囊状附属物，该附属物可发展成憩室。X线钡剂一直被公认是诊断本病可靠、安全及无痛的方法。在X线消化道造影下，胃憩室常表现为孤立的突出于胃腔的囊袋状、球形或半球形充盈影，大小不等，边缘光滑整齐，其形态可随钡剂充盈的多少及体位变换而改变，最具特征性的征象是可见胃黏膜经憩室的颈部进入憩室。本例患者上消化道钡剂造影提示胃底贲门区后壁见一突出于胃腔外椭圆形囊袋状结构影，胃憩室的影像学表现典型。

胃憩室大多数患者无特殊表现或临床症状不特异，有症状者主要表现为上腹剑下钝痛、胀痛及烧灼感或有阵发性加剧，可伴有恶心、呕吐甚至吞咽困难。典型腹痛表现发生于餐后1～2h，卧位加重，立位或坐位减轻；无症状者常在消化道造影、胃镜检查或开腹探查中意外发现。有症状但无合并症者宜进食易消化而少刺激性食物，服用抗分泌药、胃黏膜保护药及抗生素；无症状者不需要治疗。本例患者于体检中发现，患者无明显不适，未给予治疗。

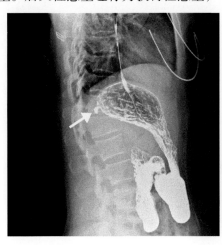
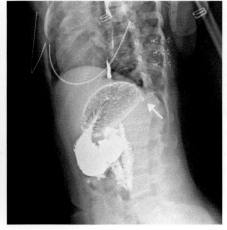

A   B

图78-1

（梁杏花　刘志锋）

病例　79

【简要病史】　女性，19岁。间断性上腹灼样痛7年余，伴反酸，伴饱食后腹胀，侧卧位时腹胀缓解。Hb 120g/L。腹部彩超：肝、胆、胰、脾未见异常。

【消化道钡剂造影】　胃扭转、胃窦炎，肠道大量积气、积粪（图79-1 A～G）。

【最初诊断】　胃扭转。

【最后诊断】　胃扭转。

【诊断依据】　青年女性，间断性上腹灼样痛7年余，伴反酸，伴饱食后腹胀，侧卧位时腹胀缓解。胃肠钡剂造影：胃扭转、胃窦炎，肠道大量积气、积粪。

【分析】　胃扭转是胃正常位置的固有机制障碍或其邻近器官病变导致胃移位，使胃本身沿不同轴向发生全胃或部分胃异常扭转致形态发生转变。成年人胃扭转多存在食管裂孔疝、膈疝、膈膨出、十二指肠降段外侧腹膜过度松弛、胃下垂、胃大、小弯侧的韧带松弛或过长等解剖学因素，在不同诱因下而致病。胃扭转少见，急性型发展迅速，诊断不易，而其慢性型扭转多系部分性质，无梗阻等典型症状，也不易及时发现。本患者有间断性上腹痛伴反酸、腹胀。胃肠钡剂造影：胃扭转、胃窦炎，肠道大量积气、积粪。经腹腔镜辅助胃扭转复位术后，恢复良好，症状改善，因本病有复发倾向，嘱定期随访。

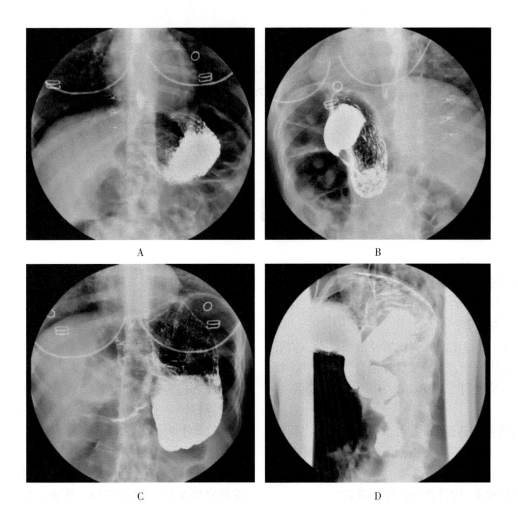

A

B

C

D

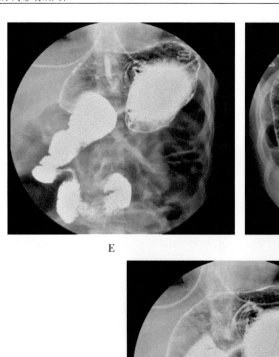

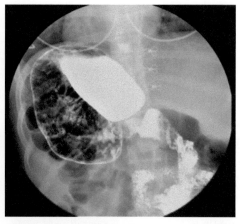

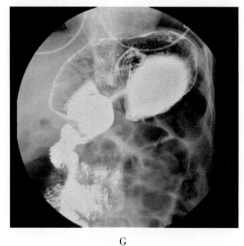

E

F

G

图 79-1

（张绍衡　毛　华）

病例　80

【简要病史】　男性，62岁。突发腹痛、呕吐1d。为上腹部持续性绞痛，伴呕吐胃内容物，无呕血、黑粪、发热等。

【胃镜】　胃腔正常解剖位置及形态改变，胃腔经充气不易伸扩开，黏膜皱襞扭曲，胃角变性，胃窦及幽门不易找到（图80-1 A、B）。诊断意见：胃扭转。

【消化道钡剂造影】　胃大小弯位置换位，胃幽门高于十二指肠球部，球顶倒置。黏膜皱襞交叉（图80-2 A、B）。

【最初诊断】　腹痛查因：急性胃炎？

【最后诊断】　胃扭转。

【诊断依据】　老年男性，突发腹痛、呕吐1d。晨起突发腹痛，为上腹部持续性绞痛，伴呕吐，为干呕，无呕血、黑粪、发热等不适。胃镜见胃腔正常解剖位置及形态改变，胃腔经充气不易伸扩开，黏膜皱襞扭曲，胃角变性，胃窦及幽门不易找到。考虑胃扭转。上消化道钡剂见胃大小弯位置换位，胃幽门高于十二指肠球部，球顶倒置。黏膜皱襞交叉。考虑胃扭转。

【分析】　胃扭转可以是全胃或部分胃绕系膜轴或器官轴旋转，引起腹痛、腹胀、呕吐等上消化道梗阻的症状。胃扭转不常见，其急性型发展迅速，诊断不易，常延误治疗；而慢性型的症状不典型，也不易及时发现。急性胃扭转起病急骤，表现为上腹部（膈下型）或左胸部（膈上型）疼痛，是外科急腹症之一，若不及时正确的诊治会因胃壁缺血、坏死、穿孔危及生命。急性胃扭转特征性的三联征：①持续性地干呕，很少或无呕吐物。②突然发生的严重而短暂的胸部或上腹部疼痛。③胃管难以插入胃内。胃扭转的发病高峰在50岁左右，一

般与食管裂孔旁疝有关，胃周韧带松弛是造成胃扭转的主要原因。胃扭转按胃旋转的轴分为：①横轴行（即系膜轴型），即胃绕肠系膜轴旋转、折叠，约占33%；②纵轴型（器官轴型），即胃围绕贲门至幽门的连线向上、向前旋转，占绝大多数，常与膈肌缺损合并存在，急性胃扭转多见于此型。上消化道钡剂多提示胃大小弯位置互换，胃黏膜皱襞呈"十"字形。部分可以胃镜下采用充气法和转动镜法复位，少数伴并发症必要时行外科手术治疗。

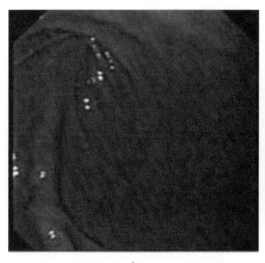 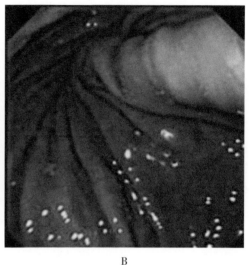

A　　　　　　　　　　　　　　B

图 80-1

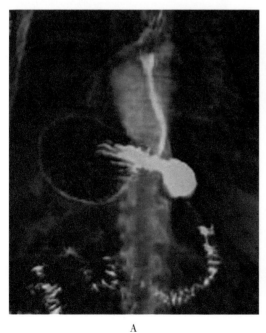 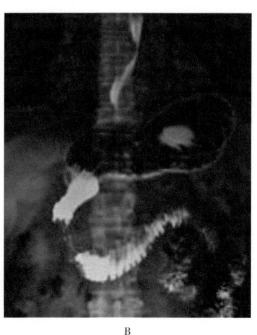

A　　　　　　　　　　　　　　B

图 80-2

（谢婷婷　杨　辉）

病例 81

【简要病史】 男性，2岁。误吞硬币2h就诊，无诉不适。

【腹部X线】 右膈下未见异常气体影，腹部可见较多肠腔积气影，未见肠腔显著扩张及液平形成，中上腹部平第2腰椎水平见一大小约2.1cm×1.0cm类圆形不透X线金属异物影，余腹未见特殊（图81-1）。

【胃镜】 胃底大弯可见一大小约2.0cm×2.0cm硬币，先应用异物钳试图取出未果，后改用息肉电切圈套器套牢后取出（图81-2 A、B）。

【最初诊断】 消化道异物？

【最后诊断】 胃异物。

【诊断依据】 2岁幼儿，误吞硬币2h，病史明确，无明显不适。腹部立位X线平片示：中上腹部平第2腰椎水平见一大小约2.1cm×1.0cm类圆形不透X线金属异物影。胃镜示：胃底大弯可见一大小约2.0cm×2.0cm硬币。

【分析】 胃肠道异物是常见的腹部急症，异物绝大多数是吞入的，好发生在婴幼儿和精神病或企图自杀者。多无临床症状，异物多能通过肛门自行排出，但也有些患者因异物排出困难或有并发症则需要手术治疗，近年来由于内镜的普及与发展，一些消化道异物能借助内镜取出，因而减少了并发症与手术治疗的机会。

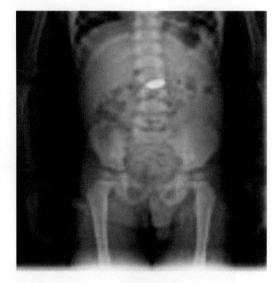

图81-1

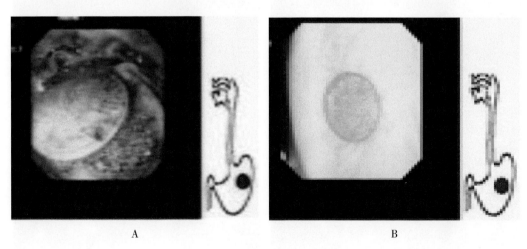

A   B

图81-2

（谢婷婷 杨 辉）

病例　82

【简要病史】　男性，2个月19天。呕吐1个月余。查体：轻度贫血貌、轻度脱水征、中度营养不良。Hb 123g/L。余检查无明显异常。腹部X线平片示：胃扩张及大、小肠胀气。给予禁食、补液等对症治疗，患儿病情无缓解。

【上消化道造影】　术前：经鼻饲管注入适量奶及造影剂至胃腔，胃呈"牛角"形，胃腔扩张，位置中等，潴留少，幽门管张力显增高，呈"鸟嘴"样狭窄（图82-1A），奶通过受阻，黏膜尚光滑柔软，未见龛影、充盈缺损，未见黏膜破坏，壁软，蠕动可。提示：符合先天性肥厚型幽门狭窄。术后：自胃管注入含对比剂液体60ml，胃充盈良好，未见明显扩张，蠕动波较少，对比剂顺利通过幽门部进入小肠，所示幽门部呈线状，十二指肠未见扩张，小肠蠕动良好（图82-1B）。

【腹部B超】　术前：注入液体50ml观察10min，胃蠕动波微弱。十二指肠球部内可见液性暗区充盈。幽门管各参数测量：幽门管长径于幽门管闭合期约1.7cm，于开放期约1.4cm。幽门管横径约1.2cm（图82-2A）。术后：注入液体50ml后可见液体通过幽门管进入十二指肠球部的全过程，十二指肠球部内可见液性暗区充盈。幽门管各参数测量：幽门管长径于幽门管闭合期约1.6cm，于开放期约1.2cm。幽门管横径约1.9cm，幽门管长径较术前稍缩短（图82-2B）。

【胃镜及胃镜下幽门肌切开术】　术前：幽门管狭窄，镜身勉强通过（图82-3A）幽门后壁可见黏膜增生、肥厚；胃镜下幽门肌切开术，于视野7点方向黏膜增生、肥厚处纵行切开，深度约0.2cm，长度约1.7cm（图82-3B）；术后：黏膜及黏膜下肌层部分裂开，无出血，胃镜通过顺利（图82-3B）。

【最初诊断】　呕吐查因：①先天性肥厚性幽门狭窄（梗阻）？②先天性巨结肠？③先天性幽门痉挛？

【最后诊断】　①先天性肥厚性幽门狭窄（胃镜下幽门肌切开术后）；②反流性食管炎；③轻度贫血；④轻度脱水；⑤中度营养不良。

【诊断依据】　男性婴儿，生后1个月余出现呕吐，呕吐非喷射性，且进行性加重，呕吐物可见奶凝块。腹部X线平片可见胃肠蠕动波，上消化道造影、B超、胃镜确诊。

【分析】　先天性肥厚性幽门狭窄（CHPS）是新生儿期较常见的消化道畸形，是幽门环形肌增厚造成幽门位置变窄，是一种常见临床疾病，居先天畸形的第三位，但临床发病时间较晚，多在出生后2～4周，也有迟到出生7～8周发病者。发病机制：①幽门肌间神经丛异常，CHPS的幽门部神经病理改变表现为全神经组织和成熟型神经节细胞数量明显减少，且以幽门环肌层为主。CHPS幽门部肌层内胶质细胞明显减少或完全缺失，与神经发育生长和功能密切相关的神经生长因子均稀少，且在CHPS的肽能神经纤维、一氧化氮合成酶活性及mRNA表达减少，这些可能与ENS发育延迟有关。②环境因素分析，研究发现，欧美国家的发病率高于亚洲国家，考虑与环境因素有关，例如小孩卧位（仰卧位和俯卧位）和出生前后暴露于红霉素类等因素有关。③遗传因素，CHPS有家族聚集发病，男性远高于女性，同卵双胞胎更易同时患病，多数学者认为是环境与遗传因素共同作用的结果。患儿临床表现：①呕吐，为本病的首发症状。呕吐物为乳汁及胃液或乳凝块，不含胆汁，虽然呕吐频繁，但吐后仍有很强的食欲，表现有饥饿感。②胃蠕动波，胃蠕动波是先天性肥厚性幽门狭窄常见的，约95%的患儿于上腹部可见胃蠕动波，但不是特有的体征，不能作为诊断依据。③腹部肿物，在右上腹部触到橄榄样肿块是幽门狭窄的特有体征，如能触到并结合典型呕吐的病史，就可以确定诊断。④脱水和营养不良，患儿呈营养不良貌。皮下脂肪减少，皮肤松弛、干燥，有皱纹，弹性消失，前囟及眼窝凹陷，颊部脂肪消失，呈老年人面容。⑤碱中毒，由于呕吐，患儿常表现为代谢性碱中毒。但如患儿脱水严重，肾功能低下，酸性代谢产物潴留体内，部分碱性物质被中和，故有明显碱中毒者并不多见。少数晚期病例甚至以代谢性酸中毒为主。⑥黄疸，2%～3%患儿出现黄疸，主要为间接胆红素增高，手术后黄疸逐渐消失。诊断主要依靠典型的临床表现及影像检查（包括超声、钡剂和胃镜检查），X射线检查方法的确诊标准是幽门出现"鸟嘴征"，但是无法确定幽门肌的具体厚度，而且容易产生患儿碘化油过敏现象。传统胃镜检查不仅操作复杂，导致患儿配合度低，而且不能准确了解患儿幽门肌及幽门管径的具体病变程度，可以说超声检查应当成为小儿先天性肥厚性幽门狭窄临床诊断的首选方法。有学者建议，超声检查幽门肥厚的诊断标准：幽门管长径＞16 mm，幽门肌厚度≥4 mm，幽门管直径≥15mm，若以上三项标准未同时达到，则采用超声评分系统。对于以下任意两项评分总分≥4分时诊断为CHPS，≤2分时为阴性，3分时建议进一步检查，如UGI以进一步确诊。超声评分标准：①幽门直径（mm），＜10为0分，10～15为1分，15～17为2分，＞17为3分。

②肌层厚度（mm），＜2.5为0分，2.5～3.5为1分，3.5～4.5为2分，＞4.5为3分。③幽门管长度（mm），＜13为0分，13～19为1分，19～22为2分，＞22为3分。确诊率81%～93%。临床治疗：①内科治疗，对诊断未能确定，症状轻微或发病较晚的病例；无外科手术条件或因并发其他疾病暂不能手术以及家长拒用手术治疗时，可采用内科治疗：抗痉治疗；适当减少奶量；矫正脱水、酸中毒；用生理盐水，不用碱性液，因体内缺氯，同时注意补钾。②外科手术治疗，采用幽门肌切开术是较好的治疗方法，疗程短，效果好。术前必须经过24～48h的准备，纠正脱水和电解质紊乱，补充钾盐。营养不良者给予静脉营养，改善全身情况。③术后处理，术后呕吐可能与幽门管水肿及幽门肌切开不完全有关，故术前等渗温盐水洗胃是必需的。术后进食应在翌晨开始为妥。

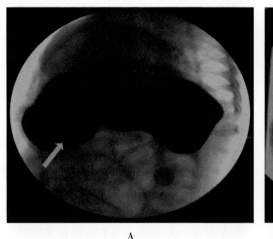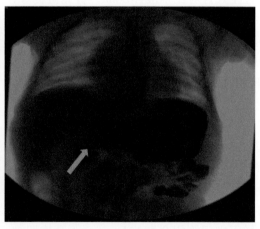

A B

图82-1

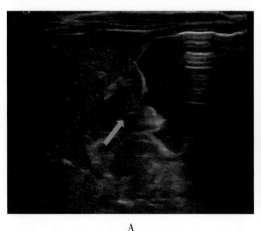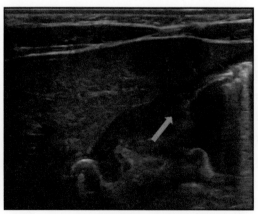

A B

图82-2

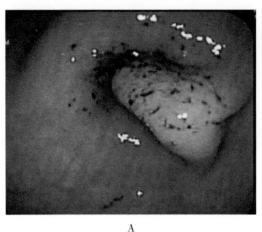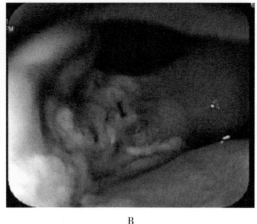

A B

图82-3

（吴　敏　黄惠康　刘凯杰　王　红　冯志强）

病例　83

【简要病史】　男性，2个月1天。间断呕吐1个月余。查体：中度贫血貌，轻度脱水征、营养中等。Hb 109g/L，粪便隐血、肾功能等未见明显异常。

【腹部B超】　幽门部形态结构失常，胃壁全周均匀性增厚，呈环状低回声，厚度约0.54cm，幽门管长度约2.5cm，横切面前后径1.4cm，幽门管腔明显狭窄，胃内容物通过缓慢，近幽门部蠕动较慢。术前：胃管内未注入液体前，十二指肠球部可见少量液性暗区。注入液体50ml后观察约10min，胃蠕动波微弱。十二指肠球部内可见液性暗区充盈。幽门管各参数测量：幽门管长径于幽门管闭合期约2.5cm，于开放期约1.8cm。幽门管横径约1.4cm（图83-1A）。术后：电切术后8d的B超示：注入液体50ml后，可见液体通过幽门管进入十二指肠球部的全过程。幽门管各参数测量：幽门管长径于幽门管闭合期约1.5cm，于开放期约0.7cm。幽门管横径约1.5cm。术后长径缩短，横径增宽，黏膜总厚度增厚（近胃侧前壁明显增厚），肌层厚度吴明显变化（图83-1B）。

【胃镜及胃镜下幽门肌切开术】　术前：幽门管狭窄，镜身勉强通过，幽门后壁可见黏膜增生、肥厚（图83-2A）；胃镜下幽门肌切开术：于幽门后壁黏膜增生、肥厚明显处，大约视野7点方向纵行

切开，深度约0.2cm，长度约1.8cm，术后可见黏膜及部分黏膜下肌层裂开，幽门开放，内镜通过顺利，无活动渗血（图83-2B）。

【最初诊断】　①呕吐查因：先天性肥厚性幽门狭窄（梗阻）？先天性巨结肠？先天性幽门痉挛？②轻度脱水。

【最后诊断】　①先天性肥厚性幽门狭窄；②轻度脱水；③中度贫血。

【诊断依据】　男性婴儿，因间断呕吐1个月入院，无消化道感染、头颅疾病病史。腹部彩超提示：幽门管腔明显狭窄，考虑先天性肥厚性幽门狭窄，胃镜确诊。

【分析】　先天性肥厚性幽门狭窄是由于幽门环肌肥厚、增生，使幽门管腔狭窄而引起的机械性幽门梗阻，是新生儿时期常见的腹部外科疾病，且多为足月儿，以男性居多，男女之比（4～5）：1。发病机制有几种学说：①幽门肌间神经丛异常，肠道抑制性（尤其是NO依耐性）神经元和Cajal的间质细胞减少都会导致幽门括约肌持续性收缩和消化系统蠕动缓慢，最终幽门长期处于痉挛状态，使幽门肌肉肥厚、增生，幽门管腔狭窄而形成幽门部不全梗阻。②遗传学说，有学者认为本病系多基因遗传，发生于同胞兄弟的概率是3%～6%，同卵双生儿的概率为22%。母患病子、女风险率为

19%和7%，父患病子、女风险率为5.5%和2.4%。③基因异常，一氧化氮作为可以诱导幽门括约肌松弛的神经递质的作用。它被nNOS基因催化，如果nNOS基因减少或不存在，则作为神经递质可用的一氧化氮的量将减少。这将阻止幽门括约肌的放松。④其他学说，有人认为高胃泌素及低生长抑素水平与本病有关，加以胎儿的定向遗传基因作用，引起幽门长期痉挛梗阻，进而致病，还有报道与母亲CMV病毒感染及妊娠末期精神紧张有关，与维持动脉导管未闭的外源性前列腺素E的应用（尤其是先天性心脏病）有关，近年来也有相关研究显示肠道感染引起的异常免疫可能导致肠道抑制性神经元的损伤，进而致病。患儿临床表现：①呕吐，为本病的首发症状。多于出生后2～3周出现呕吐，少数病例出生后即呕吐，也偶有迟至7～8周才呕吐。②胃蠕动波，腹部检查可见上腹部膨隆，下腹部平坦柔软。早产儿在正常情况下也可见到，不能作为诊断依据。③腹部肿物，这种肿块并不容易触到，受到多种因素的影响（如肥胖、哭吵、医师的经验手法等），需要耐心反复仔细检查，研究显示幽门部肿块的触诊率仅70.0%左右。④脱水和营养不良，由于呕吐进行性加重，入量不足，常有脱水，日见消瘦。⑤碱中毒，由于长期呕吐，可致低氯、低钾性碱中毒，临床表现为呼吸浅慢。⑥黄疸，诊断主要依靠典型的临床表现及影像检查（包括超声、钡剂和胃镜检查），由于射线及操作难度原因，超声检查成为小儿先天性肥厚性幽门狭窄临床诊断的首选方法。据此推出超声检查幽门肥厚的诊断标准：幽门管长径＞1.6cm，幽门肌厚度≥0.4cm，幽门管直径≥1.5cm，若以上三项标准未同时达到，仅有一项或两项达到标准，则采用超声评分系统（参见病例82）。临床治疗：先天性肥厚性幽门狭窄确定诊断后，早期行幽门肌切开术是较好的治疗方法，疗程短，能缓解症状，临床效果良好。

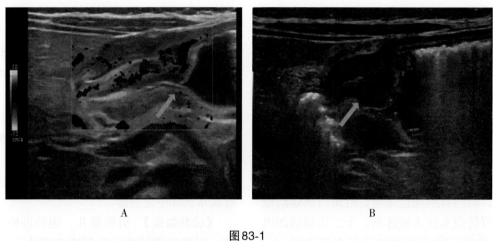

图83-1

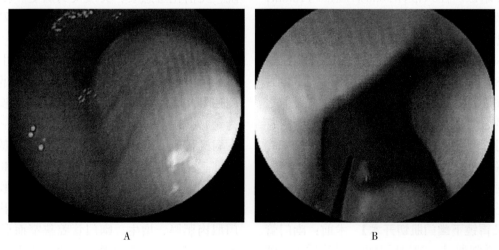

图83-2

（吴　敏　黄惠康　刘凯杰　王　红　冯志强）

病例　84

【简要病史】　男性，18岁。腹部刀刺伤1h。既往无特殊病史。查体：腹平坦，下腹部见一长约2cm刀口，有网膜脱出，腹肌紧张，全腹压痛、反跳痛。

【腹部X线】　右侧膈下见游离气体影，腹部内未见阶梯状液气平面，肠腔未见明显充气扩张征象，双侧腹脂线影欠清晰，考虑胃肠穿孔（图84-1A）。

【腹部CT】　右侧胸腔少量积液，双侧膈下游离气体影，考虑腹腔脏器穿孔（图84-1B）。

【最初诊断】　胃破裂、腹部刀伤。

【最后诊断】　胃穿孔。

【诊断依据】　①青年男性，腹部刀刺伤1h。②查体：下腹部见一长约2cm刀口，有网膜脱出，腹肌紧张，全腹压痛、反跳痛。③腹部立位X线片及腹部CT发现膈下游离气体。④术中探查发现胃窦部穿孔。

【分析】　胃穿孔最常见的原因是消化性溃疡。主要表现为突然发生剧烈腹痛，疼痛最初开始于上腹部或穿孔的部位，常呈刀割或烧灼样痛，一般为持续性，但也可以有阵发性加重。疼痛很快扩散至全腹部，可扩散到肩部呈刺痛或酸痛感觉。有部分患者可以有恶心、呕吐，并不剧烈，肠麻痹时呕吐加重，同时有腹胀、便秘等症状。病情发展至细菌性腹膜炎和肠麻痹，患者可出现中毒性休克。体征有腹壁压痛、反跳痛、肌紧张等腹膜炎症状，表现为板状腹，肝浊音区缩小或消失。胃穿孔的严重之处在于穿孔之后大量胃肠液流入腹腔，引起化学性或细菌性腹膜炎以及中毒性休克等，如不及时抢救可危及生命。无腹膜炎发生的小穿孔及空腹穿孔，可采用保守疗法，禁食，放置鼻胃管抽吸胃内容物，输液补充水与电解质，应用抗生素预防腹腔继发感染。饱餐后穿孔，常有弥漫性腹膜炎，需在6～12h进行急诊手术。本例患者下腹部刀刺伤，网膜脱出，腹膜炎表现明显，影像学发现膈下游离气体，急诊手术探查见胃窦部小弯侧直径1cm穿孔，腹腔少量积血，腹膜后血肿，行胃穿孔修补术、腹壁缺损修补、清创术，治疗后好转出院。

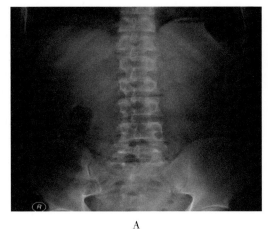

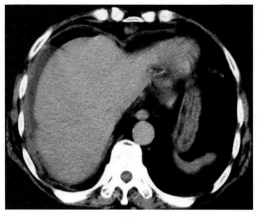

A　　　　　　　　　　　　　　　　B

图84-1

（陈晓强　肖署峰）

病例 85

【简要病史】 女性，45岁。黑粪5d，Hb 45g/L，Hct（红细胞比容）26%。胃镜提示：十二指肠球部见一带粗蒂的黏膜下肿物，顶端脱垂至十二指肠降段，表面可见有溃疡形成（图85-1 A、B）；病理活检为阴性。

【超声胃镜】 十二指肠球部见一带粗蒂的黏膜下肿物，病变来源于黏膜下层，呈稍低回声改变，边界清楚，其余各层结构清晰（图85-2）。

【最初诊断】 十二指肠球部黏膜下肿物并出血。

【最后诊断】 十二指肠球部异位胰腺并出血。

【诊断依据】 中年女性，黑粪5d；胃镜检查提示十二指肠球部黏膜下肿物并顶端溃疡形成；EUS检查提示病变稍低回声，来源于黏膜下层；术后病理确诊为异位胰腺。

【分析】 异位胰腺是在正常解剖位置之外存在的胰腺组织，与主胰腺没有解剖学和血供上的联系。异位胰腺是一种先天性疾病，胚胎时期背侧和腹侧胰腺始基随原肠上端旋转过程中，一个或几个始基保留在原肠壁内，随原肠纵形生长发育而被带到消化道各器官，也可能为胚胎期胰腺与周围组织粘连导致胰腺移植于其他脏器。异位胰腺在尸检报告中有0.6%～15%的发生率。常见部位是上消化道，以胃最多见，其次是十二指肠和空肠，位于食管、胆囊、纵隔和输卵管等部位的异位胰腺均属少见。大多数异位胰腺患者无症状，少部分具有导管结构的胰腺组织可分泌各种消化酶（异位胰腺炎），引起慢性胃炎或消化性溃疡，表现为腹痛、腹胀、恶心、腹部不适和消化

不良等症状；更少部分会出现并发症，如消化道出血、梗阻、肠套叠、黄疸、并发憩室等。其中对于出血，梅奥诊所对异位胰腺病例进行的一项回顾分析中，7例（7/212）患者出现黑粪或贫血。然而，严重的出血非常罕见。目前还不清楚异位胰腺出血的机制。但胃泌素释放的增加被认为是可能的机制之一。确诊依赖病理，病理分为四型（Heinrich type）：Heinrich Ⅰ，具有完整结构的腺泡、导管及胰岛，具有分泌功能；Heinrich Ⅱ，具有腺泡、导管，没有胰岛细胞；Heinrich Ⅲ，只具有导管；Heinrich Ⅳ，只有胰岛细胞；CT等影像学检查可以提供线索，但特异性低。EUS在消化道异位胰腺中具有较高的诊断价值，其与病理诊断的符合率可达74.1%。异位胰腺具有恶变的可能，但发生率极低。2015年有人统计过全世界范围内完整报道的异位胰腺癌变的病例数仅为36例，其中发病部位分布为十二指肠36%、胃36%、空肠8%、其他20%。

异位胰腺的治疗，目前没有相关的指南或者规范可以遵循。对于出现并发症的患者，手术治疗无异议。但对于临床上表现为非特异性症状的患者，是否需要治疗以及如何治疗，仍有争论。另外，随着内镜技术的快速发展，内镜下切除（ESD/EMR）将会在异位胰腺的治疗方面发挥更大的作用。本例患者经过手术治疗，手术病理提示：临床考虑此黏膜下层肿块为上消化道出血的原因，并且由于病变性质的不确定性而进行开腹手术。术后病理学评估证实为具有导管和腺泡结构的异位胰腺（Heinrich Ⅱ）（图85-3）。

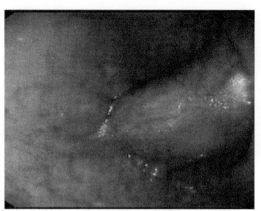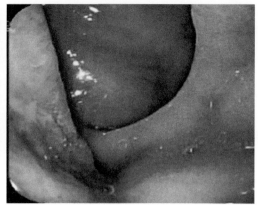

A

B

图 85-1

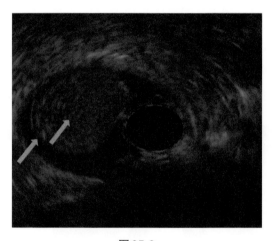

图 85-2

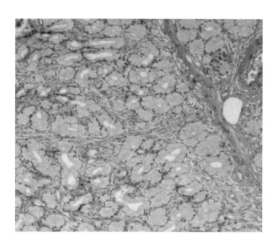

图 85-3

（李永强）

病例　86

【简要病史】　女性，21 岁。反复腹痛 2 个月，全身黄染、尿黄 3d。腹痛以剑突下至脐间为主，呈阵发性胀痛，多于夜间发作，每次持续 2～3h 后自行缓解，弯腰时可稍缓解，尿色黄，便正常，3d 前症状加重，无发热。查体：腹部柔软，上腹压痛，无反跳痛，未及腹块。Hb 108g/L；血淀粉酶 418U/L；免疫球蛋白 E（IgE）1125 ng/ml（正常值 0～240ng/ml）；余无明显异常。肿瘤指标（－）。

【腹部 CT】　十二指肠环壁增厚形成肿块，强化明显，与胰头分界不清、脂肪间隙消失，横结肠肝曲环壁增厚形成肿块，与十二指肠病变 CT 表现相似，与十二指肠肿块分界不清，胰腺体积弥漫性增大，动脉期胰腺强化欠均匀，门脉期强化密度趋于均匀，强化程度可，未见明确肿块，胰周脂肪间隙部分模糊，肠系膜及腹膜后多发肿大淋巴结，左侧肾上腺结节，强化不均匀，可见坏死，提示为恶性肿瘤转移，肝内外胆管及胰管扩张（图 86-1 A～H）。

【最初诊断】　十二指肠癌。

【最后诊断】　十二指肠腺癌，胰头、横结肠、腹腔及腹膜后淋巴结转移。

【诊断依据】 ①患者以腹痛及黄疸就诊，呈顽固性上腹痛，实验室检查伴有淀粉酶明显身高。②腹部CT提示十二指肠、横结肠占位，强化明显，强化方式一致，两者分界不清，提示两者同源，肝内外胆管及胰管扩张，左侧肾上腺及腹部淋巴结多发转移。③经病理确诊。

【分析】 该病例CT征象多样，累及部位较广泛，病灶的定位、定性有一定困难，需仔细观察、紧密结合临床表现，认真推敲多发病变之间的关系，分辨出原发和继发病变，如本末倒置，容易误诊。该病例多器官受累，并发胰腺炎（血淀粉酶明显升高），故需与自身免疫性胰腺炎合并胰外多器官受累鉴别，本例病变累及的部位、CT表现与自身免疫性胰腺炎有较大的差异，临床支持点也不足，基本可排除。因从CT征象上即可判断腹部多发肿大的淋巴结及左肾上腺结节皆为转移瘤，进一步寻找原发灶，CT结合临床提示胰腺为炎症改变

可能性大，胰腺癌可能性较小，因此考虑原发灶多为十二指肠或横结肠的恶性肿瘤（肠壁明显增厚并肿块形成，血供丰富，呈浸润性生长），在上述诊断分析中已阐明当肿瘤同时累及十二指肠、横结肠及胰腺时，病变起源于十二指肠的可能性最大，故十二指肠癌并腹部多发转移的诊断可成立。十二指肠降段与胰头及横结肠毗邻，尤其是十二指肠腺癌容易侵犯胰头及横结肠，而横结肠与胰腺间有十二指肠及肠系膜相隔，直接侵犯胰腺非常少见，因此当肿瘤同时累及十二指肠、横结肠及胰腺时，病变起源于十二指肠的可能性最大。本例患者经病理确诊，病理显示：肿物由腺样癌巢和实体性癌巢混合而成，后者至少占全部癌巢的25%，可呈条索状或团块状。免疫组化：癌细胞CK20、CK19、Villin、CEA及CDX-2均弥漫强（+），Ki-67约50%（+），余CgA、Syn、P53、ER、PR及CK7均（−），考虑十二指肠腺癌（图86-2 A、B）。

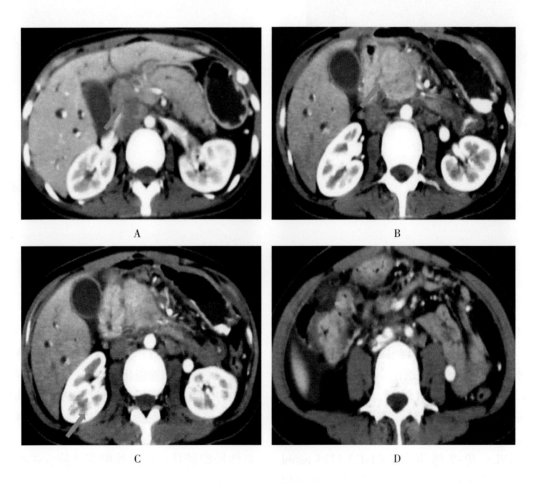

A

B

C

D

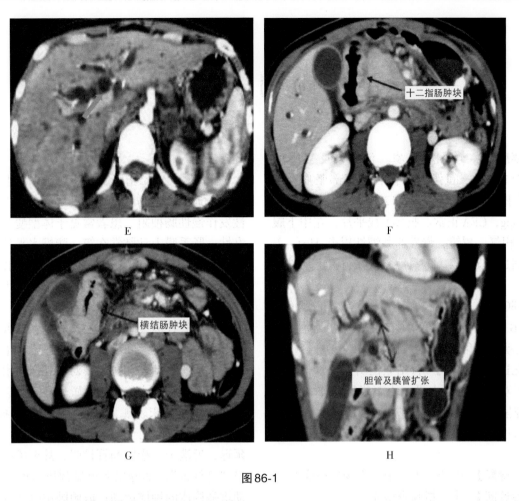

图 86-1

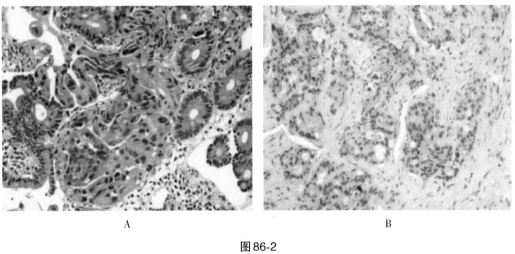

图 86-2

（江新青　莫　蕾）

病例 87

【简要病史】 女性，16岁。消瘦，反复呕吐胃内容物1年余，间伴轻度餐后上腹部胀痛，俯卧位或胸膝位可以减轻。Hb 127g/L，MCV 76.6fL，MCH 25.4pg，CEA正常。腹部X线平片：左中下腹肠腔扩张积气。胃镜：慢性非萎缩性胃炎，Hp（－）。

【彩超血流显像】 肠系膜上动脉与腹主动脉夹角约21°。

【腹部CT】 近端十二指肠肠管明显扩张（图87-1 A、B）。CT动脉成像（CTA）显示：肠系膜上动脉与主动脉夹角约为21°（图87-1 C、D）。

【消化道钡剂造影】 胃站立位明显下垂，胃角切迹低于双侧髂上棘水平，十二指肠水平段可见纵向压迹呈"笔杆征"（图87-2 A、B），十二指肠造影剂通过明显受阻。符合十二指肠壅积症，胃下垂。

【最初诊断】 呕吐查因，十二指肠壅积症？

【最后诊断】 十二指肠壅积症。

【诊断依据】 年轻女性，体型瘦长，反复呕吐胃内容物1年余，间伴轻度餐后上腹部胀痛，俯卧位或胸膝位可以减轻。腹部CT：近端十二指肠肠管明显扩张。CTA示：肠系膜上动脉与主动脉夹角约为21°。腹部钡剂造影：十二指肠水平段可见纵向压迹呈"笔杆征"，十二指肠造影剂通过明显受阻。彩色多普勒血流显像：肠系膜上动脉与腹主动脉夹角约21°，除外消化性溃疡，十二指肠外肿瘤

等疾病。

【分析】 十二指肠壅积症是肠系膜上动脉或其分支压迫十二指肠水平部或升部引起十二指肠间歇性发作慢性肠梗阻。患者常见于体型瘦长的中青年女性。肠系膜上动脉常在第一腰椎水平处分出，与腹主动脉夹角呈50°～60°，十二指肠水平部位于腹膜后，常由右至左横跨第三腰椎和腹主动脉，肠系膜上动脉血管神经鞘横跨于其上前方；因先天解剖变异、脊柱前突、体型瘦长等因素导致肠系膜上动脉和腹主动脉之间的夹角过小，十二指肠悬韧带过短、增厚、粘连和肠系膜对十二指肠水平部的支撑作用削弱，使十二指肠位置较高，都会导致十二指肠受压。临床表现为反复发作性上腹痛及呕吐。X线钡剂检查可见十二指肠水平部受压，钡剂通过延迟，近端十二指肠肠管扩张，甚至可见纵向压迹呈"笔杆征"，部分患者可见到压迫近端肠管逆蠕动增强构成的钟摆运动；取俯卧位时即可见压迫解除，钡剂顺利通过，近端扩张消失。肠系膜上动脉造影可显示肠系膜上动脉与主动脉的解剖关系，通常肠系膜上动脉与主动脉夹角小于25°，本例患者肠系膜上动脉和腹主动脉之间的夹角为21°。预后一般良好，严重者需手术治疗，本例患者经过营养支持等治疗后，体重明显增加，临床症状有所缓解。

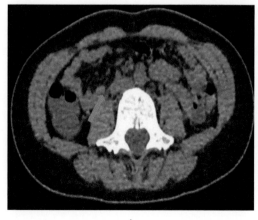

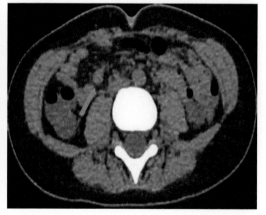

A   B

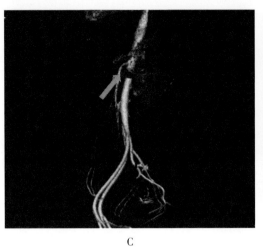
C

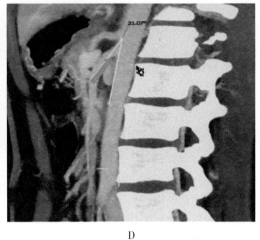
D

图87-1

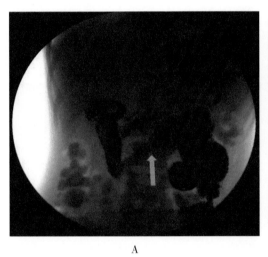
A

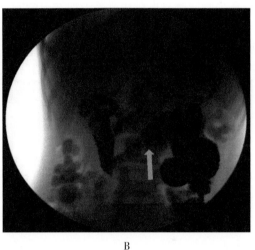
B

图87-2

（黄惠康　刘凯杰　王　红）

病例　88

【简要病史】　男性，59岁。排黑粪2d，血常规示Hb 90g/L，粪便OB（＋）。肠镜：降结肠息肉电凝切除术；痔疮。胃镜显示：十二指肠降段近水平段处见一肿物半环腔分布，中间见溃疡形成，质硬（图88-1 A、B），胃镜病理示：十二指肠降段，黏膜轻度慢性炎伴间质水肿，间质嗜酸性粒细胞相对增多，未见明显出血、坏死或炎性渗出物。

【腹部CT】　左上腹部见一巨大团块状软组织密度影，较大层面范围约11.1cm×8.0cm，密度略

不均，边缘略模糊，内见少许低密度坏死及气体影，周围脂肪间隙略模糊（图88-2 A、B），增强扫描病灶呈明显不均匀强化，内见大片不强化低密度区（图88-2 C、D）；病灶与十二指肠降段、水平部分界不清，与胃大弯侧、胰腺分界尚清。

【最初诊断】　左上腹部巨大占位：恶性间质瘤？

【最后诊断】　十二指肠恶性间质瘤。

【诊断依据】　中老年男性，排黑粪2d，粪便

OB阳性，伴轻-中度贫血。胃镜示：十二指肠降段近水平段处肿物处见一肿物半环腔分布，中间见溃疡形成，质硬。腹部CT示：左上腹部见一巨大团块状软组织密度影，密度略不均，边缘略模糊，增强扫描病灶呈明显不均匀强化，病灶与十二指肠降段、水平部分分界不清。手术病理确诊。

【分析】 小肠肿瘤是指发生在小肠的良、恶性肿瘤，十二指肠至空肠上段为小肠肿瘤的好发部位。小肠肿瘤的来源较广，包括上皮和间质，小肠间质瘤是发生在肠壁肌层的肿瘤，以往称为小肠平滑肌瘤。小肠间质瘤可向肠腔内或腔内、外同时生长，多为富有血供的肿块。临床表现不典型，常以腹痛及消化道出血为首发症状，较少发生肠梗阻。小肠间质瘤在小肠灌肠双重对比造影表现为一侧肠壁边缘光滑的局限性充盈缺损，其表面的黏膜皱襞被展平，破坏不明显，邻近肠管正常。血管造影可见小肠间质瘤血供丰富、染色明显，有粗大的供血动脉，静脉期可见粗大引流静脉。CT检查表现为向腔内外生长的圆形肿块，强化明显，近端肠管通常不扩张。小肠间质瘤的良、恶性在影像学表现上无特征性差异，一般认为肿瘤直径超过6cm需考虑恶性。本例患者的CT检查显示肿瘤直径较大，行"十二指肠水平段肿物切除术+小肠侧侧吻合"。手术病理显示：（十二指肠水平段）胃肠道间质瘤伴出血、坏死（肿物大小12cm×12cm×9cm，肿瘤细胞有一定异型性，可见个别核分裂，属高危级）（图88-3 A、B）。免疫组化：Dog-1、CD117弥漫阳性（+++），SMA部分阳性（+），S-100蛋白（-），CD34部分阳性（++），Desmin（-），Ki-67阳性率5% ~ 8%（+），经手术病理确诊为十二指肠恶性间质瘤。

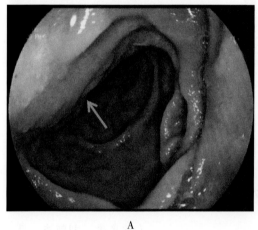
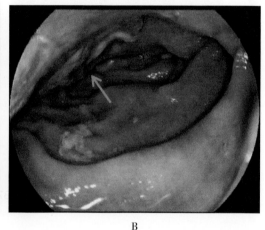

A   B

图88-1

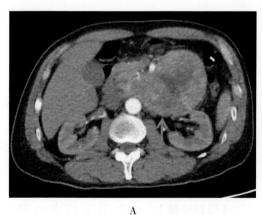
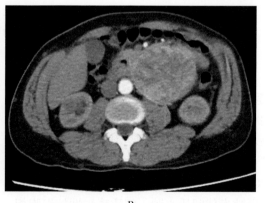

A   B

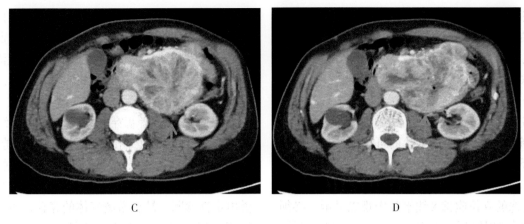

C   D

图88-2

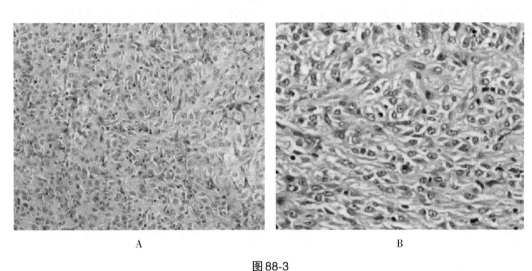

A   B

图88-3

（林云安　王　红）

病例　89

【简要病史】　女性，49岁。腹痛1d，腹痛为持续性剑突下及脐周疼痛，伴有双侧腰背部疼痛。查体：腹肌稍紧张，上腹、脐周、右下腹有压痛、反跳痛，右下腹可触及一大小约5cm×5cm的质地较韧的包块，活动性差，有明显的压痛、反跳痛。血常规：WBC $17.06×10^9$/L、Hb 107.00g/L、NEU% 86.40%。血尿淀粉酶正常。PCT 10.52 ng/ml。

【腹部X线】　右上腹见一气液平，考虑位于胃窦或十二指肠球部。

【胃镜】　十二指肠球部前壁有一溃疡面，直径约为1cm，基底深，覆盖黄白苔，边缘充血、水肿，无活动出血；考虑十二指肠溃疡。

【腹部B超】　右中腹腔内、右肾内侧可见混合回声团，范围约11.2cm×3.4cm，形状不规则，边界欠清，中央为类肠管回声，外周为液性暗区，后方回声无改变（图89-1 A、B）。

【腹部CT】　十二指肠降段壁增厚、水肿，增厚肠壁似见微小气泡影（图89-2A），肠周及肾前间隙可见大量渗出，考虑十二指肠穿孔可能（图89-2B）。

【最初诊断】　腹痛、腹部包块查因：急性胰腺炎？

【最后诊断】　十二指肠溃疡穿孔。

【诊断依据】　中年女性，急性起病。突发持续性剑突下及脐周腹痛1d，伴有双侧腰背部疼痛。腹部CT提示：十二指肠降段壁增厚、水肿，增厚肠壁似见微小气泡影，肠周及肾前间隙可见大量渗出，考虑十二指肠穿孔可能。后行胃镜检查证实十二指肠球部深溃疡。除外阑尾穿孔等，考虑十二指肠溃疡穿孔。

【分析】诊断胃肠道穿孔的可靠依据是判断腹腔内是否有游离气体，但部分胃肠穿孔受穿孔部位、大小、时间及合并症等因素的影响，游离气体征在首选的立位腹部X线平片中难以显示，必须通过CT证实胃肠道穿孔的部位、大小和时间等。十二指肠穿孔的好发部位在腹膜腔和网膜囊处。十二指肠的球部前壁常游离在大腹腔内，十二指肠后球部就构成了网膜囊的前部结构。十二指肠的前壁穿孔时，在上下缘游离面处消化液及胃内容物便可直接进入大腹腔，引发急性腹膜炎，引起广泛腹水或包裹性积液。十二指肠球部穿孔时积液多位于小网膜囊、肝和脾周围及胆囊窝部位，十二指肠水平段穿孔积液多位于小网膜囊及肾前间隙。穿孔较小，胃内容物易堵塞穿孔处，传统的X线检查约有30%因溃疡导致穿孔的病例难以发现游离气体。在穿孔的早期，如果结合临床病史，依据CT定性诊断多能及时、正确地对胃、十二指肠溃疡性穿孔做出定性诊断。缺少游离气体的穿孔，可根据包裹的积液提示穿孔发生确切的部位。本例患者结合病史，早期行CT检查，明确诊断，给予积极抗感染、胃肠减压等非手术治疗后治愈，复查B超未见腹水。

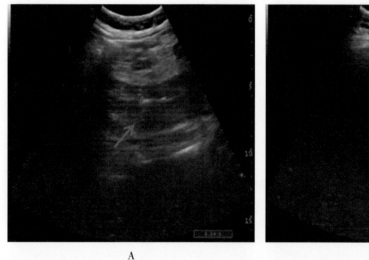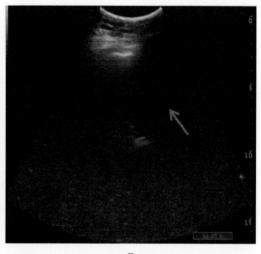

A   B

图89-1

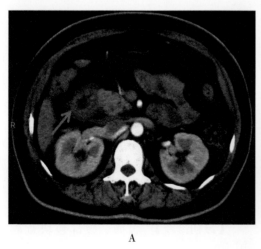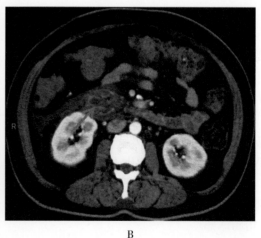

A   B

图89-2

（陈慧婷）

病例 90

【简要病史】 女性，78岁。上腹剧烈疼痛1h。1h前无明显诱因出现上腹部突发性疼痛，呈刀割样剧烈疼痛，随后出现全腹疼痛，无放射痛，腹痛逐渐加重，无恶心、呕吐、发热、胸闷、胸痛、血尿。既往有十二指肠球部溃疡、冠心病病史，长期服用"阿司匹林"。查体：腹平坦，未见胃肠型及蠕动波，腹肌紧张，上腹部及右腹部压痛、反跳痛，以剑突下为重。心电图、心肌酶、肌钙蛋白未见异常。

【腹部X线】 双侧膈下未见游离气体，腹腔见散在肠气影及粪气影，未见确切气液平面影及肠管扩张，双侧腰大肌影可见，腹部未见胃肠穿孔及梗阻征象（图90-1）。

【上消化道造影】 十二指肠球部见造影剂渗漏及球部变形粘连，考虑十二指肠球部溃疡穿孔（图90-2 A、B）。

【最初诊断】 腹痛待查：十二指肠溃疡穿孔？

【最后诊断】 十二指肠溃疡穿孔。

【诊断依据】 ①老年女性，既往有十二指肠溃疡病史，长期服用阿司匹林。②突发上腹痛，腹痛向全腹蔓延。③查体：腹膜刺激征阳性。④十二指

肠碘化油造影提示十二指肠球部见造影剂渗漏及球部变形粘连，术后病理证实溃疡为良性。

【分析】 十二指肠球部溃疡穿孔是普外科急腹症之一，十二指肠溃疡并发急性穿孔的发病率在10%左右。非手术治疗的适应证：空腹穿孔，短时就诊；无溃疡病史或溃疡病史短，症状轻，腹膜炎局限；单纯穿孔不伴有出血、幽门梗阻、癌变等患者。但是，非手术治疗结果难以估计，一旦治疗失败再转手术治疗将错过手术最佳时机，增加并发症和病死率。腹部X线平片是否能查见膈下游离气体和穿孔部位、气体量等因素有关。本例病例腹部立位X线片未提示膈下游离气体，但综合病史、临床表现及体征提示十二指肠溃疡穿孔可能性较大，术前行上消化道碘化油造影支持诊断，术中探查见十二指肠球部前壁有一大约0.8cm×0.6cm穿孔，行十二指肠穿孔修补术。手术病理显示：十二指肠炎性肉芽组织增生、渗出，中性粒细胞聚集、浸润，未见异常细胞，符合溃疡改变（图90-3）。术后经综合治疗治愈出院。因此，对于临床上对高度怀疑穿孔的病例要充分结合病史、临床表现综合分析，必要时须采用多种不同的检查方法，避免漏诊误诊。

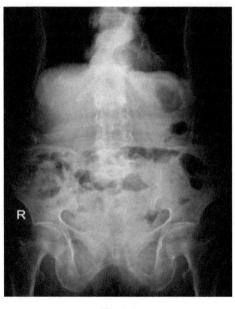

图90-1

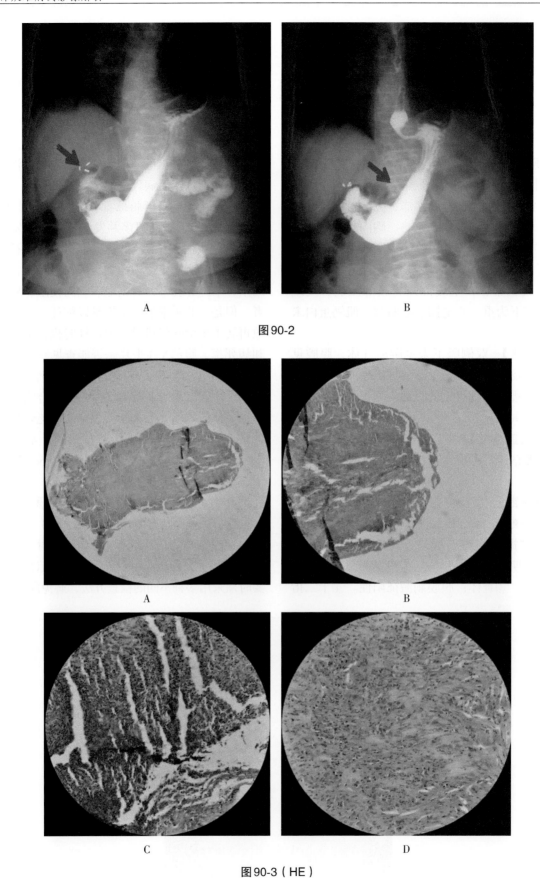

图90-2

图90-3（HE）

（陈晓强　张景山　王　磊）

病例 91

【简要病史】 女性，50岁。反复腹部胀痛4年余，加重4个月余，呕吐1d。以上腹部阵发性隐痛为主，进食后明显，可放射至肩背部，伴有反酸、嗳气。腹部X线平片、腹部B超正常，给予抑酸护胃后腹痛缓解。胃镜：慢性浅表性胃炎，胃窦为主Hp（﹣）。

【腹部MRI】 胃、十二指肠及所见肠曲：十二指肠可见类椭圆形囊袋状异常信号影，壁薄，壁增强扫描均匀强化（图91A～D）。

【最初诊断】 腹痛查因：慢性胃炎？肠易激综合征？

【最后诊断】 ①十二指肠憩室；②慢性浅表性胃炎。

【诊断依据】 中年女性，反复上腹痛4年余，胃镜未见明显异常。上腹部MRI：十二指肠可见类椭圆形囊袋状异常信号影，壁薄，壁增强扫描均匀强化。

【分析】 消化道憩室是指不同原因造成消化道管壁局限性向腔外呈囊袋状膨出。憩室的形成通常与消化道管壁局部肌层薄弱或缺损、管腔内压力增加、腔外周围组织粘连、提拉等因素有关。憩室可发生于全消化道的任何部位，但以十二指肠憩室最常规，食管、结肠憩室次之，胃憩室较少见。十二指肠憩室好发于壶腹周围，与该区有胰管、胆管和血管通过，且肌层较薄弱有关。临床表现可有上腹胀痛不适、恶心、嗳气等非特异性症状，长期食物残留可引起憩室黏膜炎症、糜烂、溃疡，相应的出现腹痛、消化道出血等症状，憩室潴留、炎症黏膜肿胀可压迫胆管、胰管，引起胆管炎、胰腺炎。X线钡剂检查表现为突出于肠壁的囊袋状龛影，轮廓整齐清晰，边缘光滑，加压后可见龛影中有黏膜纹理延续到十二指肠。CT或MRI检查通常表现为突出于十二指肠肠壁之外的圆形或卵圆形囊袋状影，浆膜面轮廓光滑。十二指肠憩室无症状者不需特殊治疗，必要时可给予黏膜保护剂、促动力剂治疗，炎症明显者应给予抗生素治疗，若出现反复出血、梗阻、非手术治疗无效、合并穿孔者则须采用外科手术治疗。本例患者十二指肠憩室较小，常规胃镜检查未发现，腹部MRI发现并诊断，经过内科综合治疗后症状好转。

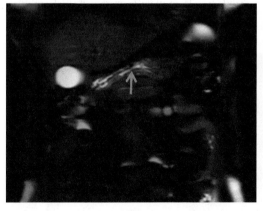

A

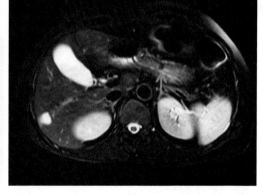

B

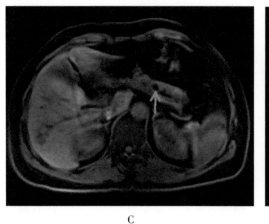

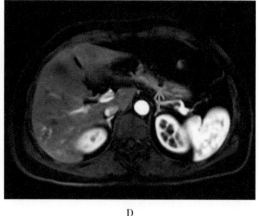

C   D

图91-1

（林云安　王　红）

病例　92

【简要病史】　女性，58岁。反复消瘦半年余，半年体重下降约6kg，进食觉吞咽异物感，夜间睡眠差，既往帕金森病，偶有手震，服用"美多巴"治疗。

【上消化道钡剂造影】　十二指肠憩室（图92-1A、B）。

【最初诊断】　消瘦查因：消化道肿瘤？

【最后诊断】　十二指肠憩室。

【诊断依据】　中年女性，胸闷、消瘦半年余，上消化道钡剂造影示"十二指肠憩室"。

【分析】　十二指肠憩室主要是先天发育不佳，造成十二指肠肠壁局限性向外呈囊状突出（原发性憩室）或由胃十二指肠溃疡所形成的瘢痕牵拉所引起（继发性憩室）。多数憩室并产生症状而于X线钡剂检查或胃镜检查时发现。其临床症状多由并发症引起。上腹饱胀示较常见症状，系憩室炎所致，伴有嗳气和隐痛，疼痛无规律性，制酸药物不能使之缓解。当憩室充满食物而膨胀时，可压迫十二指肠而出现部分梗阻症状，呕吐物初为胃内容物，后为胆汁，甚至可混有血液，呕吐后症状可缓解。本例患者经内科综合治疗后症状改善。

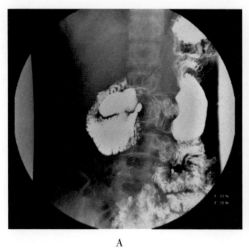

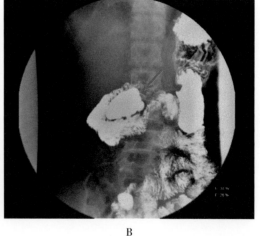

A   B

图92-1

（张绍衡　毛　华）

病例　93

【简要病史】　男性，新生儿7d。全身皮肤黄染6d，呕吐5d。四肢末梢发凉，腹部饱满，腹肌柔软。TBIL 356.4μmol/L，DBIL 228.3μmol/L，IBIL 128.1μmol/L，ALT 51U/L，AST 20IU/L。

【腹部B超】　胆囊细小，僵硬（发育不良），肝门部似见斑块，考虑胆道闭锁可能；上腹部盘旋状团块，考虑先天性小肠扭转不良；肝、脾、胰未见明显异常回声；建议进一步检查（图93-1 A、B）。

【消化道造影】　胃腔稍扩张，动态观察，胃排空缓慢，未见对比剂进入十二指肠；延迟0.5h，对比剂进入十二指肠球部，十二指肠球部稍扩张，可见少量对比剂到达空肠，结合CT检查，考虑十二指肠旋转不良（图93-2 A ～ D）。

【腹部CT】　十二指肠水平段管腔狭窄、纡曲，胃腔稍扩大，结合消化道造影检查，考虑十二指肠旋转不良可能；盆腔少量积液（图93-3 A、B）。

【最初诊断】　①呕吐查因：肠旋转不良？②新生儿高胆红素血症；③葡萄糖-6-磷酸脱氢酶缺乏症；④左眼遗传性家族性视网膜渗出性病变？

【最后诊断】　①先天性十二指肠旋转不良；②新生儿高胆红素血症；③葡萄糖-6-磷酸脱氢酶缺乏；④胆囊细小；⑤轻度贫血。

【诊断依据】　男性新生儿，全身皮肤黄染6d，呕吐5d。四肢末梢发凉，腹部饱满，腹肌柔软。腹部彩超、消化道造影、上腹部CT确诊。

【分析】　先天性小肠扭转不良是胚胎发育过程中肠管旋转发生障碍，即肠系膜上动脉为轴心的旋转运动不完全或异常，使肠道位置发生变异和肠系膜的附着不全，从而并发肠梗阻或肠扭转。先天性小肠扭转不良是小儿外科常见病。胚胎早期肠道为一直管，并有共同的肠系膜，胚胎第6 ～ 10周，因中肠发育甚速不能容纳在发育较慢的腹腔内，而被迅速不能增大的肝脏推挤，大部分中肠经脐环突入卵黄囊内，形成一个生理性脐疝，至胚胎第10 ～ 11周，腹腔的发育加快，容积增大，中肠又回纳到腹腔，并以肠系膜上动脉为轴心，按逆时针方向逐渐旋转270°，使十二指肠空肠曲从右到左，由肠系膜上动脉后方转至左侧，形成十二指肠悬韧带，使回肠结肠连接部从左向右在肠系膜上动脉的前方转至右上腹，以后再逐渐降至右髂窝，正常旋转完成后，横结肠位于肠系膜上动脉的前方，升结肠和降结肠由结肠系膜附着于腹后壁，小肠系膜从左上腹斜向右下腹，并附着于腹后壁。胚胎期肠旋转不良的类型有中肠未旋转、肠旋转不完全、肠旋转不良Ⅰ型、肠旋转不良Ⅱ型、肠反向旋转等。临床表现为恶心、呕吐、黄疸等症状。腹部B超可见肠系膜上动脉不在下腔静脉前方，而移位至腹主动脉前侧，肠系膜上动脉的正前方或左前方。X线钡剂检查显示盲肠或结肠位置异常。上腹部CT显示对肠系膜上血管定义与B超相同。本例患者经过手术，给予禁食、胃肠减压、营养支持、蓝光退黄等治疗，患者TBIL、DBIL、IBIL下降，症状明显缓解。

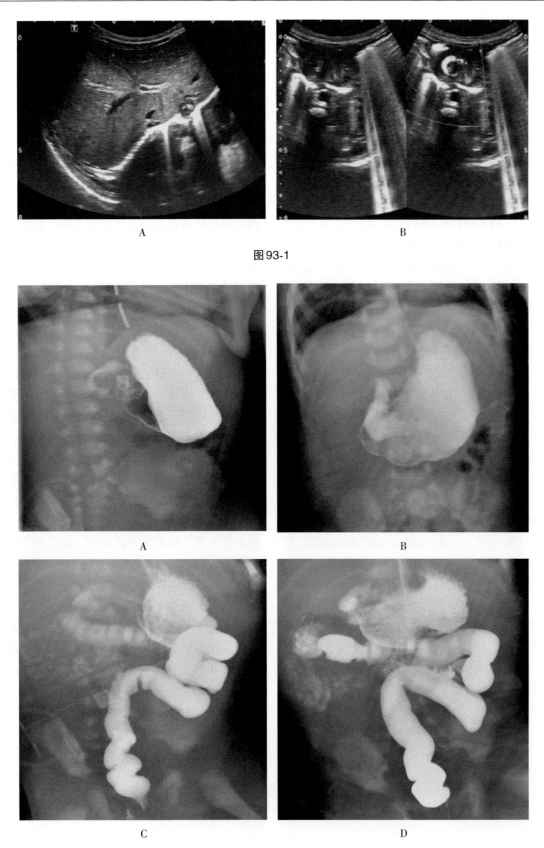

图93-1

图93-2

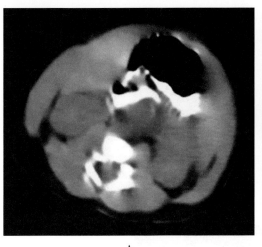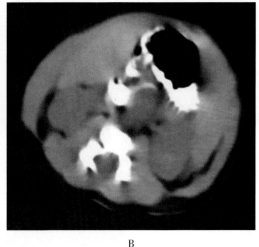

A　　　　　　　　　　　　　　　　　B

图93-3

（张绍衡　毛　华）

病例　94

【简要病史】　女性，58岁。反复腹痛、呕吐10d余，腹痛为上腹部持续性钝痛，呕吐后可稍缓解，呕吐物为宿食及胆汁，未见咖啡色及血性胃内容物。伴恶心、反酸、嗳气，伴发热，最高体温38℃。查血常规、生化、电解质、肝和肾功能、凝血功能未见明显异常，肿瘤标志物CA19-9 1001.85U/ml。

【腹部X线】　小肠高位梗阻。

【腹部CT】　中上腹部空肠纤曲增宽积液（图94-1A、B），至中腹部变窄，局部见4.0cm×2.8cm软组织影，增强扫描呈明显强化，其远端肠管空虚，无扩张（图94-1B、C）。诊断意见：高位小肠梗阻，考虑空肠占位可能性大。

【最初诊断】　腹痛呕吐查因：幽门梗阻？空肠肿瘤？

【最后诊断】　空肠低分化腺癌并完全性肠梗阻。

【诊断依据】　中年女性，急性起病，以腹痛、呕吐为主要症状。伴发热，最高体温38℃。腹部立位X线平片提示小肠高位梗阻，腹部CT考虑空肠占位。手术探查见空肠肿瘤，手术病理提示中-低分化腺癌。

【分析】　原发性小肠癌非常少见，占消化道肿瘤的3%～6%，其中原发性空肠肿瘤占小肠肿瘤的13.1%，常见的胃镜、结肠镜检查难以发现空肠肿瘤，胶囊内镜可直视下发现小肠病变，但不能活检有一定限制，小肠镜昂贵且有一定创伤性尚不普及，所以腹部CT检查可以提高诊断阳性率。小肠腺癌的症状同肿瘤的大小、部位有关，在空肠和回肠，早期症状不特异，当肿瘤增大出现梗阻时可有腹痛、恶心、呕吐等症状。目前手术治疗是最主要的治疗手段，也有文献报道化疗在小肠腺癌的治疗中起着一定的作用。本例患者经手术等综合治疗后，症状改善。

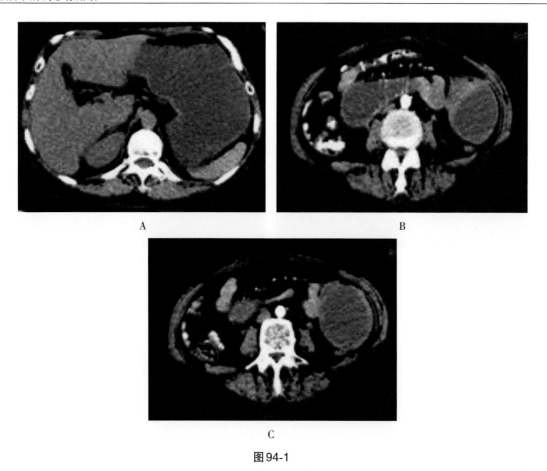

A   B

C

图94-1

（谢婷婷　杨　辉）

病例　95

【简要病史】　女性，30岁。头晕、排黑粪4d。曾晕厥一次，持续约1min后神志转清，Hb 53g/L。胃镜示：慢性浅表性胃炎，胃体腺息肉（已钳除）。结肠镜示：回肠末端见暗红色血迹，未见明显活动性出血灶（图95-1 A、B）。

【腹部B超】　左上腹可见一实质性低回声团块，大小约5.3cm×4.0cm，边界清，形态不规则，内部回声不均匀，中央可见一强回声光斑，后方回声无衰减。诊断意见：左中腹混合性包块，考虑肿瘤可能性大（图95-2 A、B）。

【腹部CT】　左下腹见一不规则软组织块影，与回肠关系密切，其内见不规则低密度及粗光点状钙化影，边界尚清。增强扫描呈环形明显强化，肿块包绕肠系膜上动脉分支血管。诊断意见：左下腹占位，性质待排（间质瘤？）（图95-3 A～D）。

【最初诊断】　消化道出血：消化性溃疡？

【最后诊断】　小肠间质瘤。

【诊断依据】　青年女性，头晕、排黑粪4d，血色素进行性下降，胃镜及结肠镜未见活动性出血灶，回肠末端见暗红色血迹，腹部B超及腹部CT均提示小肠占位性病变。外科手术病理确诊为小肠间质瘤。

【分析】　小肠间质瘤好发于空肠及十二指肠，临床表现无特异性，症状的轻重取决于肿瘤的大小、性质和位置。消化道出血是小肠间质瘤最常见的症状，其他临床表现包括腹痛、贫血、腹部包块、肠梗阻等。目前对于小肠间质瘤的诊断还要依靠病理组织学，内镜下表现为黏膜下隆起病变，隆起顶部黏膜常有糜烂或溃疡样改变，部分触之易出血。螺旋CT是诊断小肠间质瘤有效方法之一，无创且操作方便，其诊断符合率高。小肠间质瘤典型的CT扫描表现为类圆形或分叶型肿块，其内部可见坏死液化灶，周围无淋巴结大，同时因其肿瘤血供丰富，无论是动脉期还是静脉期增强扫描强化效果均较为显著，外科手术切除是对于未发生转移的可切除的小肠间质瘤最主要的治疗方法。本例患者经手术治疗后，症状改善。

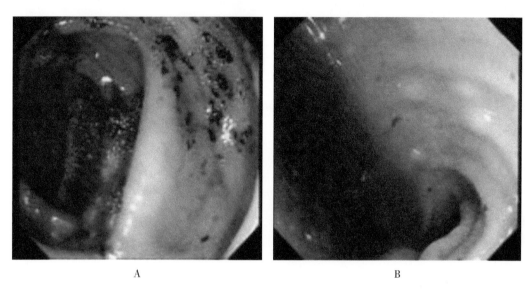

A　　　　　　　　　　　B

图95-1

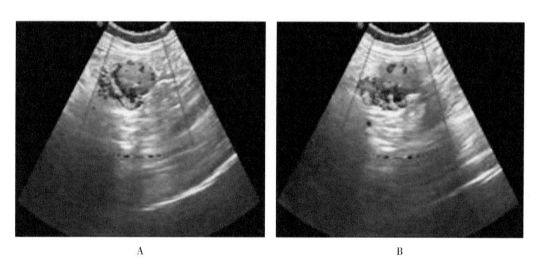

A　　　　　　　　　　　B

图95-2

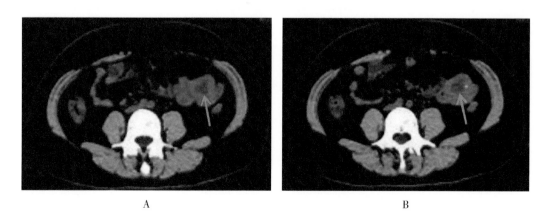

A　　　　　　　　　　　B

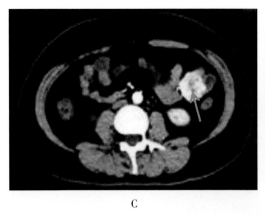

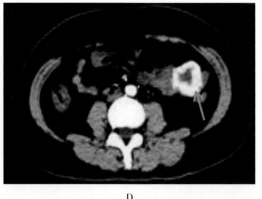

C　　　　　　　　　　　　　　　　　　　　D

图95-3

（谢婷婷　杨　辉）

病例　96

【简要病史】　男性，37岁。排黑粪20d余。Hb 81g/L，CEA正常。胶囊内镜：小肠多发溃疡。

【腹部CT】　右中腹部见一类圆形包块，边缘光滑，与小肠壁关系密切，增强扫描可见明显均匀强化，考虑间质瘤（图96-1 A～D）。

【小肠镜】　小肠中段溃疡。

【最初诊断】　①小肠溃疡；②结肠多发息肉切除术后。

【最后诊断】　①小肠间质瘤；②小肠溃疡；③结肠多发息肉切除术后。

【诊断依据】　①排黑粪20d余。②Hb 81g/L，CEA正常。③腹部CT：右上腹包块，与小肠壁关系密切，考虑间质瘤。④小肠镜提示：小肠溃疡。⑤手术病理提示：（小肠）胃肠间质瘤，低危险度。

【分析】　胃肠道间质瘤是起源于胃肠道肌层的间叶性肿瘤，多发于中老年患者，与环境和遗传因素有关。患者可有消化道出血、吞咽困难、腹痛、腹部包块、肠梗阻、排便习惯改变，少数患者可伴发热、体重下降、晕厥或因肿瘤破裂致急腹症。常规胃肠镜常无明显异常，腹部CT对诊断有帮助。本患者腹部CT发现右中腹包块，与小肠壁关系密切，考虑间质瘤，行小肠镜检查发现小肠肿物，后行腹腔镜手术切除。手术病理显示：（小肠）胃肠间质瘤，低危险度（图96-2 A、B）。患者为低危险度，术后无须进行靶向药物治疗。若为中高度危险则须进行用伊马替尼靶向治疗。患者经治疗后恢复良好，因本病有复发倾向，嘱患者术后5年内每3～6个月进行腹部、盆腔CT检查，以后每年评估1次。

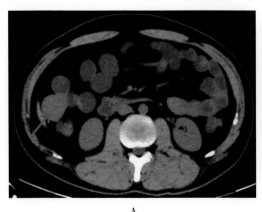

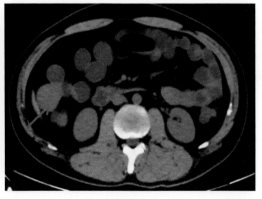

A　　　　　　　　　　　　　　　　　　　　B

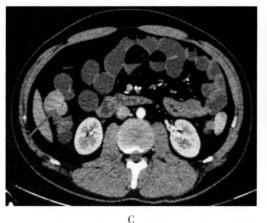 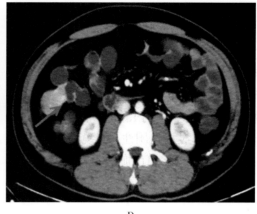

C　　　　　　　　　　　　　　　D

图96-1

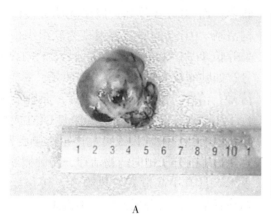 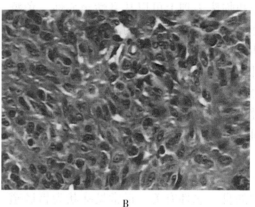

A　　　　　　　　　　　　　　　B

图96-2

（张绍衡　毛　华）

病例　97

【简要病史】　女性，53岁。反复排黑粪2年，再发1周，头晕、乏力1d。胃镜未见明显异常。RBC 3.79×10^{12}/L，Hb 78.00 g/L，MCHC 288.00 g/L。粪便：OB阳性，粪便RBC阴性（0/HP）。消化系统肿瘤指标阴性。14年前因"子宫肌瘤"外院行"全子宫切除术"。胃镜示：慢性胃炎，胃窦为主Hp（－）。肠镜：①大肠未见异常；②痔疮。

【经阴道彩超】　盆腔可见一实性肿块图像，大小约6.3cm×4.5cm×3.8cm，形状呈椭圆形，内部为低回声，回声不均匀，边缘尚清楚，后方回声无变化（图97-1 A、B）。

【腹部CT】　右侧盆腔区见一团状影，最大直径约4.2cm×5.8cm，病变密度欠均，内可见斑点可疑脂肪密度影，内部可见点条状显著强化血管影，病灶周围可见肠管包绕（图97-2A～D）。右侧盆腔区团块影：考虑占位病变，性质待定，建议MRI。

【盆腔MRI】　盆腔内见软组织异常信号，大小约6.1cm×4.5cm×4.0cm，T₁WI呈等信号为主，混杂少许小斑片状、斑点状稍高信号，T₂WI呈高信号为主，混杂少许小斑片状等信号，压脂呈高信号为主，混杂少量稍低信号，增强扫描呈明显不均匀强化。肿块与回肠分界不清，未见明显侵犯盆壁。双侧附件区未见明显异常信号，增强扫描无明显异常强化灶。诊断结论：盆腔软组织团块影，考虑间质瘤可能，不除外肉瘤（图97-3 A～D）。

【最初诊断】 黑粪查因：消化系溃疡并出血？

【最后诊断】 回肠间质瘤并出血。

【诊断依据】 老年女性，慢性起病。反复黑粪2年，再发1周，头晕、乏力1d。血常规提示小细胞低色素性贫血。大便隐血阳性。胃镜肠镜未见明显异常，排除上、下消化道出血。阴道超声、CT、MRI均提示小肠肿物。手术及术后病理证实为间质瘤。

【分析】 胃肠间质瘤（gastrointestinal stromaltumors，GIST）胃肠道最常见的间叶源性肿瘤，在生物学行为和临床表现上可以从良性至恶性，免疫组化检测通常表达CDl 17，显示卡哈尔细胞（Cajal cell）分化，大多数病例具有c-kit或PDGFRA活化突变。目前，其起源有两种学说：①起源于胃肠道间质的Cacal细胞；②起源于能分化为Cacal细胞及平滑肌细胞的原始干细胞。可发生在消化道从食管到肛门的任何位置，极少数可原发于网膜、肠系膜、腹膜后及纵隔。GIST的临床症状无特异性，主要与肿瘤的位置及大小、肿瘤与肠壁的关系以及肿瘤的良、恶性有关，最常见症状为胃肠道出血、上腹部不适术前诊断及鉴别诊断、术前危险度进行分级主要依据影像检查，包括超声内镜、多层螺旋CT（multi-slice spiral CT，MSCT）、MRI、PET/CT等。GIST在影像学上可分为四型：黏膜下型、肌壁间型、浆膜下型、胃肠道外型。临床上常见GISTs的典型CT特征为均匀等密度或混杂密度肿块，可伴坏死、囊变、出血（囊变位于肿瘤的中央或侧旁），CT增强扫描肿块呈明显中高强化，其内多可见纡曲、扩张的血管影；而GISTs的少见特征性的CT表现临床很少见，CT表现为部分肿块囊变区位于实性部分的周围呈环形分布、部分肿块内含大量团状或粗放射状胶原纤维，增强扫描囊变区不强化、胶原化区呈渐进性向中心填充式强化至密度均匀，肿瘤内扩张血管少见。鉴别诊断：①神经源性肿瘤；胃肠道起源的发病率较低，其与浆膜下的不典型GIST的囊实性表现相似，囊变多见，可位于周边部分，但其实性部分强化程度较GISTs弱、动脉期呈轻到中度强化。两者最终鉴别还需依靠病理及免疫组织化学。②纤维源性肿瘤，极少数原发于肠壁，肿瘤间质亦可见大量胶原化区，呈团状或不规则放射状分布，增强扫描呈轻度持续性强化改变，部分致密胶原化区可不强化。③胃肠道肿瘤，多起源于黏膜层，腔内多见，呈不规则肿块、管壁增厚、僵硬，局部侵犯明显，较早出现淋巴结转移；而GIST瘤体邻近肠壁无明显浸润，管壁结构清晰。GIST的磁共振表现为软组织信号影一般呈等长T_1WI略长T_2WI异常信号，FS-T_2WI呈高信号；如肿瘤较大时肿瘤会出现坏死、囊变，呈混杂信号。治疗方面，局限性GIST，原则上可直接进行手术切除；不能切除的局限性GIST或接近可切除，但切除风险较大或可能严重影响脏器功能者，宜先行术前分子靶向药物治疗，待肿瘤缩小后再行手术。具有中高危复发风险者、转移复发/不可切除者给予伊马替尼治疗。本例患者手术R0切除。术中所见：距回盲部100cm可见大小约4cm×3cm肿物，呈外生性生长，质韧，表面光滑，肿物已穿透浆膜，肠旁系膜淋巴结未见明显肿大。遂行小肠肿物切除术；手术病理显示：（小肠）低度恶性胃肠间质瘤，腔内-外型（哑铃形），肿瘤组织侵犯肠壁全层，可见出血、坏死及溃疡形成。肿瘤大小4.5cm×4cm×3cm，核分裂象＞5个/50HP。免疫组化：CD117、Dog-1、Vimentin均强（＋），SMA（＋），S-100蛋白、Desmin均（－），P53散在（＋），CD34显示血管丰富，Ki-67约10%（＋），两侧切缘均未见癌，肠系膜未见肿大淋巴结。术后病理为低度恶性胃肠间质瘤，预后良好。

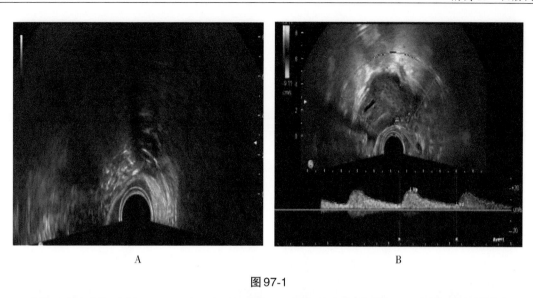

图 97-1

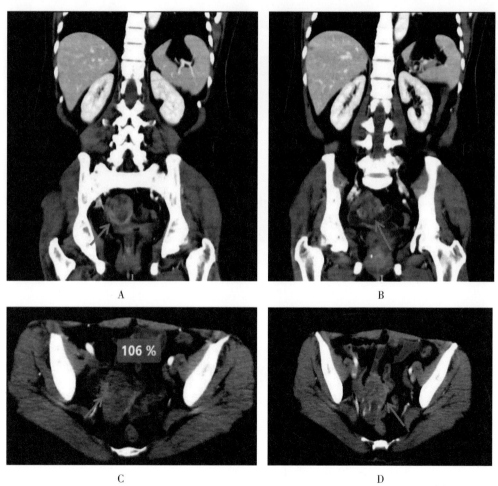

图 97-2

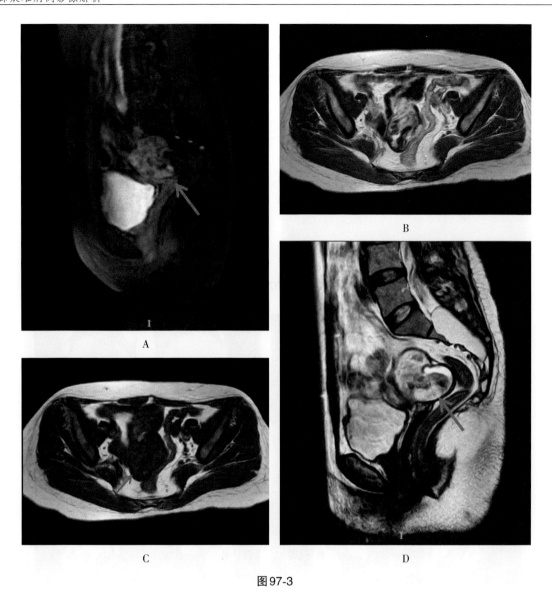

图97-3

（陈慧婷）

病例　98

【简要病史】　男性，86岁。脐周隐痛2d。查体：腹软，无压痛，未及腹块，Hb 79g/L，粪便隐血阳性，AFP、CEA未见异常。

【腹部CT】　图98-1A～D分别为平扫、增强扫描动脉期、门脉期及延迟期，图98-1E为冠状位重建，胰体尾部巨大囊样病变，类椭圆形，轮廓光整，与相邻组织分界清晰；囊壁薄而均匀，囊内分隔少且菲薄。肿瘤平扫密度均匀、稍高于水样密度，增强后囊壁及分隔均呈轻度强化。

【最初诊断】　腹痛查因：肠梗阻？消化道肿瘤？

【最后诊断】　①小肠间质瘤；②右肝囊肿；③横结肠息肉、痔疮。

【诊断依据】　老年男性，脐周隐痛2d。消化道出血表现。腹部CT提示：左侧腹腔内占位病变，考虑来源于小肠恶性肿瘤可能，手术病理证实为小肠间质瘤。

【分析】　胃肠道间质瘤（gastrointestinal stromal

tumors，GIST）是少见的非上皮性肿瘤，独立来源于胃肠道管壁间叶组织的非定向分化的间叶性肿瘤，过去多诊断为平滑肌瘤或平滑肌肉瘤。GIST临床表现无特异性，术前诊断比较困难，确诊需靠病理电镜与免疫组化。根据瘤体与胃肠道管壁的关系可分为4型：①黏膜下型，肿瘤从黏膜下向腔内生长突出，与管壁有蒂相连。②肌壁间型，肿瘤同时向腔内外生长突出。③浆膜下型，肿瘤从浆膜下向壁外生长突出，与管壁基底有蒂相连。④胃肠道外型，肿瘤起源于胃肠道管壁以外的腹内其他部位。GIS生物学行为分为良性、潜在恶性、低度恶性及显著恶性。目前认为最可靠的恶性征象是手术中发现肿瘤侵及邻近脏器，或出现网膜、肠系膜、腹膜、肝或淋巴结转移等。大多数呈膨胀性生长，为边界清楚的孤立性圆形或椭圆形肿块，偶见分叶状或多发性，即使巨大的肿块，其对周围组织的浸润亦相对较轻，肿块与邻近结构界线模糊时提示浸润，但较少见。肿块可出血、坏死、囊性变等，故CT表现为密度不均匀。肿瘤多富于血供，增强后强化显著，且静脉期持续强化，部分肿瘤静脉期强化可高于动脉期，肿块内出血、坏死、溃疡区表现为无强化低密度，部分肿块周围可见簇状、线状肿瘤血管影；由于黏膜下型少见，肿块向胃肠壁外生长，很少合并肠梗阻。恶性GIST可通过血行和种植转移至肝、腹膜和肺等部位，而淋巴结转移少见。本例患者CT定位、定性诊断依据：肿块位于

左中下腹部，与小肠壁相连、关系密切，向外生长，故未导致肠梗阻，肿块内有积气、积液，提示与肠道相通，考虑小肠来源的病变；该软组织密度肿块虽巨大，但对周围组织的浸润较轻，边界清楚；增强扫描动脉期肿块实性部分呈中度至明显强化，且静脉期持续强化、稍高于动脉期，延迟期强化明显减退；腹部未见明显肿大转移淋巴结及其他转移灶；患者为老年，结合CT表现，高度提示间质瘤的诊断（图98-1A～E）。在CT鉴别诊断上，GIST增强静脉期持续强化并稍高于动脉期，肿瘤与胃壁相连部以外的肠管壁结构层次正常，均与小肠腺癌不同，后者少数亦可外生性，病变区肠壁结构层次消失，黏膜常增厚、破坏，增强扫描病变强化多呈"快进快退"，局部肠腔狭窄、梗阻及区域淋巴结转移较GIST多见；平滑肌源性、神经源性肿瘤多数表现为较大的软组织肿块，密度均匀或不均匀，可有坏死、液化、囊变等，增强扫描亦为不均匀明显强化，有时在影像上表现与GIST极为相似，难以鉴别，确诊只有靠病理学检查。本例患者手术后病理显示（图98-2A～D）：冷冻结果为（大网膜肿物）梭形细胞肿瘤，考虑为胃肠道间质瘤。石蜡及免疫组化：小肠系膜肿物为胃肠道间质瘤，核分裂＜1个/40HP。免疫组化：CD11（+++），Dog-1（+++），Vimentin（+++），SAM（+++），S-100蛋白散在阳性，CD34（++），Ki-67阳性率约1%，确诊小肠系膜间质瘤，手术后症状改善。

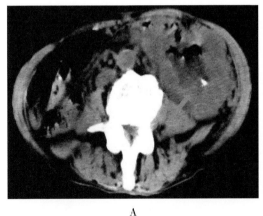

A

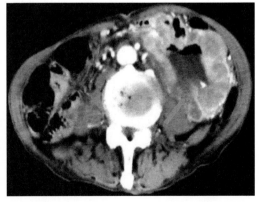

B

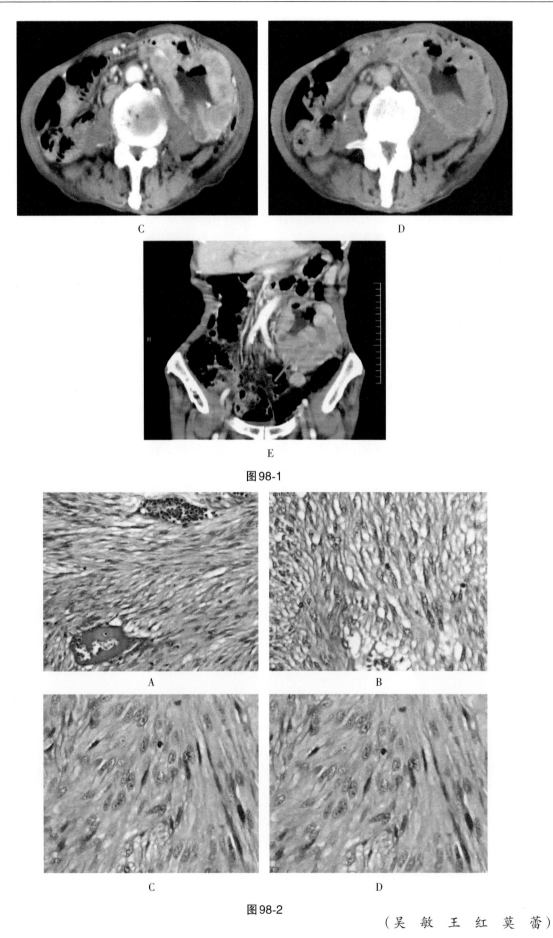

C

D

E

图98-1

A

B

C

D

图98-2

（吴　敏　王　红　莫　蕾）

病例 99

【简要病史】 男性，69岁。反复腹痛伴排便习惯改变20余年，加重半个月。CRP 19.7mg/L，WBC 6.89×10^9g/L，Hb 105g/L，PLT 494×10^9g/L。肿瘤标志物正常。结肠镜提示全大肠黏膜未见异常。

【腹部X线】 中腹部见多个气液平面（图99-1）。

【腹部CT】 盆腔内见一类圆形肿块影，病变大小约6.8cm×5.5cm×7.3cm，与小肠相连，其内见大量积液及混杂积气，增高强扫描肠壁可见明显强化（图99-2 A～F）。

【最初诊断】 右下腹占位。

【最后诊断】 小肠间质瘤，腹腔多发转移（高危险度）。

【诊断依据】 老年男性，反复腹痛伴排便习惯改变20余年，加重半个月。腹部X线平片：中腹部见多个气液平面。腹部CT提示：盆腔内类圆形肿块影，与小肠相连，考虑小肠间质瘤，手术探查及病理确诊。

【分析】 小肠间质瘤是原发于小肠的胃肠道间质瘤（gastrointestinal stromal tumor，GIST），是胃肠道间质瘤的一种。GIST与胃肠道肌间神经丛周围的Cajal细胞相似，均有c-kit基因、CD117、CD34表达阳性。ICD为胃肠起搏细胞，因此有人又将其称之为胃肠道起搏细胞肿瘤（gastrointestinal pacemaker cell tumor，GIPACT）。GISTs 免疫组化研究表明CD117（c-kit）和CD34为其重要标志物。80%～100%的GISTs的CD117呈弥漫性表达，而平滑肌细胞和神经纤维不表达CD117 60%～80%的GISTs的CD34表达较高。CD34表达特异性强，在区别GISTs与平滑肌瘤或神经源性肿瘤时具有重要价值。本例患者经手术等治疗，手术病理示：①（右侧盆壁结节）梭形细胞肿瘤，考虑为间质瘤可能；②（小肠系膜结节）低度恶性梭形细胞肿瘤。免疫组化提示：①（右侧盆壁、小肠系膜）胃肠间质瘤，高危险度；②（小肠）胃肠间质瘤，高危险度（图99-3 A～E）。手术后症状改善。

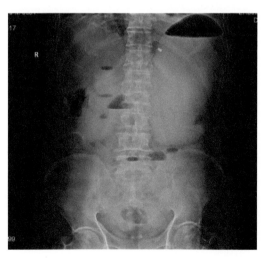

图99-1

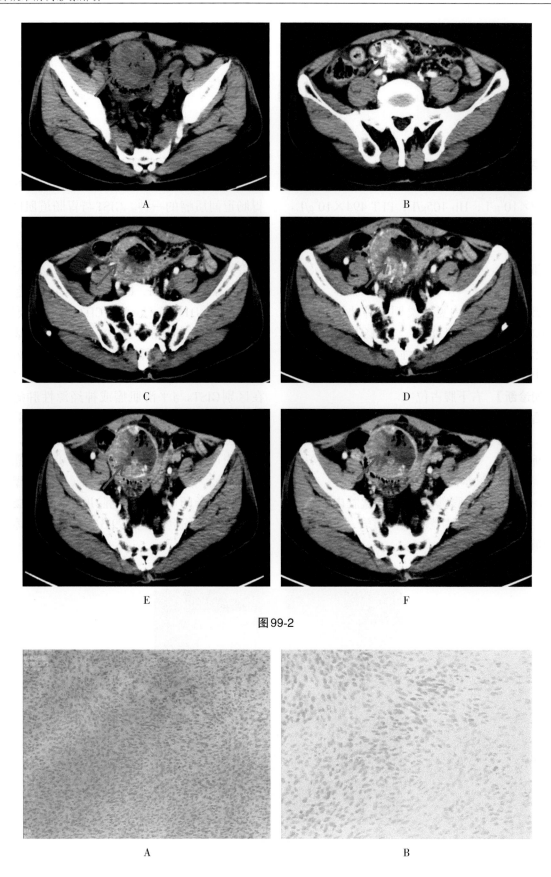

图99-2

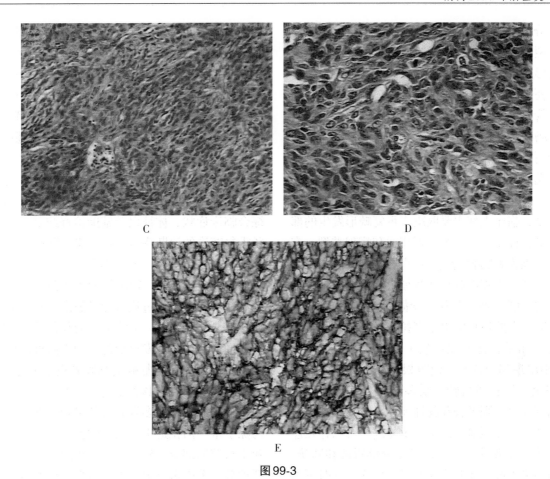

C D

E

图99-3

（张绍衡 毛 华）

病例 100

【简要病史】 男性，57岁。反复便血2年余，再发血便半天。既往9年前及8年前有便血史。胃镜：①十二指肠球炎；②慢性胃炎伴平坦糜烂，胃体为主。肠镜：①结肠息肉；②痔疮。

【消化道钡剂造影】 空肠末段局限性囊袋样扩张：先天发育异常（肠重复畸形）？

【腹部CTE】 右上腹部肝下方见囊袋状影，壁薄且光整，内见积液及积气，并见气液平面，其与小肠关节密切。考虑肠重复畸形（肠外囊肿型）可能（图100-1A～D）。

【最初诊断】 便血查因：消化系溃疡并出血？

【最后诊断】 小肠重复畸形。

【诊断依据】 老年男性，慢性起病。反复便血2年余，再发血便半天。全消化道钡剂造影提示：空肠末段局限性囊袋样扩张；先天发育异常，肠重复畸形可能。胃镜、肠镜未见出血灶。腹部CTE右上腹部肝下方见囊袋状影，壁薄且光整，内见积液及积气，并见气液平面，其与小肠关节密切。考虑肠重复畸形（肠外囊肿型）可能。手术及术后病理证实为空肠重复畸形。

【分析】 小肠重复畸形是小肠出血罕见原因。消化道重复畸形的来源有多种解释，但总的来说仍然病因不明。大体有几种学说：①胚胎期肠管腔化过程异常，形成与消化道并行的囊肿状空腔。②胚胎早期消化道常有憩室外袋，正常发育时外袋逐渐退化消失，如有残留则可形成该病。③脊柱原肠空化障碍学说，可以解释为何重复畸形可发生于消化道任何水平并常伴有脊柱神经系统畸形。④原始胚板中心分裂学说。根据形态本病常分为4型：①肠壁囊肿型，位于肠壁肌层或黏膜下，该段肠管壁向外突出形成圆形或卵圆形肿块。向肠腔内突出，可引起肠梗阻或诱发肠套叠。②肠外囊肿型，囊肿贴附于肠管一侧，与主肠管间无开口，多有单独的血管。③肠外管状型，畸形附着手肠系膜侧线与主肠管并列而行，使肠管呈双腔管道，与主肠管间开口位于两端，可单开口或双开。④憩室型成袋状与肠腔交通。消化道重复畸形临床症状变异很大，表现很不典型，临床表现主要取决于重复畸形发生的部位、范围、程度、与肠腔是否相通和病理类型，有无迷生胃黏膜和胰腺组织存在也影响临床表现。主要临床表现：①腹部肿物和肠梗阻，肠壁囊肿型由于肠腺的不断分泌，囊内充满囊液，导致肠管阻塞引起梗阻。在此过程中由于牵拉、扩张和梗阻可引起腹痛。如果合并其他疾病（如肠套叠、肠扭转等），则出现相应症状。梗阻根据程度可以是完全或不完全。如有肠扭转，则多为完全性，程度较重；如有绞窄，则可合并肠坏死、肠穿孔等严重并发症。②腹痛和便血，由于肠重复畸形可以存在迷生胃黏膜组织和胰腺组织，可以分泌胃液和胰酶，腐蚀肠黏膜引起出血和腹痛并反复发作，同时可引起炎症和消化道穿孔。临床上出现腹部囊性肿块、消化道出血、腹痛以及原因不明的肠梗阻时，应考虑消化道重复畸形的可能，下列辅助检查可为其诊断提供帮助：①X线检查，胸腔内重复畸形多可由胸部摄片发现，若同时合并半椎体、脊柱前裂等畸

形则更有诊断价值。钡剂灌肠有时可发现肠管呈双管并行的形态，消化道受挤压或位置改变。②核素显像（^{99m}Tc）对定性、定位诊断有一定帮助。目前常选用^{99m}Tc -RBC来确定出血部位。不出血时常选用^{99m}TcO$_4^-$显示异位胃黏膜，必要时亦可联合应用。③B超、CT检查能提示重复畸形。④小肠CT造影（CTE）、小肠MRI造影（MRE），可见异常的肠腔或囊状结构。⑤气囊小肠镜、胶囊检查，可见肠腔呈双腔开口，通过异常开口后进入异常的管状结构。综合临床症状、体征以及辅助检查结果，对提高回肠重复畸形的诊断率有一定意义。既往本病的诊断手段主要依靠手术，但近年来随着新技术的不断发展，尤其是小CTE、MRE气囊小肠镜、胶囊检查的发展，从而有望通过检查即可做出诊断。本例即是通过CTE临床诊断。治疗上一般须行手术切除。根据病理形态以及并发畸形部位的不同可选择肠间隔切除、内引流、重复畸形黏膜剥离术或分期手术：重复的肠管与周围肠管粘连时，可同时行部分主肠管切除；对于存在多发异常的患者，常须行多部位切除手术。消化道重复畸形的预后一般均较好，病死率与畸形部位、病理形态、年龄及有无合并其他严重畸形等因素有关。消化道重复畸形虽发病率低且成年人罕见，但易误诊误治。本例患者给予手术治疗，手术所见：距离回盲部180cm处有一畸形肠管，位于系膜侧缘。手术病理示：于肠壁黏膜下及浅肌层内见片状的胰腺组织，符合异位胰腺。手术后症状改善，预后良好。

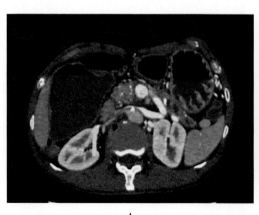

A

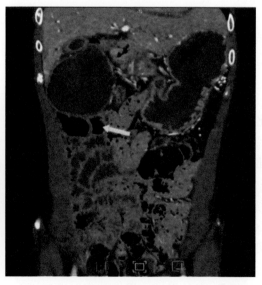

B

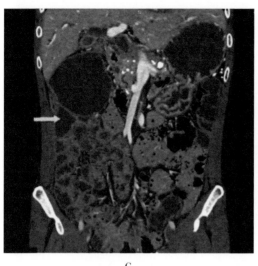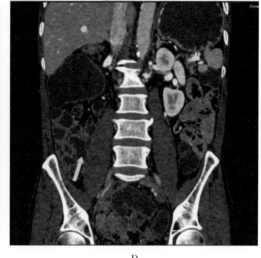

C　　　　　　　　　　　　D

图100-1

（陈慧婷）

病例　101

【简要病史】　男性，1岁5个月。发现腹腔肿物1年半，患儿母亲于孕后期B超检查发现胎儿腹部见一囊性结构，大小约3.0cm×2.3cm，壁薄，后方回声增强，右肾前方。患儿无腹痛、腹胀，无便秘、便血等不适；Hb 119g/L，MCV 74.6fL，MCH 25.2pg，CEA正常。腹部X线平片：未见异常。

【体表肿物B超】　右下腹腔内见纯囊性包块，大小约3.9cm×2.2cm（图101-1 A、B）。

【腹部CT】　右下腹可见类圆形囊性低密度影，最大面积约3.4cm×2.9cm，边界尚清，邻近肠管稍受压改变；腹腔内及腹膜后未见肿大淋巴结影（图101-2）。

【最初诊断】　腹腔囊性肿物查因，肠重复畸形？

【最后诊断】　小肠重复畸形。

【诊断依据】　幼儿，体型瘦长，发现腹腔肿物1年半，无腹痛、腹胀，无便秘、便血等不适。体表肿物彩超：右下腹腔内见纯囊性包块。腹部CT提示右下腹可见类圆形囊性低密度影，邻近肠管稍受压改变。患儿行腹腔探查术，手术所见及病理符合肠重复畸形。

【分析】　小肠重复畸形是指在小肠的近系膜侧出现的一种圆形或管状结构的空腔器官，与其毗邻的小肠有相同的组织结构，其血液供应亦非常密切。小肠重复畸形可发生于小肠任何部位，但以回肠最为多见。小肠重复畸形因病理解剖特点、所在部位、病理形态、范围大小、是否与肠道相通、有无并发症等复杂因素，临床症状变异很大。症状可出现在任何年龄，多数于2岁以内发病，不少病例出生1个月内出现症状。少数病例无症状，仅在其他疾病行剖腹手术时发现。肠梗阻常为与主肠管的囊肿型重复畸形的临床表现，尤其是肠壁内囊肿。囊肿向肠腔突出，堵塞肠腔引起不同程度肠梗阻。囊肿容易成为套入点诱发肠套叠。患儿多因肠梗阻、消化道出血或腹膜炎来就诊。患儿反复腹痛、便血、腹部包块或原因不明的肠梗阻考虑肠道重复畸形。钡剂检查或钡剂灌肠可显示肠腔有钡剂充盈缺损或肠壁有受压切迹。有时钡剂进入异常囊腔，显示其形状、部位和范围，正常肠管受压移位。B超也能判断重复畸形的部位、大小和性质，了解囊肿内有无分泌物充盈，以及囊肿和消化道的相互关系，有时通过仔细区分肠重复畸形和肠系膜囊肿的囊壁结构，偶尔可鉴别两者。手术是唯一治疗方法，多因急腹症施行手术。无症状的小肠重复畸形也应手术切除，以防并发症及成年后癌变的发生。

重复畸形囊肿切除术，部分小肠重复畸形具有单独的系膜和血管支，可将囊肿完整切除。对重复畸形紧密依附于主肠管系膜内者，术者应于主肠管与畸形囊肿之间仔细寻找直接营养囊肿的血管分支。本例患者经过手术治疗，手术病理示："囊性扩张"

肠管肠黏膜萎缩变薄，部分区域腺体消失，黏膜下层结构消失，肌间神经丛数目减少，未见明显神经节细胞。免疫组化：Neu-N（－），Syn（＋）（图101-3 A～C）。术后经营养支持等治疗后，临床症状有所缓解。

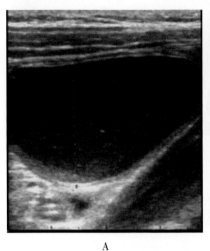
A

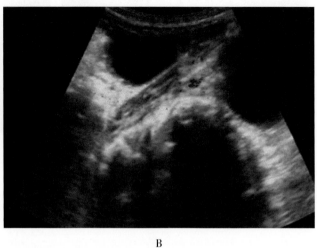
B

图101-1

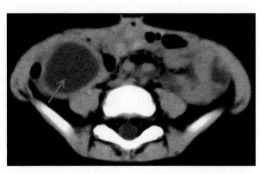

图101-2

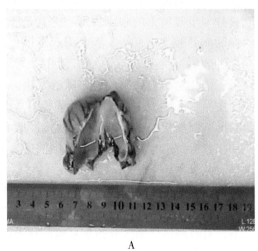
A

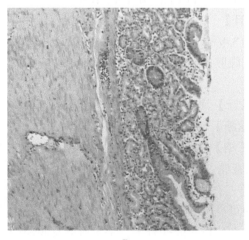
B

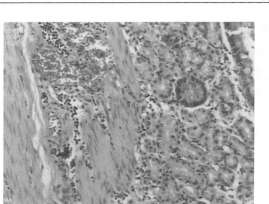

C

图101-3

（张绍衡 毛 华）

病例 102

【简要病史】 女性，63岁。反复腹痛伴发热1个月，发现嗜酸性粒细胞（EOS）升高1d。血常规：WBC 10.67×10^9/L、EOS 5.67×10^9/L、EO% 53.1%。粪便：虫卵（-）。血清寄生虫全套抗体（-）。查体：全身皮肤未见皮疹。腹平软，无压痛、反跳痛，肠鸣音正常，移动性浊音阴性。

【腹部CT】 右下腹小肠（回肠远段）壁增厚并强化较明显，考虑炎性病变（图102-1 A、B）。

【胃镜】 慢性浅表性胃炎。食管、胃体、胃窦、十二指肠多点活检病理：镜下见黏膜层内散在个别炎症细胞浸润，未见明显嗜酸性粒细胞浸润。

【肠镜】 肠腔未见明显异常。多点活检（回肠末段、升结肠、横结肠、乙状结肠、直肠）黏膜层内见较多嗜酸性粒细胞浸润，局灶聚集，比例15%～25%，结合临床，考虑为嗜酸性肠炎（图102-2 A、B）。

【最初诊断】 腹痛发热嗜酸性粒细胞升高查因：急性肠炎？

【最后诊断】 嗜酸性粒细胞性肠炎。

【诊断依据】 老年女性，急性起病。反复腹痛伴发热1个月，发现嗜酸性粒细胞升高1d。血常规提示嗜酸性粒细胞明显升高。CT提示：小肠炎性改变。肠镜多点活检病理提示嗜酸性粒细胞浸润。除外寄生虫感染。

【分析】 嗜酸性粒细胞性胃肠炎（EG）是以消化道症状为主要临床表现的疾病，亦称嗜酸性胃肠炎。其发病与食物及药物过敏有关，胃肠道黏膜中的嗜酸性粒细胞凋亡后可以使嗜酸性粒细胞衍生神经毒素、卤素等物质激活并导致病理性反应。既往的报道认为嗜酸性粒细胞性胃肠炎可能与肥大细胞脱颗粒等有关。诊断标准：①患者有腹痛、腹泻、反酸、嗳气、恶心、呕吐等消化道症状。②胃肠道有一处及以上部位组织或腹水细胞学检查有嗜酸性粒细胞浸润。③除外继发性疾病所致的胃肠道嗜酸性粒细胞侵润，如寄生虫感染、结缔组织变态反应性肠病。临床分型：根据嗜酸性粒细胞在消化道壁内浸润的部位，将EG分为黏膜病变型、肌层病变型、浆膜病变型3型。①黏膜病变型，嗜酸性粒细胞仅局限于黏膜及黏膜下层，为最常见类型。②肌层病变型，嗜酸性粒细胞浸润到固有肌层，可导致完全和不完全肠梗阻。③浆膜病变型，嗜酸性粒细胞浸润至浆膜层，可出现腹水，腹水中见大量嗜酸性粒细胞浸润，亦可出现胸腔积液、心包积液。EG的治疗以内科治疗为主。治疗原则：①避免接触过敏源。②抗组胺、糖皮质类固醇治疗，其中激素治疗是首选方法，常用剂量为泼尼松20～40mg/d［或以体重计算：泼尼松1mg/（kg·d）］，连用7～14d，逐渐减量。③激素治疗后不能完全消除症状的患者加用硫唑嘌呤（50～100mg/d）常有良好疗效。④对于糖皮质激素治疗无效或产生较为严重的不良反应者，可使用色甘酸二钠作为替代药物。⑤合并幽门梗阻、肠梗阻等并发症时可考虑手术治疗。本例患者给予泼尼松（60mg/d）口服，同时应用抑酸、保护胃肠黏膜等药物治疗，2周后逐渐减量，3个月后停药，未再复发。

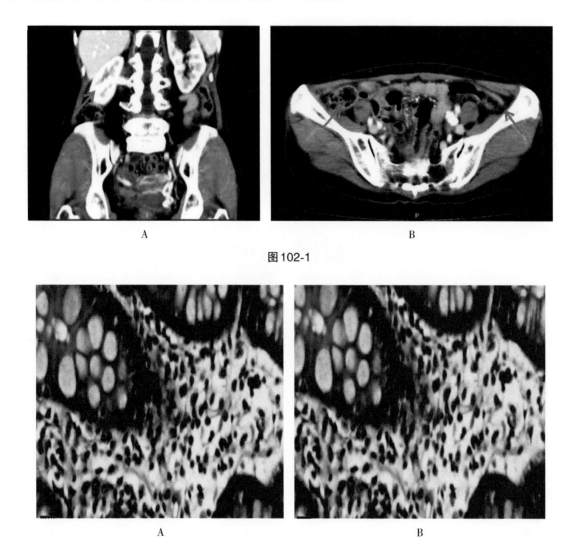

图102-1

图102-2

（陈慧婷）

病例 103

【简要病史】 女性，39岁。腹胀1周，伴排便次数增多，每天4～5次。B超：盆、腹水。血常规：WBC 26.34×10⁹/L，EO% 66.8%。寄生虫检查阴性。

【肠镜】 结肠炎症，病理提示符合嗜酸性粒细胞性肠炎。

【腹部CT】 全段结肠呈弥漫性管壁增厚水肿，未见明确肿块影，增强管壁强化程度明显减低。余扫描层面内直肠及各段小肠管未见明显扩张。腹膜后及肠系膜根部见多发小淋巴结，最大直径约

0.7cm。双侧腹股沟未见肿大淋巴结。可见腹水（图103-1A～D）。

【最初诊断】　腹水查因。

【最后诊断】　嗜酸性粒细胞性肠炎。

【诊断依据】　中年女性，腹胀1周伴排便次数增多，B超提示盆、腹水。CT可见全结肠弥漫性管壁增厚水肿，血嗜酸性粒细胞百分比明显增高，肠镜病理提示符合嗜酸性粒细胞性肠炎，除外寄生虫感染。

【分析】　嗜酸性粒细胞性肠炎是一种少见的胃肠道疾病，首先由Kaizser于1937年描述，病因不明，以胃肠道壁内嗜酸粒细胞浸润为特征。确诊须符合4项标准：①有消化系统症状；②病理证实胃肠道一处或多处嗜酸粒细胞浸润；③排除胃肠道外多器官嗜酸粒细胞浸润；④无寄生虫感染。发生年龄以20～50岁居多，男女比例相似。本病至今病

因尚不明确，50%有食物过敏史或过敏性疾病家族史，一般认为与I型变态反应有关。80%外周血中嗜酸粒细胞增多，IgE、IgG升高。CT表现报道较少，主要为小肠广泛性的肠壁增厚，增强后肠壁强化，此种弥漫性的小肠肠壁增厚是小肠炎症性病变的共同表现；此外对于肌层和浆膜层病变型，CT更有利于发现腹部包块及典型的肠套叠征象，易显示腹水和淋巴结大。嗜酸性胃肠炎需与Crohn病或肠结核鉴别。常见的炎症性肠疾病Crohn病或肠结核如有各自的典型表现时，例如卵石征或直线征，比较容易诊断，当缺乏典型征象，则需要紧密结合临床，80%的嗜酸性肠炎外周血中嗜酸粒细胞增多，50%的患者有过敏史。此外，小肠淋巴瘤也可表现肠壁增厚，但回肠常见，且肠壁多不规则增厚，同时肠壁蠕动僵硬，临床资料也是重要鉴别点。本例患者经过激素治疗后症状改善。

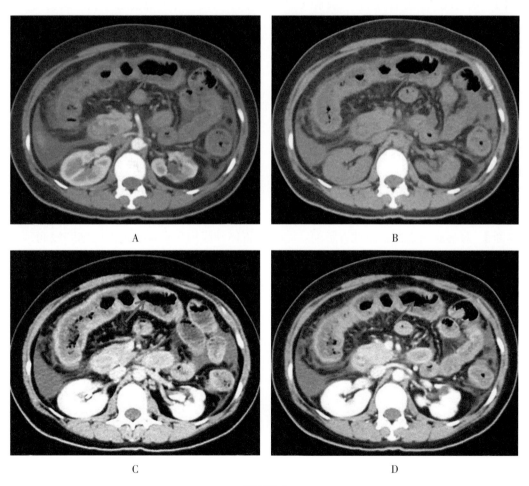

A

B

C

D

图103-1

（万　瑜　陈浩军）

病例　104

【简要病史】　女性，19岁。反复腹痛、腹泻1周，呈阵发性钝痛不适，以上腹部及脐周为主，疼痛明显时可波及全腹，伴腹泻，排黄色水样便，每天3～4次。查体：腹部稍膨隆，移动性浊音阳性，未及腹部包块。血常规：WBC 15×10⁹/L。EO% 16%，CA125 168.8U/ml。寄生虫检查阴性。给予泼尼松口服治疗后症状好转。胃镜：慢性胃炎，在胃窦、胃体取活检行病理组织学检查。肠镜：大肠腔未见异常（图104-1 A、B），在回肠末段和降结肠取活检行病理组织学检查。

【腹部CT】　所示小肠肠管增厚、水肿（图104-2 A、B），肠系膜见多发小淋巴结影（图104-2C）。肝、脾、胰腺、胃、双肾周围可见积液征（图104-2D）。

【腹水检查】　可见多量炎症细胞，以嗜酸性粒细胞为主，另见少量间皮细胞，未见肿瘤细胞（图104-3 A、B）。

【骨髓穿刺】　骨髓有核细胞丰富，可见三系细胞，其中嗜酸性粒细胞数目相对增多，脂肪组织及纤维组织未见明显增多，未见恶性病变（图104-4 A、B）。

【最初诊断】　腹痛腹泻查因：急性胃肠炎。

【最后诊断】　嗜酸性粒细胞性肠炎。

【诊断依据】　青年女性，反复腹痛、腹泻1周，伴有腹水。B超：腹水。腹部CT示：小肠肠管增厚、水肿，肠系膜见多发小淋巴结影。腹水涂片病理：可见多量炎症细胞，以嗜酸性粒细胞为

主。回肠、结肠黏膜活检：可见较多淋巴细胞浸润，个别嗜酸性粒细胞浸润。除外寄生虫感染。

【分析】　嗜酸性粒细胞性胃肠炎是一种以胃肠道组织中嗜酸性粒细胞异常浸润为特征的罕见胃肠道疾病，又称为过敏性胃肠炎，病变可累及胃肠道各段，以胃和小肠多见。临床表现因病变发生的部位及浸润范围的不同而异，病变主要局限于黏膜、黏膜下层时，主要症状为腹痛、恶心、呕吐、腹泻和体重减轻，病变广泛时出现小肠吸收不良、蛋白丢失、贫血等全身表现。病变累及肌层时，胃肠壁增厚僵硬，可出现梗阻症状。病变侵及浆膜层时，出现腹膜炎、腹水，为含大量嗜酸性粒细胞的渗出性腹水。X线检查缺乏特异性，60%患者可完全正常。常见表现：受累胃肠道黏膜水肿、皱襞增宽、结节样增生，胃肠壁增厚，腔狭窄及梗阻征、小肠扩张等。CT检查可见胃肠壁增厚、肠系膜淋巴大或腹水。内镜检查可见黏膜皱襞粗大、充血、水肿、溃疡或结节，同时在病变部位行黏膜活检证实有无嗜酸性粒细胞浸润可明确诊断。嗜酸性粒细胞性胃肠炎的治疗以排除过敏源、抗炎、抗过敏为主。本例患者行内镜检查，内镜病理示：①胃窦、胃体黏膜内仅见极少量淋巴细胞浸润，未见嗜酸性粒细胞浸润；②回肠末端、大肠黏膜内可见较多淋巴细胞浸润，仅见个嗜酸性粒细胞浸润（图104-5 A、B）。腹水涂片病理：可见多量炎症细胞，以嗜酸性粒细胞为主（图104-3 A、B）。考虑病变累及肌层和浆膜层，经过激素治疗后，病情明显好转。

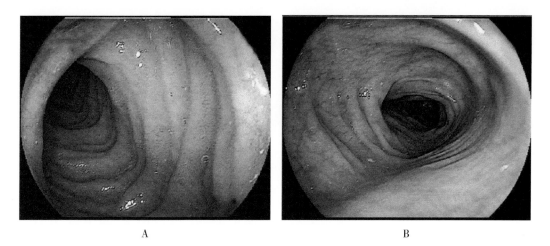

图 104-1

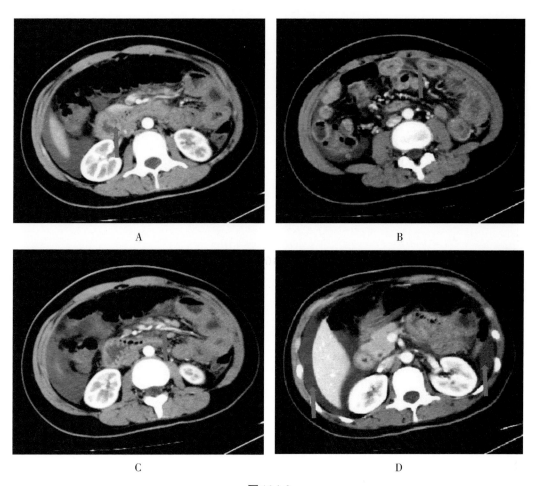

图 104-2

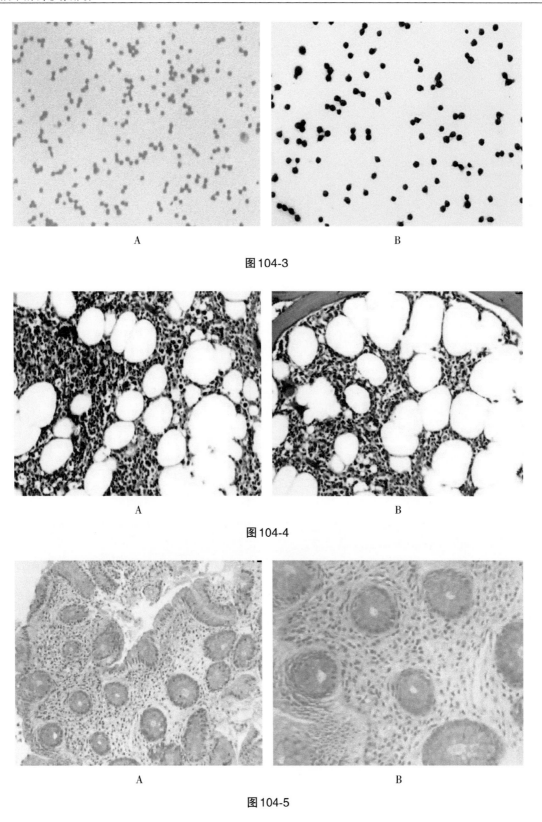

A   B

图 104-3

A   B

图 104-4

A   B

图 104-5

（林云安　王　红）

病例 105

【简要病史】 女性，19岁。腹胀伴腹痛4个月余，既往肺结核病史2年余，抗结核治疗症状改善，已停药半年，无咳嗽、盗汗、消瘦。体查：腹部稍胀，无压痛，未及腹块，腹水征阳性，腹水CA125 1172U/ml，腹水ADA 42.5U/L，腹水LDH 318U/L，血清CA125 105.4U/ml，ESR 75mm/h，CRP 41mg/L，Hb 87g/L，腹水、粪便等未发现抗酸杆菌。

【腹部CT】 图105-1A～D分别为平扫、增强扫描动脉早期、动脉晚期、静脉期腹腔腹膜轻度弥漫增厚，增强扫描呈轻度线样强化，腹腔内肠管壁均匀轻度增厚，增强扫描均匀轻度强化。右侧肠系膜间可见少许液性密度影。

【肠镜检查】 结核性结肠炎（图105-2A、B）。

【最初诊断】 ①腹痛、腹水查因：结核性腹膜炎？腹腔肿瘤？②闭经查因：生殖系统结核？原发性闭经？③轻度贫血。

【最后诊断】 ①肠结核；②结核性腹膜炎。

【诊断依据】 青少年女性，肺结核病史2年余，腹胀伴腹痛4个月余，CT表现为腹腔腹膜轻度弥漫增厚，增强扫描呈轻度线样强化，腹腔内肠管壁均匀轻度增厚，增强扫描均匀轻度强化。腹腔内少量腹水。肠镜病理证实为肠结核。

【分析】 大多数结核性腹膜炎属于慢性腹膜炎，是由结核杆菌引起的腹膜特异性感染，又称腹膜结核。结核性腹膜炎好发于青壮年，发病仅次于肺、肠结核，占结核病的5%，且多见于城镇低收入者。感染途径以腹腔脏器和淋巴结结核的结核灶直接蔓延为主，亦可由远处的结核病灶（主要是肺结核）经血行播散至腹膜。正常情况下CT一般不能显示壁腹膜，只有在因各种原因受到刺激或损害时，而发生炎症或肿瘤性病变时才表现出各种征象。结核性腹膜炎的腹膜增厚可表现：①粟粒状结核结节；②腹膜结节；③光滑、均匀增厚，而以污迹腹膜表现最常见；④腹膜钙化并不常见，但CT易显示，并有重要诊断价值。腹水：腹水多表现为少量，常累及多个间隙，主要位于肝周、双侧结肠旁沟、盆腔及双侧结肠下间隙。可分布不均匀，被

纤维粘连形成包裹，表现为积聚改变，是结核性腹膜炎的特点。以CT值20HU作为界值把腹水分为高、低密度。腹水的密度值仅能作为诊断的参考。肠系膜受累可表现为软组织密度细线影，或肠系膜脂肪密度轻度增高，或肠系膜血管束增粗，聚集，肠系膜血管显示不清，肠系膜呈"放射状"排列。病理显示为肠系膜被结核肉芽肿广泛，系膜血管充血，僵硬，若肠系膜弥漫受累，周围小肠曲被包绕则形成软组织密度肿块，增强扫描不均匀强化。因此，肠系膜的改变无诊断特异性。腹腔淋巴结增大、增多，可互相融合粘连成团，主要位于小肠系膜上和（或）腹膜后中线大血管区域。CT增强时，直径＜1cm的淋巴结强化明显，且密度均匀。直径＞1cm的淋巴结呈环状、靶形强化。可能与淋巴结结核不同的病理阶段有关，直径较小的淋巴结因淋巴结中心部分干酪物质较小，增强后密度均匀，直径＞1cm的淋巴结中心部分干酪物质较多，缺乏血供，导致中心不强化，增强后淋巴结呈环状强化。淋巴结越大，中心密度越低，边缘强化越明显。肠结核是由于结核杆菌侵犯肠道而引起的慢性特异性感染，主要有3种感染途径：肠源性（咽下含结核杆菌的痰液感染）、血源性（肺结核经血行播散所致）及邻近脏器结核直接蔓延（如结核性腹膜炎、盆腔结核、胰腺结核等）。该病好发于青壮年，男性多于女性，近年来男性患病率增高，可能与男性不良卫生习惯或肠外结核较重有关，临床表现为腹痛、腹胀、腹泻、血便等消化系统症状，部分患者有低热、盗汗和消瘦等结核中毒症状，主要体征有腹部轻压痛，右下腹包块，合并肺结核多见。肠结核主要发生于回盲部，升结肠、横结肠次之，与回盲部淋巴组织丰富、易感染有关。CT主要表现：①肠壁增厚、肠腔狭窄，是最常见的表现。有文献报道，肠结核肠壁平均厚度约1.4 cm。肠壁可呈分层状强化，表现为"靶征"和"双环征"，其病理基础是急性炎症期肠黏膜下层水肿CT上呈相对低密度，黏膜及浆膜层炎性充血呈相对高密度，此为非肿瘤性肠壁炎症疾病的共同特征，随

着病程的发展，结核性肉芽肿和纤维化形成导致肠壁呈不规则增厚，增强扫描呈均匀或不均匀强化。②病变段肠周围结构改变，肠周脂肪组织作为一种内分泌器官，可以表达和分泌多种产物，参与肠道炎症性病变或恶性肿瘤的反应过程。肠结核除了肠道炎症性疾病的非特异性征象（周围脂肪组织模糊、结构紊乱），随着病程的进展、感染的蔓延，会出现邻近腹膜增厚、小肠、肠系膜粘连、边界不清，增强扫描不均匀强化，表现为特征性的"污迹征"。而脂肪组织结构僵硬只见于肠恶性肿瘤，提示肿瘤对周围组织结构的浸润和侵犯，有助于鉴别良、恶性病变。③淋巴结增多、增大、钙化，炎症期引起的淋巴结反应性增多、增大，增强扫描呈轻、中度强化，本病例为此表现；结核杆菌感染淋巴结、继发淋巴结结核，表现为淋巴结环形强化，即中央干酪样坏死区无强化或淋巴结钙化。而肠道肿瘤、淋巴瘤引起的淋巴结大，短径多＞1.0 cm，增强扫描明显强化。④腹腔内钙化灶，腹腔内斑点状、斑片状钙化灶是肠结核肠外表现中最具鉴别诊

断价值的特征之一。鉴别诊断：肠结核需与溃疡性结肠炎、淋巴瘤、肠道癌肿鉴别。①肠结核，表现为病变肠段边界不清，呈不连续性，肠管环形狭窄，瘢痕收缩。②溃疡性结肠炎，表现为受累肠段呈连续性、肠壁轻度增厚（常＜1.0 cm），周围间隙可见脂肪浸润、纤维化。克罗恩病受累肠段呈跳跃性分布，病变分界清楚，肠黏膜面可见"鹅卵石征"，瘘管、窦道、脓肿等并发症常见。③肠道淋巴瘤，肠壁虽增厚明显，肠腔却无明显狭窄，且常单一部位受累。④肠道癌肿，表现为肠壁局限性僵硬、增厚呈不规则肿块，偏中心肠管狭窄，增强扫描肿块呈不均匀强化、中央坏死区无强化。本例患者肠镜病理光镜所见：黏膜内可见由类上皮细胞构成的结节，其间散在数量不等的朗汉斯巨细胞；结节周围有多少不等的淋巴细胞及少量纤维母细胞，无中性白细胞；结节中央可见或多或少、红染无结构的干酪样坏死。病理诊断：①（盲肠）黏膜慢性炎；②（横结肠）符合结核性肠炎（图105-3A、B）。经抗结核及对症支持治疗后，症状改善。

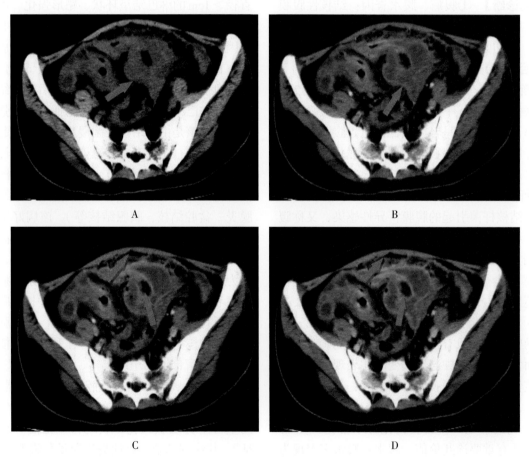

图105-1

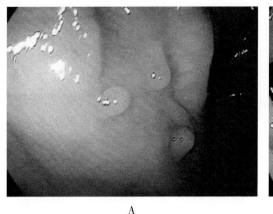

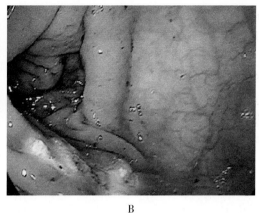

图105-2

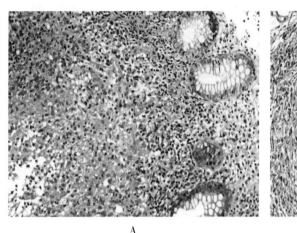

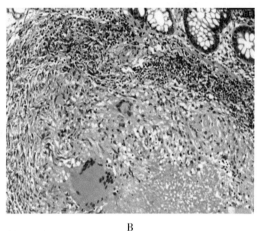

图105-3

（吴　敏　王　红　莫　蕾）

病例　106

【简要病史】　男性，39岁。腹痛3h，呈阵发性绞痛。查体：腹肌稍紧张，右侧腹部压痛，无反跳痛，肠鸣音减弱。血常规：WBC 7.20×10^9/L，NEU% 68.6%。

【腹部CT】　左上腹部较空虚，肠管数量减少，右中上腹部见肠管及相应肠系膜聚集，包裹，呈团块状，其内肠管扩张积气。所见肠管未见扩张积液及肿块影（图106-1 A、B）。

【最初诊断】　腹痛查因。

【最后诊断】　小肠扭转。

【诊断依据】　青年男性，腹痛3h，CT提示左

上腹部较空虚，肠管数量减少，右中上腹部见肠管及相应肠系膜聚集，包裹，呈团块状，其内肠管扩张积气。手术探查证实为肠扭转。

【分析】　肠扭转为肠梗阻的常见原因之一，是一种严重的急腹症。螺旋CT除常见的肠梗阻表现以外，还具有其特征性征象。"漩涡征"为肠曲紧紧围着某一中轴盘绕聚集，形成CT上呈"漩涡"状影像。肠管的"漩涡征"可能与局部肠管塌陷及参与扭转的肠袢过少、伴有肠管粘连等因素有关。扭转开始后未被卷入"涡团"的近端肠管充气、充液或内容物而扩张，其紧邻漩涡缘的肠

管呈"鸟嘴"样变尖，称之为"鸟喙征"，这也是肠扭转的特征性表现之一。此外，还可见肠壁强化减弱、"靶环征"和腹水。"靶环征"为肠壁呈环形对称性增厚并出现分层改变，为黏膜下层水肿增厚的征象。肠扭转需与单纯性肠梗阻鉴别诊断。肠扭转不仅有肠管走行改变，还伴有肠系膜组织及其伴行血管走向的异常，肠扭转的同时该段肠管及其肠系膜组织内的血管也必然扭转，而单纯性肠梗阻应该显示该段肠系膜及其系膜血管受牵连扭曲，并且局部肠壁水肿增厚，但其肠管段系膜血管未发生扭转，因此诊断肠扭转的同时不仅要有肠管走行改变及扭转征象，还有其伴行血管走向异常、扭转。本例患者手术治疗后，症状改善。

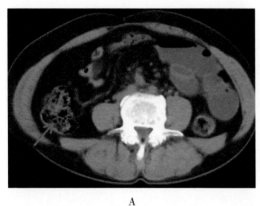 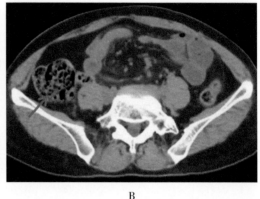

A   B

图 106-1

（万　瑜　陈浩军）

病例　107

【简要病史】　男性，89岁。反复肛门停止排气、排便5年，再发10d。近5年反复出现肛门停止排气、排便，先后诊断为"肠梗阻"，给予对症支持治疗后好转，10d前无明显诱因出现腹胀、腹痛，阵发加剧，以下腹明显，后肛门停止排便、排气，无呕吐，既往有胆囊切除病史。WBC 9.53×10⁹/L，NEU% 86.4%。

【腹部X线】　考虑肠梗阻（图107-1）。

【腹部CT】　肠扭转（图107-2 A～D）。

【最初诊断】　①不完全性肠梗阻：肠套叠？②胆囊切除术后。

【最后诊断】　小肠扭转。

【诊断依据】　老年男性，反复肛门停止排气、排便5年，再发10d，伴有腹胀、腹痛且阵发加剧，以下腹明显。腹部正位X线片：肠梗阻。腹部CT：小肠扭转。

【分析】　肠扭转导致的肠梗阻是我国外科常见急腹症之一，而老年人的肠梗阻常存在临床表现不典型、合并较多的基础疾病、治疗风险大等问题。一般高龄肠梗阻患者到医院就诊时，常已出现严重的代谢紊乱，甚至感染性休克等严重并发症，据统计80岁以上的肠梗阻患者常见的三大病因：肠粘连、肿瘤、粪便。多数粘连性肠梗阻可非手术治疗，若进行非手术治疗时，临床医师需严密观察各项指标，排除肠缺血、坏死、腹膜炎等致命性疾病。本例患者89岁高龄，有手术史，反复发作肠梗阻，本次伴有小肠扭转，考虑患者高龄、手术风险等因素，给予灌肠、抗感染、营养支持等非手术治疗后，症状改善。因此，对于不同原因肠扭转患者，根据不同病因、不同病情，选择合适的治疗手段，同样可能达到治疗目的。

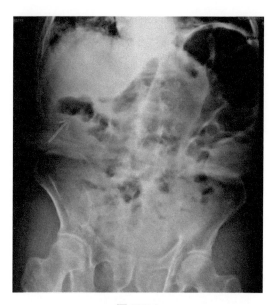

图 107-1

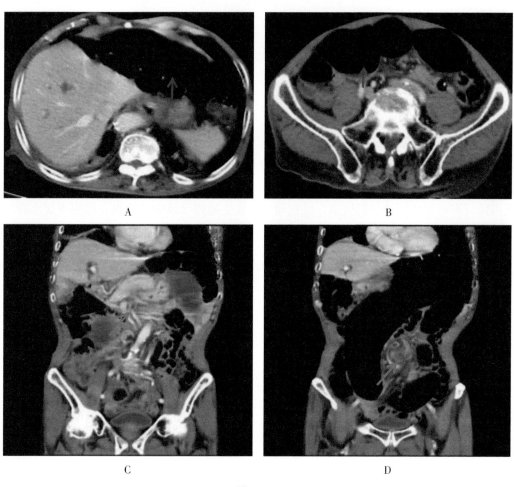

A

B

C

D

图 107-2

（刘　超　张　龙）

病例　108

【简要病史】　男性，52岁。腹痛2个月余。有肛门排气、排便。否认外伤手术史。胃镜：十二指肠球炎。肠镜：大肠肠腔未见异常。

【腹部X线】　腹部未见明确病理X线征。

【腹部CT】　CTA：肠系膜上动脉近段分支（近段空肠分支）扭转约180°至右中腹，未见明显血管闭塞（图108-1 A～D）。冠位MPR：近段空肠位于右中腹部，左中腹部空虚，肠壁未见明确增厚，余肠管分布未见明显异常（图108-2 A、B）。

【最初诊断】　腹痛查因：消化性溃疡？

【最后诊断】　空肠扭转。

【诊断依据】　老年男性，腹痛2个月余，有肛门排气、排便。腹部CTA提示肠系膜上动脉近段分支（近段空肠分支）扭转约180°至右中腹。CTE提示近段空肠位于右中腹部，左中腹部空虚。

【分析】　小肠扭转是指小肠袢沿其肠系膜纵轴顺时针或逆时针方向扭转超过180°，使得扭转肠袢的两端及肠系膜血管均受压，肠管发生完全或部分闭塞和血供障碍即可形成闭袢性肠梗阻，肠扭转易发生绞窄性肠梗阻。临床主要表现为急性剧烈腹痛，恶心，呕吐，发病急，病程进展快，病死率高，是一种严重的急腹症。也有少部分患者表现为慢性腹痛，无急腹症表现。小肠扭转按病因可分为原发性和继发性：①原发性小肠扭转与某些解剖因素有关，如梅克尔憩室、先天性中肠旋转不良，游离盲肠等。②继发性小肠扭转是由于腹腔局部粘连、炎症、肿瘤、系膜或网膜改变、蛔虫、内疝、妊娠等伴发病变或解剖结构变化所引起的小肠扭转。在上述解剖因素基础下，饱餐后，特别有较多不易消化的食物涌入肠腔内使得肠蠕动增强，如果在这种情况下发生体位的突然改变，可引起肠袢产生不同运动，使轴心固定位置且有一定重量的肠袢发生扭转。小肠肠扭转CT表现多样，最常见的征象为"漩涡征"，为肠系膜血管及肠管紧紧围绕着某一中轴盘绕聚集而成，在CT图像上形成"漩涡"状影像，该征象包括系膜血管"漩涡征"及肠管"漩涡征"，旋转方可以是逆时针方向，也可以是顺时针方向，大部分肠扭转病例既有系膜血管"漩涡征"，也有肠管"漩涡征"。其他征象："鸟喙"征，即扭转开始后未被卷入"涡团"的近端或远端肠管充气、充液而扩张，其紧邻漩涡缘的肠管呈"鸟嘴"样变尖，称之为"鸟喙"征。肠管管壁增厚、肠腔扩张及腹水，有不同程度肠壁增厚，行增强扫描的患者可见到"靶环"征，主要是因为肠管血运发生障碍导致肠壁缺血，黏膜下层水肿增厚。小肠扭转的治疗原则是早期诊断，及时手术，恢复肠管及血供通畅，降低肠管坏死的切除率，提高患者生存质量。当急性小肠扭转诊断成立时，应立即手术探查。慢性病程患者也可以非手术治疗。本例患者为慢性病例，经短期禁食、肠外营养等处理，症状缓解。

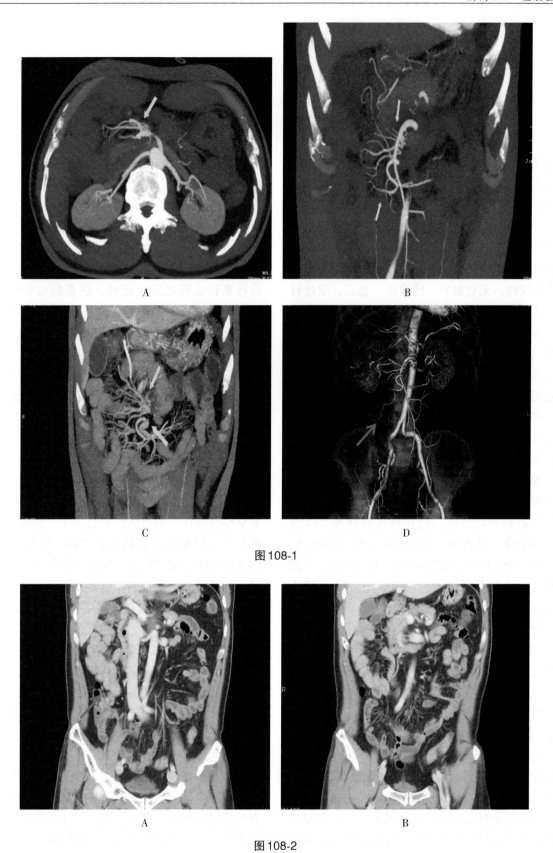

图108-1

图108-2

（陈慧婷）

病例 109

【简要病史】 男性，82岁。反复上腹痛10余年，加重伴呕吐5d。近10年来反复出现上腹部疼痛，伴肛门停止排气和排便、恶心和呕吐，每次持续时间长短不一，给予对症处理后可自行好转，多次行胃肠镜、腹部CT检查未见异常。5d前无明显诱因症状再现，突然出现腹痛，以上腹明显，呈刺痛，时有绞痛，无放射痛，感腹胀、恶心，呕吐胃内容物数次，肛门停止排气、排便。否认腹部手术史。查体：腹稍膨隆，见胃型，未见明显肠型及蠕动波，腹壁柔软，全腹压痛，脐周明显，无反跳痛，可闻及振水音，未闻及肠鸣音。

【腹部CT】 见肠系膜上动脉为轴心盘绕聚集形成的漩涡状改变，十二指肠及胃腔扩张积液，考虑小肠系膜扭转（图109-1 A～H）。

【最初诊断】 小肠扭转？

【最后诊断】 小肠扭转，肠梗阻。

【诊断依据】 ①老年男性。②突发腹部刺痛绞痛，伴恶心和呕吐、肛门停止排气和排便。③查体：腹稍膨隆，见胃型，未见明显肠型及蠕动波，腹壁柔软，全腹压痛，脐周明显，无反跳痛，可闻及振水音，未闻及肠鸣音。④腹部CT见肠系膜上动脉为轴心盘绕聚集形成的漩涡征。⑤手术确诊。

【分析】 小肠扭转是指小肠祥沿其肠系膜纵轴顺时针或逆时针方向扭转超过180°，使扭转肠祥的两端及肠系膜血管均受压，肠管发生完全的或部分的闭塞和血供障碍，从而形成闭祥性绞窄性肠梗阻。小肠扭转是造成急性肠梗阻的常见原因，在我国占第3位，约占肠梗阻的14%。小肠扭转可发生于任何年龄，但以于青壮年多见。小肠扭转小肠扭转的发生常与下列因素有关：①解剖因素，小肠系膜较长而其附着点相对较窄，致使小肠轴相对不稳定；②中肠旋转不良时，小肠系膜未与后腹壁固定而较游离地悬挂于肠系膜易发生小肠扭转；③物理因素，即存在促使扭转发生的外因，如饱餐后剧烈的运动、体位突然发生改变等，容易发生小肠扭转；④肠道功能紊乱尤其是剧烈的反常肠蠕动，也是导致小肠扭转的因素之一。成年患者多继发于

一定的病理基础之上，如手术后局部的粘连、肠系膜肿瘤、系膜过长等，小肠扭转多为顺时针方向。小肠扭转发生后是否有肠梗阻的表现还与发生扭转的肠祥长短和扭转的度数有一定的关系，扭转的肠祥短小时更容易出现梗阻，而肠祥较长时，一般需要扭转180°以上时才会造成梗阻。小肠扭转发生后其系膜也随之发生扭转，肠系膜血管被扭曲压迫，影响肠祥的血供，容易发生肠穿孔和腹膜炎。小肠扭转表现为突然发作剧烈腹部绞痛，多在脐周围，常为持续性疼痛阵发性加重，腹痛常牵涉腰背部，患者往往不敢平仰卧，喜取胸膝位或蜷曲侧卧位，呕吐频繁，早期腹胀不明显，压痛较轻，无明显腹肌紧张和反跳痛，可以没有高亢的肠鸣音，随时间的推移腹胀明显并逐渐加剧，有时呈不对称性腹胀，腹部压痛和肌紧张。腹部X线平片可见小肠普遍胀气和多个液平面，有时可见假肿瘤征、车轮状或花瓣样小肠影或出现空、回肠换位征，但如果全小肠扭转，则可能仅见胃和十二指肠胀气，小肠积气不明显或仅偶见小液平面。腹部CT扫描典型者显示闭祥型肠梗阻，闭祥内肠管扩张、充气明显，有液平面，根据肠粘连形态，可判断空肠、回肠位置发生了置换，在不同层面可出现"C"字形肠祥或"咖啡豆"征，肠内积液多也可出现"假肿瘤"征，肠系膜水肿肠系膜静脉回流受阻而扩张，并可见肠系膜连同其血管纠集、扭曲，形成漩涡状称"漩涡"征。肠扭转是各类肠梗阻中较严重的一种，病死率可高达15%～20%，早期诊断和恰当的治疗是改善预后的重要环节。病情较重或有腹膜刺激征的患者则应及时采取手术治疗。本病例提示临床上对于反复发作肠梗阻而没有诱因、腹部无手术史及腹膜炎病史的患者，突发剧烈持续性腹痛伴有绞痛时应想到小肠扭转可能。本例患者入院后急诊手术，探查腹腔见全部小肠旋转，肠壁呈红紫色，近端肠管扩张明显，复转旋转小肠后肠壁颜色渐恢复正常，小肠屈氏韧带处与回盲部粘连严重，小肠间及亦有粘连，给予行肠粘连松解术、肠减张术。治疗后患者病情好转出院。

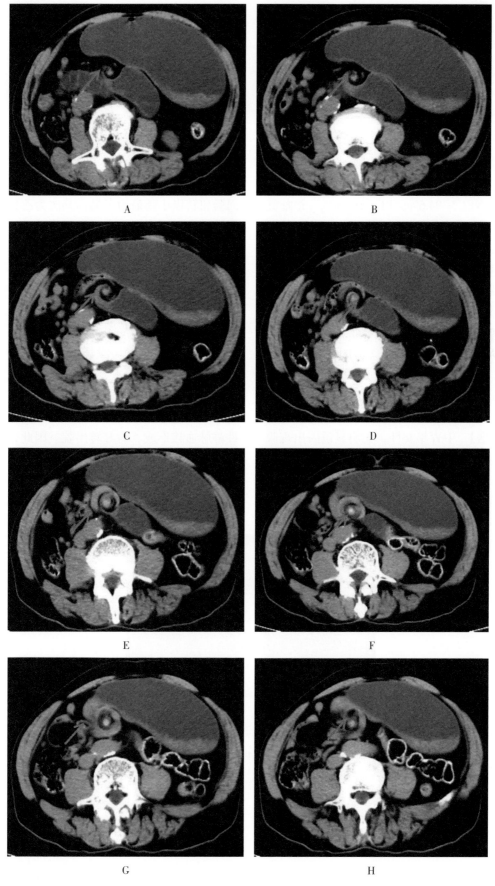

图109-1

（陈晓强 梁 颖）

病例 110

【简要病史】 女性，37岁。腹痛1d，以右下腹为主，持续性腹痛阵发性加剧，伴腹胀，恶心，无呕吐。Hb 89g/L，MCV 76.6fl，MCH 30.7pg，WBC 21.8×10⁹/L，NEU% 94.6%，BE 5.0mol/L，全血乳酸 2.7mmol/L，AB 17.2mmol/L，凝血四项正常。

【胸、腹部X线】 未见明显异常X线征象。

【腹部B超】 腹水，右侧腹肠管扩张，积液积气，未排除肠梗阻可能（图110-1）。

【腹部CT】 小肠位置异常并积血：内疝？肠扭转？（图110-2 A～D）。

【最初诊断】 腹痛查因：急性阑尾炎？腹膜炎？

【最后诊断】 小肠扭转，内疝形成并大面积坏死。

【诊断依据】 中青年女性，无明显诱因出现腹痛，持续不能缓解，以右下腹为主，阵发性加剧，伴腹胀、恶心。腹部B超：腹水，右侧腹肠管扩张，积液、积气，未排除肠梗阻可能。全腹CT示小肠位置异常并积血：内疝及肠扭转可能，手术确诊。

【分析】 在我国肠梗阻的常见原因是肠扭转，而肠扭转以小肠最为多见，其次为乙状结肠。小肠扭转的常见原因多数由于肠系膜手术，先天性肠旋转不良或肠系膜未固定。一般而言，小肠扭转在180°以下一般不会出现病理性变化，若扭转超过180°，造成病理性梗阻可能性大。小肠扭转一般起病急骤，临床表现为反复发作性上腹痛及呕吐，腰背部放射痛或腹部局限性包块应高度怀疑此病。本例患者经急诊手术切除坏死小肠，行十二指肠空肠曲与回肠端吻合术，手术所见腹腔大量血性腹水，小肠扭转并内疝形成，Treiz韧带以下大部分小肠坏死，长度约300cm，坏死小肠可见大量继发性静脉血栓形成。后好转出院。因此，对病变早期X线未见异常的患者，不能放松警惕，必要时继续追踪观察，进一步、多角度进行评估，避免漏诊及误诊。

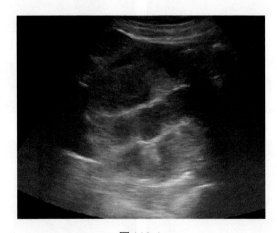

图110-1

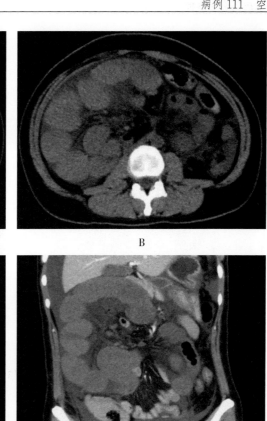

图 110-2

（刘　超　张　龙）

病例　111

【简要病史】　女性，32岁。反复上腹胀、腹痛6d，伴肛门停止排气、排便，无呕吐。WBC 10.97×10⁹/L，NEU% 85%，CRP 23.4mg/L。消化系B超正常。胸部正位X线片：心肺未见异常。

【全消化道造影】　十二指肠、近端空肠造影剂通过受阻，局部空肠近端肠管轻度扩张，考虑不全梗阻（图111-1 A、B）。

【腹部CT】　近段小肠梗阻，考虑空肠扭转内疝形成可能性大（图111-2 A～D）。

【最初诊断】　腹痛查因：肠梗阻。

【最后诊断】　空肠扭转，并内疝形成。

【诊断依据】　年轻女性，反复上腹胀、腹痛

6d，伴肛门停止排气、排便。全消化道造影：十二指肠、近端空肠造影剂通过受阻，局部空肠近端肠管轻度扩张，考虑不全梗阻。腹部CT：近段小肠梗阻，考虑空肠扭转内疝形成。

【分析】　小肠扭转是一段肠管或其系膜沿系膜轴扭转＞360°，因此小肠扭转既有肠管的梗阻，又有肠系膜血液循环中断，是一种严重的机械性肠梗阻。而急性小肠扭转临床表现为急性持续性脐周疼痛，可放射到腰背部，可导致频繁呕吐。临床上常用的影像学辅助检查手段有X线、钡剂、CT，而CT检查对小肠扭转的诊断极为重要，可清楚的显示扭转部位系膜根部漩涡状的血管，肠袢的扩

张、异位等。急性小肠扭转一般应手术治疗，将扭转的肠袢复位并将坏死的肠管切除，早期手术可显著降低死亡率，减少短肠综合征。本例患者经禁食、胃肠减压、抑酸、补液、灌肠等内科非手术治疗后，腹痛症状好转出院。出院后近期随访，若积极保守治疗后症状不缓解或再发可考虑手术治疗。

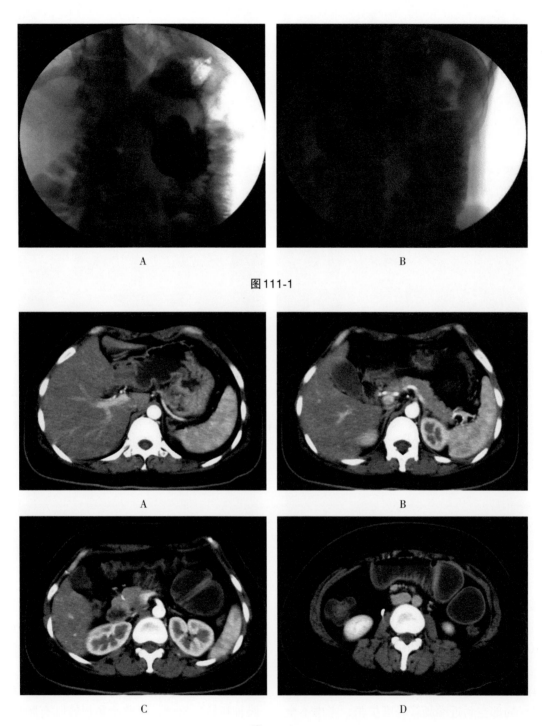

图111-1

图111-2

（刘　超　张　龙）

病例　112

【简要病史】　男性，68岁。腹痛、腹胀伴呕吐及肛门停止排气1d，既往有肠癌手术史。

【腹部CT】　腹部肠管扩张积液，可见多发气液平面，左下腹肠管黏膜增厚、均匀明显强化，横断位中腹部可见"漩涡征"，肠系膜上静脉中断扭曲狭窄、余门脉分支稍增粗，左中腹管状高密度影、边界清，无明显强化，静脉期远段分支及病灶边缘可见少量造影剂充盈，左中腹腹膜增厚，腹腔可见水样低密度影填充（图112-1 A、B）。

【腹部X线】　机械性低位结肠梗阻。

【最初诊断】　肠扭转。

【最后诊断】　乙状结肠扭转。

【诊断依据】　老年男性，起病急，表现为腹痛、腹胀伴呕吐及肛门停止排气，有肠癌手术史，腹部X线平片提示机械性低位结肠梗阻，腹部CT横断位中腹部可见"漩涡征"（图112-1 A、B），手术确诊。

【分析】　肠扭转是一段肠襻沿肠系膜长轴旋转或两段肠襻扭缠成结而造成闭襻性肠梗阻。以小肠扭转多见，其次为乙状结肠扭转，较少发生在盲肠。小肠扭转好发于20～40岁的青壮年，乙状结肠扭转则好发于40～70岁的中老年，而盲肠扭转好发于40岁以下的成年。男性的发病率高于女性。小肠、盲肠扭转多为顺时针，而乙状结肠扭转则多为逆时针。如扭转超过360°时，肠系膜血管受到绞窄，严重时扭转达540°～720°，扭转程度越重越容易发生肠坏死、穿孔。肠扭转发生后肠襻两端受压水肿、梗阻，狭窄易形成闭襻，同时肠系膜血管循环障碍，容易引发肠壁缺血，导致绞窄性肠梗阻，导致肠管坏死穿孔和腹膜炎，危及患者生命，是机械性肠梗阻中最危险的一种类型；及时正确的诊断至关重要。肠扭转分为原发性和继发性：原发性病因不明；继发性包括先天性发育异常，如肠旋转不良、留有过长的肠系膜以及束带等原因以外，还主要包括术后粘连、炎症、肿瘤以及饱餐后运动等。肠扭转是解剖基础上物理因素与机械因素综合作用所致。解剖因素是引起扭转的先决条件，而物理因素及机械因素则是诱因。肠襻发生扭转的三个因素：①肠襻和其系膜的长度比肠襻两端根部间的距离相对过长，容易发生扭转。②以此解剖因素为基础，如肠襻本身重量增加，在重力的作用下促使扭转发生且不易自行复位，饱餐、食物内纤维残渣多、便秘、肠腔内蛔虫团、肿瘤、憩室、先天性巨结肠等情况则可引起扭转发生。③外力推动，强烈的肠蠕动和体位的改变也能促使扭转的发生。身体突然旋转、用力弯腰、饱餐后立即进行重体力劳动则可成为扭转的诱因。有报道胆道结石、洗胃亦可诱发肠扭转。CT现已成为肠扭转的首要诊断方法。肠扭转的检查可以显示扭转的部位程度及血供情况。特征性的CT征象：①肠管"漩涡征"，为肠曲围着某一中轴盘绕聚集，CT上呈"漩涡"状影像；②"轮辐征"，为全小肠扭转时小肠与附属肠系膜绕肠系膜根部旋转后，CT显示肠系膜呈轮辐状的征象；③"靶环征"，为肠壁呈环形对称性增厚并出现分层改变，为黏膜下层水肿增厚的征象，对判断有无绞窄有帮助。肠扭转常见的临床表现为腹胀腹痛及呕吐，小肠扭转的症状和体征出现早且较严重；乙状结肠腹胀明显，呕吐一般较轻，盲肠扭转症状与小肠扭转相似，但进展更为迅速。肠扭转是一种严重的机械性肠梗阻，同时可很快发展为绞榨性肠梗阻，故一旦确诊，给予禁食，胃肠减压，维持水与电解质平衡，抗感染，维持营养；应尽快手术治疗。对于病情较轻的乙状结肠扭转，可试行乙状结肠镜下减压复位疗法；非手术治疗一旦无效，则需迅速改为手术治疗，以策安全。本例患者确诊后即行手术治疗，预后理想。

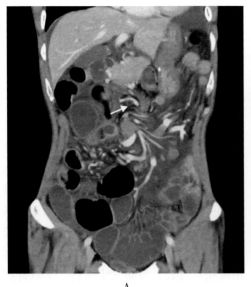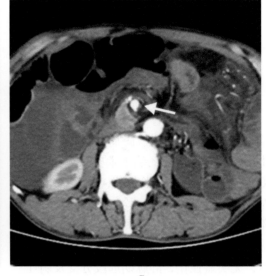

A   B

图 112-1

（梁杏花   刘志锋）

病例　113

【简要病史】　男性，64岁。反复腹痛1个月余，1个月前确诊非霍奇金淋巴瘤，化疗出院后反复出现腹痛、腹胀，伴肛门停止排气、排便。既往有"右侧腹股沟疝"手术史。Hb 99g/L，WBC 5.4×10^9/L，NEU% 41.2%。

【腹部X线】　腹部见较多肠腔积气及短小液平，相应肠管扩张积气，可见拱形肠襻（图113-1）。

【腹部CT】　小肠及结肠扩张积气积液，冠状位示肠系膜根部血管呈"漩涡"状改变，提示肠扭转伴肠梗阻（图113-2 A～D）。

【最初诊断】　腹痛查因：肠梗阻。

【最后诊断】　①乙状结肠扭转，并不完全性肠梗阻；②非霍奇金淋巴瘤化疗后。

【诊断依据】　老年男性，反复腹痛1个月余，间断出现肛门停止排气、排便，无呕吐。既往有"右侧腹股沟疝"手术史及"非霍奇金淋巴瘤"病史。腹部X线提示：腹部见较多肠腔积气及短小液平，相应肠管扩张积气，可见拱形肠襻。腹部CT提示：小肠及结肠扩张积气积液，冠状位示肠系膜根部血管呈"漩涡"状改变，提示肠扭转伴肠梗

阻，手术所见及手术病理确诊乙状结肠肠扭转并不完全性肠梗阻。

【分析】　肠扭转是指某一段肠襻以系膜为长轴扭转超过180°，使扭转两端的肠管发生部分或完全性梗阻，对应的肠系膜血管也同时受阻，因此容易发生坏死、穿孔导致弥漫性腹膜炎，是属于较严重的急腹症。常见的诱发因素主要是暴饮暴食、肠腔内蛔虫团、肠壁肿瘤、习惯性便秘导致大量粪便聚积等，患者在解剖异常的基础上，突然出现肠管容量、蠕动急剧增加，突然改变体位或参加重体力劳动均可促成肠扭转的发生。本例患者术中探查见乙状结肠冗长并扭转，乙状结肠高度扩张，直径约10cm，切除高度扩张的乙状结肠。手术病理提示：乙状结肠肠壁全层血管充血、淤血、肠黏膜水肿、局灶表面可见假膜覆盖，肠系膜血管扩张、淤血明显。乙状结肠扭转好发于老年男性，多有长期便秘病史，腹痛、腹胀、便秘是乙状结肠扭转的三联征，此例患者既往有"右侧腹股沟疝"手术史以及"胃非霍奇金淋巴瘤化疗"病史，长期的腹胀、便秘，并且间断出现肛门停止排气、排

便，因此容易造成肠扭转。对于乙状结肠扭转常规的治疗包括禁食、胃肠减压、纠正酸水、电解质紊乱及维持酸碱平衡和内环境稳定，使用广普高效的抗生素。对于病情较轻的乙状结肠扭转可试行乙状结肠镜下减压复位疗法，若成功则会缓解肠梗阻症状，引出大量气体、液体和粪便。对于病变较严重的，引起肠坏死、穿孔、腹膜炎的患者，需急诊手术，根据不同情况，采取不同的手术方式。

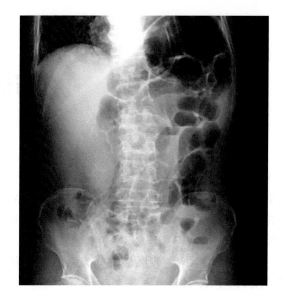

图 113-1

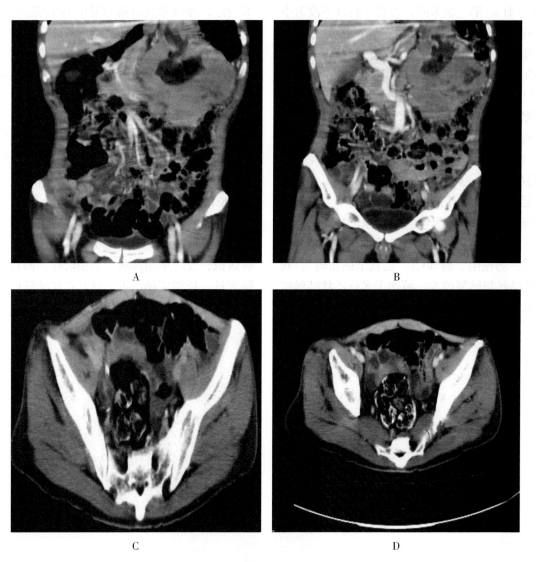

A　　　　　　　B

C　　　　　　　D

图 113-2

（刘　超　张　龙）

病例 114

【简要病史】 男性，29岁。肛门停止排气、排便4d，伴下腹间歇性绞痛及腹胀，恶心，经抗感染、护胃等对症处理，症状无明显改善。WBC 10.55×10^9/L，NEU% 76.3%，K^+ 3.46mmol/L，凝血四项正常。

【腹部X线】 中下腹肠腔内多发液平，拟肠梗阻（图114-1 A、B）。

【腹部CT】 乙状结肠扭转（第一次术前，图114-2 A～D）。第二次术前，乙状结肠以下段为中心，仍呈180°扭转，位置较前右移，扭转乙状结肠肠管明显扩张并可见液平面，扭转处肠管呈"鸟嘴样"改变，降结肠、横结肠、升结肠可见明显扩张（图114-3 A、B）。

【肠镜】 ①乙状结肠扭转内镜下复位术；②乙状结肠直肠炎症改变（图114-4 A，肠镜复位前；图114-4 B，肠镜复位后）。

【最初诊断】 肠梗阻。

【最后诊断】 乙状结肠反复扭转。

【诊断依据】 青年男性，肛门停止排气、排便4d，伴下腹间歇性绞痛及恶心，腹胀。腹部正位X线片提示：肠梗阻，腹部CT"乙状结肠扭转"。肠镜下乙状结肠扭转复位术，两次手术行乙状结肠扭转复位术。

【分析】 青年男性无明显诱因出现乙状结肠反复扭转，临床较少见，可能存在解剖学异常，如乙状结肠系膜过长，两端系膜过短导致乙状结肠容易扭转，或因习惯性的便秘使大量粪便聚积等其他原因导致肠内压力改变而出现肠梗阻、肠扭转。而乙状结肠扭转，常有症状及影像学表现，早期即可出现腹部膨隆，影像学可出现结肠高度扩张充气及"C"字形肠袢。非手术治疗不理想时常需急诊手术治疗，经典术式为扭转复位+肠切除吻合术。近年随着内镜技术的进步，对于部分病情较轻无肠坏死及腹膜炎的乙状结肠扭转患者，可以先尝试非手术复位治疗，如内镜下肠扭转复位术，因内镜复位存在肠道损伤穿孔等风险，操作时应谨慎，动作应轻柔，切勿强求成功复位。本例患者确诊后，先后进行了灌肠等非手术治疗及内镜下乙状结肠复位，但症状再发，非手术治疗无效后行乙状结肠复位术，术后一度好转，后症状再现，再行乙状结肠切除+肠粘连松解术，术后症状改善，痊愈出院。乙状结肠扭转好发于老年人，便秘多是诱因，发病早期容易误诊，因此对于乙状结肠扭转，我们应该提高认识，及时早期诊断，早期治疗，而对于乙状结肠冗长、长期便秘严重，反复乙状结肠扭转史的患者，可以建议择期切除，防止再次发生。

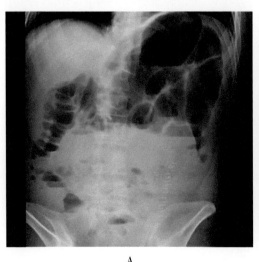
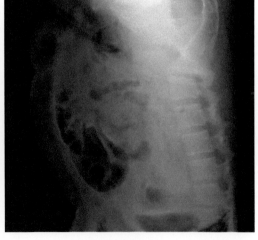

A　　　　　　　　　　　　B

图 114-1

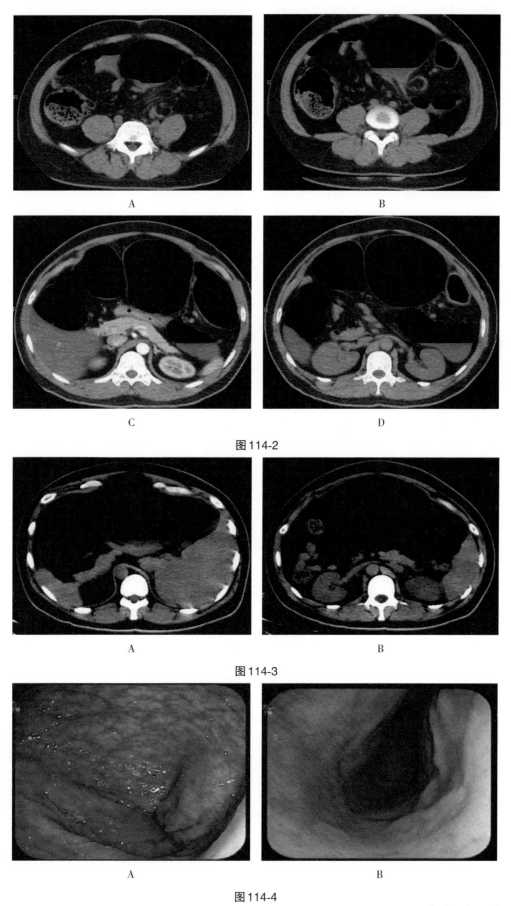

图 114-2

图 114-3

图 114-4

（刘　超　张　龙）

病例 115

【简要病史】 男性，51岁。反复左中腹痛10d余伴发热、便血4d，腹痛以左中腹部明显，伴有发热、便血。既往确诊恶性胸膜间皮瘤6个月余。Hb 55g/L，WBC 17.66×10⁹/L，NEU% 89.2%，PLT 292×10⁹/L，Na⁺ 124.4 mmol/L，Cl⁻ 68.2mmol/L，GLU 7.06 mmol/L，凝血四项 FIB 5.51g/L，心肌三项、肝功能无明显异常。

【腹部X线】 肠梗阻（图115-1 A、B）。

【腹部CT】 空肠肠套叠，不全性小肠梗阻，套入空肠肠壁增厚并异常强化，不除外占位可能（图115-2 A～D）。

【最初诊断】 ①腹痛查因：肠梗阻；②弥漫性恶性胸膜间皮瘤。

【最后诊断】 ①肠套叠（空肠），急性肠梗阻；②小肠及小肠系膜未分化癌；③弥漫性恶性胸膜间皮瘤。

【诊断依据】 中年男性，反复左中腹痛10d余伴发热、便血4d，确诊"恶性胸膜间皮瘤"6个月余，腹部正侧位X线及腹部CT，考虑小肠梗阻，空肠套叠可能性大，手术探查见空肠系膜有2.5cm×2.5cm质硬的包块，远端空肠套叠，套叠长度为15cm，手术病理提示转移性间皮瘤。

【分析】 小肠肿瘤发病率低，约占消化道肿瘤的1%，且小肠肿瘤恶性居多，临床表现复杂多变，缺乏特异性，而肠套叠是小肠肿瘤的常见并发症，因小肠肿瘤向腔内生长，导致不全梗阻刺激肠管发生强烈收缩、痉挛、肠壁蠕动节律紊乱，使肿瘤附近肠管套叠，而小儿的小肠梗阻多数是因为肠功能紊乱所致，这与成年人有着显著差别。小肠肿瘤并发肠套叠术前诊断常较困难，多在开腹探查或术后病理检查时发现肿瘤，因此多数明确诊断后已经失去了根治性手术切除的机会，预后差，误诊率高。本例患者既往有恶性胸膜间皮瘤病史，反复左中腹痛10d余伴发热、便血4d，Hb 55g/L，腹部CT考虑肠套叠，手术探查，在屈氏韧带20cm处空肠肠系膜可见一大小约2.5cm×2.5cm质硬的包块，远端空肠套叠，套叠长度为15cm，套叠肠管内可扪及一3cm×3cm的包块，因腹腔广泛转移，失去根治的机会，行套叠肠管及肠系膜肿物切除术，术后症状改善。对于不明原因的反复消化道出血、腹痛、腹胀、纳差、消瘦、贫血的患者，应考虑到小肠肿瘤的可能，选择合适的检查方法，早诊断早治疗。

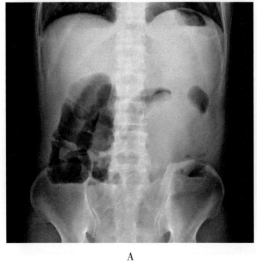
A

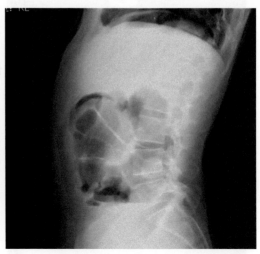
B

图 115-1

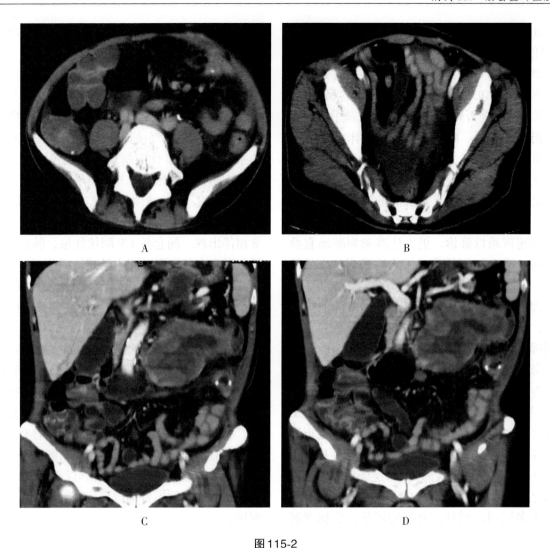

A   B

C   D

图115-2

（刘　超　张　龙）

病例　116

【简要病史】　女性，68岁。反复腹痛1周。

【腹部CT】　左中下腹部可见局部小肠套向降结肠，局部肠管充血水肿，可见"双管"征（图116-1 A ～ C）。

【最初诊断】　肠套叠。

【最后诊断】　肠套叠（空肠）。

【诊断依据】　老年女性，有胃部手术史；左中下腹部可见局部小肠套向降结肠，局部肠管充血水肿，可见"双管"征。腹部CT增强提示左中下腹局部小肠套叠（以空肠套降结肠的可能性大），手

术及病理确诊。

【分析】　肠套叠是指一段肠管以及与其相连的肠系膜被套入与其相邻的一段肠管内，以小儿多见。有原发性和继发性两类：原发性肠套叠多发生于婴幼儿，继发性肠套叠则多见于成年人。原发性肠套叠是肠管本身无器质性病变，主要与肠管解剖特点，肠功能失调及蠕动异常等有关，而继发性肠套叠可能与肠息肉、小肠良性肿瘤、小肠恶性肿瘤、肠道异物（粪石）、梅克尔憩室、炎性水肿及腺病毒感染等有关。成年人肠套叠（adult intussception，AI），又称为慢性复发性肠套叠，属于继发性肠套叠，较少见，约占肠梗阻的1%、肠套叠的5%，而且临床症状极不典型，同时具有腹痛、血便、腹部包块三联征者少，非常容易误诊，多需手术治疗。是否先行套叠术中复位及手术切除范围等仍存在争议。肠套叠常见的临床症状为腹痛、腹部肿块、恶心、呕吐、腹胀、便血等。成年人肠套叠多继发于肠道占位性病变，因此仅仅诊断肠套叠是不够的，尚须寻找隐匿的原发病灶。成年人肠套叠是临床少见的急腹症类型，常规腹部X线平片及超声难以确诊，更无法准确判断肠套叠的原发病。螺旋CT可清晰显示腹内肠道病变的情况，是诊断急腹症患者首选检查方法。根据肠套叠大体病理将其分为头、体、尾部，套入部前端即为头部，尾部以套鞘部肠管尾端折返部为界，之后为尾部，头部与尾部之间为体部，体部的长短取决于套入的深度。根据肠套叠的肠管类型将肠套叠分为小肠-小肠型，小肠-结肠型（包含回-结肠型，回-回-结肠型，回-结-结肠型），结-结肠型。肠套叠CT特异性直接征象，肠套叠常见近端套入远端肠管，肠套叠最外层肠壁称鞘部，最内层肠管及反折肠壁合称套入部，共3层肠壁。由于远近端肠管层次及其相应结构的套入重叠形成特异性征象：①多层同心圆征，又称靶环征，也称双肠管征，当肠套叠的长轴与扫描层面垂直时，肠套叠的3层肠壁和夹杂在其间的肠系膜脂肪、肠管内容物等共同形成有同一圆心的多个同心圆。②血管随肠系膜一起套入相邻肠管腔内，在套叠部形成肠腔内血管影，即血管卷入征。该征象特异性高，通常与其他直接征象同时存在。③套叠近端肠系膜血管受牵拉而呈现聚拢现象，称为彗星尾征。④肠套叠长轴与CT切面呈斜行，游离套鞘呈弧形围绕套入部，形如肾轮廓，而套入部近端肠管及肠系膜形如肾蒂，即肾形征。彗星尾征与肾形征常相伴出现。肠套叠CT间接征象，肠套叠的间接征象通常有肠梗阻、腹水及其他征象，如邻近肠系膜或筋膜浸润等。成年人肠套叠多数由器质性病变引起，常难以自行复位，一经确诊，应及早手术治疗；手术可解除肠套叠引起的梗阻，也可去除存在的器质性病变。根据病因、病变部位、范围、受累肠段的长度、肠壁是否已坏死和患者全身状态，可分别选择不同术式：①先试行手术复位，复位后应仔细检查套叠处肠管有无肿块、结节、憩室、局灶性坏死等病变。②肠管有明显广泛坏死，应迅速行肠切除术。③回结肠型肠套叠，手法复位后若未发现其他病变，可行阑尾切除并行盲肠固定术。本例患者确诊后行手术治疗，术后恢复理想。

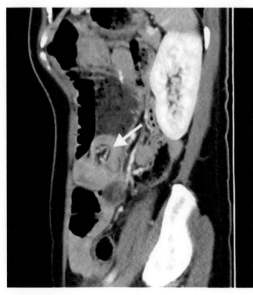

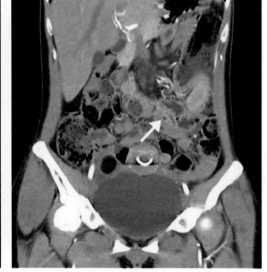

A   B

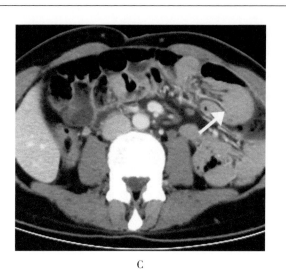

C

图116-1

（梁杏花　刘志锋）

病例　117

【简要病史】　男性，29岁。反复腹痛半年余，加重伴消瘦1个月。腹部牵扯样疼痛不适，以剑突下及左上腹为主，夜间及进食后加重，持续大约15min，伴排黄色稀烂或水样便，每日3～4次。无便血。近半年体重下降15kg。CEA正常。胃镜：①慢性浅表性胃炎，胃窦为主Hp（-）；②食管裂孔疝。肠镜：大肠腔未见异常。

【腹部X线】　腹部X线平片未见急腹症征象。

【腹部CT】　右中下腹回肠远段可见扭曲增粗，排列紊乱，可见"同心圆"状肠管，腔内见少量气影，局部肠管壁不均匀增厚，厚度约1.3cm（图117-1 A、B）；增强扫描套叠入口处小肠肠壁可见较明显强化，套叠以远肠壁强化不明显，并见多发扭曲肠系膜血管影缠绕其中（图117-2 A、B）；周围脂肪间隙稍模糊，其周可见少量渗出影；余肠管分布、形态及密度未见异常。考虑右中下腹部回肠肠套叠，套叠入口处肠壁不均匀增厚。少量腹水。

【腹腔镜】　回肠可见肠套叠。

【手术病理】　回肠血管瘤样病变。

【最初诊断】　腹痛、消瘦查因：炎症肠病？

【最后诊断】　回肠肠套叠（回肠血管瘤样病变）。

【诊断依据】　青年男性，慢性起病。反复腹痛

6个月余，加重伴消瘦1个月。腹部CT提示右中下腹部回肠肠套叠，腹腔镜手术证实，术后病理回肠血管瘤样病变。

【分析】　肠套叠指的是一段肠管及其相连的肠系膜被套入邻近肠管内，并使得肠内容物的通过受到阻碍的情况，是临床上少见的一类腹部病变。成年人肠套叠少见，约占肠梗阻的1%、肠套叠的5%。肠套叠可分为原发性和继发性两种：①原发性肠套叠主要发生在小于2岁的婴幼儿群体中，且发病与患儿的肠管解剖结构异常、肠功能异常有关；②继发性肠套叠则多发生在成年人群体中，肠壁或肠腔器质性病变是发病的主要诱因。发病于不同年龄段的不同类型肠套叠在临床表现上存在较大的差异，成年人肠套叠患者的临床症状多不十分典型，且因肠壁水肿增厚及套入部分的复位交替出现，包块时隐时现，部分患者并无肠壁血供障碍的表现，症状处于发作与缓解的不断交替过程中。选择有效的诊断方法对肠套叠患者的病因进行判断，并找出其特征性表现，对于患者的临床治疗具有积极意义。基于成年人肠套叠而言，其发生机制表现为肠腔刺激、肠壁病变等因素使肠道的蠕动形式出现变化，从而导致该病症的出现。大多数学者认为肠套叠的发生过程分为两个阶段：第一阶段

为痉挛性收缩，在此阶段能自动恢复；部分患者病史较长，且发作时又在进食后发生，呕吐后缓解。第二阶段为肠套叠病理期，不能自动复位，原因可能是由于肠管运动功能失调，肠管长时间逆蠕动所致。肠套叠方向一般是顺行的，逆行者少见。肠套叠CT特异性直接征象是由于远近端肠管层次与其相应结构的套入重叠形成特异性征象：①多层同心圆征，又称靶环征，当肠套叠的长轴与扫描层面垂直时，肠套叠的3层肠壁和夹杂在其间的肠系膜脂肪、肠管内容物等共同形成有同一圆心的多个同心圆。②当肠套叠的长轴与扫描层面平行时，套鞘部肠管与套入部肠管平行而形成典型的双肠管征，其能形象、直观地反映"肠中肠"的解剖结构特征上；文献报道其对肠套叠的诊断准确率达100%。③血管随肠系膜一起套入相邻肠管腔内，在套叠部形成肠内血管影，即血管卷入征。该征象特异性高，通常与其他直接征象同时存在。④套叠近端肠系膜血管受牵拉而呈现聚拢现象，称为慧星尾征。⑤肠套叠长轴与CT切面呈斜形，游离套鞘呈弧形围绕套入部，形如肾轮廓，而套入部近端肠管及肠系膜形成如肾蒂，即肾形征。诊断肠套叠上述直接征象不必全部显示，因动态观察角度不同，直接征象部分显示就能正确诊断。肠套叠CT间接征象：肠套叠的间接征象通常有肠梗阻、腹水及其他征象，如邻近肠系膜或筋膜浸润等。治疗的方法主要是手术。本例患者腹部CT可见靶环征、肠中肠血管卷入征等直接征象，腹水、病变周围脂肪模糊渗出等间接征象，准确提示肠套叠部位及原因，为后续手术治疗起到了重要指导作用。术中情况及术后病理也证实了CT所见。

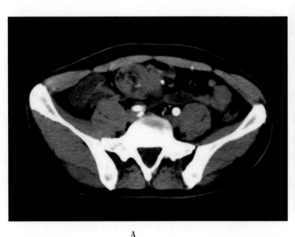
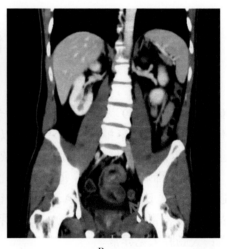

A

B

图 117-1

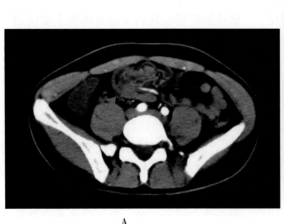
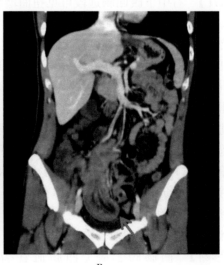

A

B

图 117-2

（陈慧婷）

【简要病史】　女性，74岁。腹痛、腹泻2周，排血便4d。血常规：WBC 11.2×10⁹/L，NEU% 86.3%，CRP 12.2mg/L。粪便常规+OB：颜色（红色），WBC 1～3个/HP，RBC（+++），隐血（+）。

【腹部X线】　肠腔较多积气，未见明显扩张。诊断意见：肠郁张（图118-1）。

【盆腔MRI】　直肠壁增厚，内见肠管套入，呈双环改变，套叠肠管内见结节影，长径约1.5cm，增强扫描明显强化。诊断：考虑肠套叠（乙状结肠套入直肠）（图118-2 A～F）。

【结肠镜】　直肠上端肠腔狭窄明显，见一结节状肿物，表面充血糜烂。诊断意见：直肠癌？（图118-3 A、B）。

【最初诊断】　腹痛查因：直肠癌？

【最后诊断】　肠套叠（乙状结肠套入直肠）。

【诊断依据】　老年女性，腹痛、腹泻2周，排血便4d。白细胞升高。结肠镜见直肠上端肠腔狭窄明显，见一结节状肿物，表面充血糜烂。病理结果提示黏膜慢性炎症，考虑不能除外直肠占位性病变。盆腔MRI提示直肠壁增厚，内见肠管套入，呈双环改变，套叠肠管内见结节影，长径约

1.5cm，增强扫描明显强化，确诊肠套叠（乙状结肠套入直肠）。

【分析】　肠套叠是指一段肠管套入其相连的远端或近端的肠管腔内，形成机制被认为是肠蠕动节律紊乱，局部肠管环形肌持续性痉挛，剧烈的肠蠕动将痉挛段推入相邻肠腔内而形成。临床上大部分肠套叠是顺着肠蠕动方向，即由近端肠段套入远端肠腔，也称顺行性肠套叠。罕见的有阑尾套叠、盲肠袋套叠、空肠由吻合口套入胃等，复杂性套叠更少见，是已经形成的肠套叠，再作为一个套入部分进入远端肠管。按套叠部位的不同分为回盲部、小肠及结肠套叠。成年人肠套叠多为慢性反复发作，多有原发病灶所致，如憩室、息肉、肿瘤、术后粘连以及痉挛性肠梗阻等。结肠镜检查对肠套叠定位及定性诊断方面具有一定价值，既可发现套叠肠管，又可明确引起套叠的原因。结肠镜下典型表现为唇口样或舌样表现，部分应与结肠肿物相鉴别。结合CT、MRI等影像学检查可提高成年人肠套叠术前诊断率，对于临床制定治疗方案有着十分重要的意义。

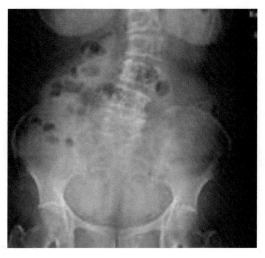

图118-1

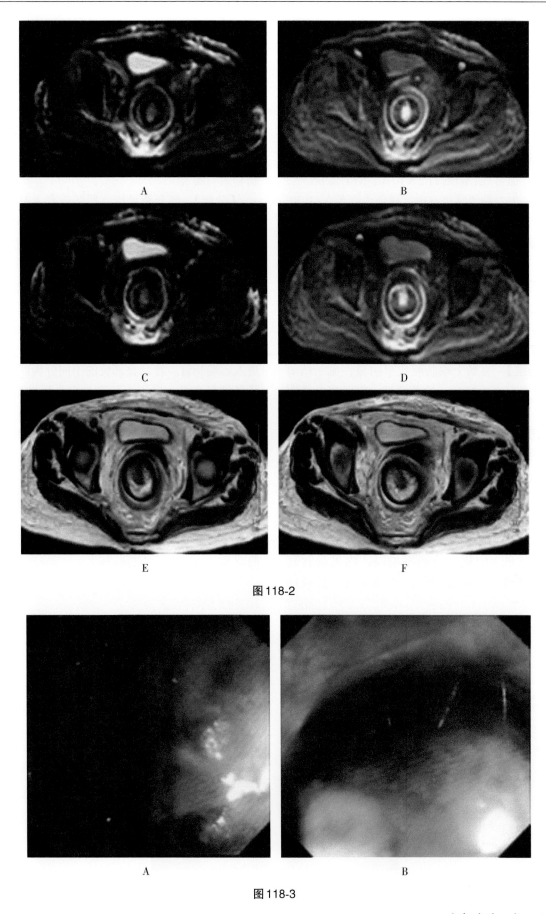

图118-2

图118-3

（谢婷婷　杨　辉）

病例 119

【简要病史】 男性，49岁。皮肤色素沉着、指（趾）甲脱落4个月，伴食欲减退、便溏3个月。4个月前无明显诱因出现面部、足背、小腿、指、手掌皮肤发黑，指（趾）甲萎缩脱落，近3个月来无诱因出现食欲减退，味觉正常，便稀溏2～3次/日，间断出现少量黏液血便，感乏力，无腹痛等其他不适，近4个月有明显的头发、阴毛及腋毛脱落现象。家族中无结肠息肉及类似病史。查体：消瘦，头发稀疏，皮肤散在浅棕色至深棕色色素沉着，以手掌、手背、足背、足底尤为明显，指（趾）甲脱落、增厚、变形、无光泽，新甲与脱甲并存（图119-1 A～D）。双足背凹陷性水肿。血浆皮质醇及醛固酮昼夜节律正常。白蛋白25g/L。免疫系列检查：阴性。

【腹部CT】 胃腔充盈，胃壁密度减低、边缘毛糙，增强扫描强化程度稍增加，部分肠壁密度减低、边缘毛糙，增强扫描强化程度稍增加，腹盆腔内积液（图119-2 A～D）。

【胃镜】 食管各段形态及黏膜色泽正常、蠕动正常、贲门开闭正常、黏膜息肉样隆起，齿状线欠清晰，全胃黏膜充血水肿，多发息肉样隆起，放大观察腺管开口粗大，十二指肠球部及降部黏膜粗糙肿胀，多发息肉样隆起（图119-3 A～D）。

【结肠镜】 直肠至回肠末端密布密布息肉，表面充血糜烂，息肉间黏膜广泛充血水肿（图119-4 A～D）。

【最初诊断】 Cronkhite-Canada综合征。

【最后诊断】 Cronkhite-Canada综合征。

【诊断依据】 ①中年男性；②毛发脱落、指（趾）甲营养不良；③全消化道多发息肉；④病理活检示息肉以幼年性息肉结构为主，腺体增生呈囊性扩张，细胞间质水肿并可见炎性细胞浸润；⑤低蛋白血症；⑥家族中无结肠息肉及类似病史。

【分析】 Cronkhite-Canada综合征（CCS）又称息肉-色素沉着-脱发-爪甲营养不良综合征，为罕见病。1955年，Leonard Wolsey Cronkhite Jr和Wilma Jeanne Canada首先报道，1966年正式命名。发病男女比例为1.9∶1，平均56.47岁。本病病因不明，以中老年男性多见且无遗传史。主要临床表现为消化道多发息肉和外胚层改变。日本学者石藤根据本征的发病经过，将其分为4型：Ⅰ型，以腹泻为初发症状；Ⅱ型，在全部症状出现之前，先有味觉异常；Ⅲ型，初发症状为毛发脱落、爪甲萎缩；Ⅳ型，先有食欲减退、全身倦怠，继之出现爪甲萎缩、毛发脱落和味觉异常，但无腹泻。本病需和具有遗传性的伴随消化道多发息肉的多种疾病相鉴别，如黑色素斑-胃肠多发性息肉综合征、家族性多发性结肠息肉-骨瘤-软组织瘤综合征、家族性结肠息肉病、胶质瘤息肉病综合征。此外还需与Menetrier病鉴别，Menetrier病局限于胃且不伴有外胚层病变。本病无特异性治疗方法。CCS病情呈进行性发展，预后差，约50%的患者在确诊后的2年内死亡，病死率为40%～50%。本例患者内镜及CT检查发现全胃肠道多发息肉。病理提示：贲门符合增生性息肉；胃窦符合炎性细胞，间质水肿，肉芽组织形成；乙状结肠混合型息肉，以幼年性息肉结构为主，含少量增生性息肉及管状腺瘤，腺体增生呈囊性扩张，细胞间质水肿并可见炎性细胞浸润（图119-5 A～C）。结合毛发脱落、指（趾）甲营养不良等症状，考虑CCS。给予营养支持等对症治疗后好转出院，随访中。

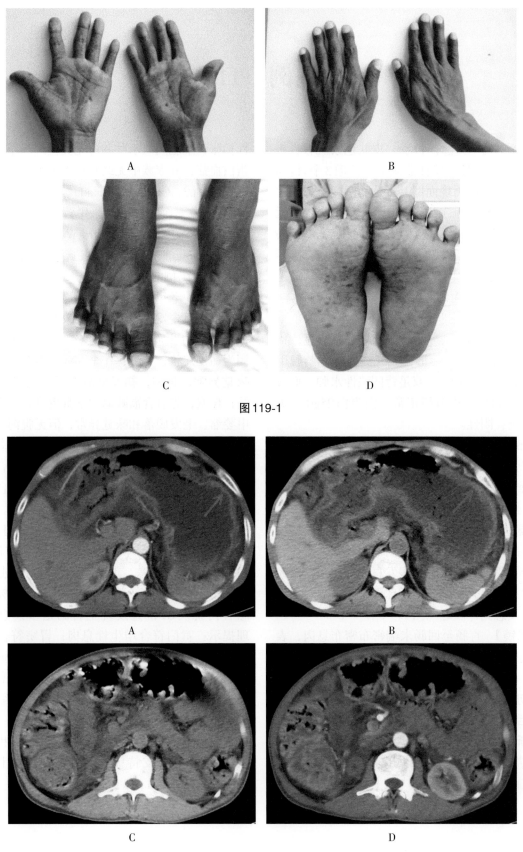

图 119-1

图 119-2

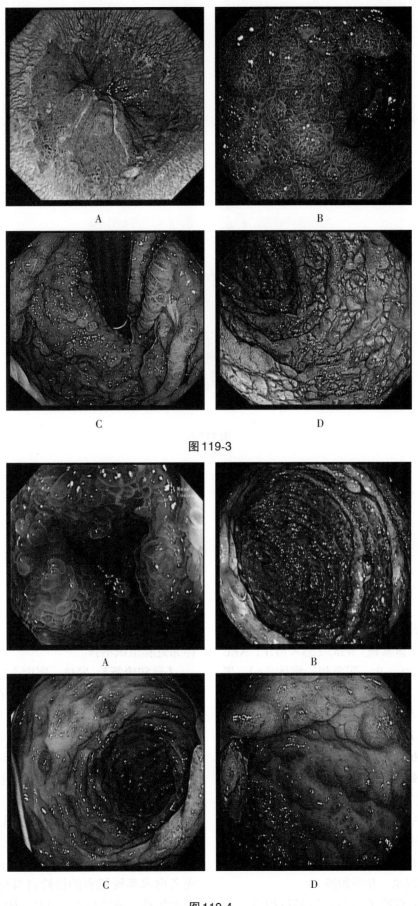

图 119-3

图 119-4

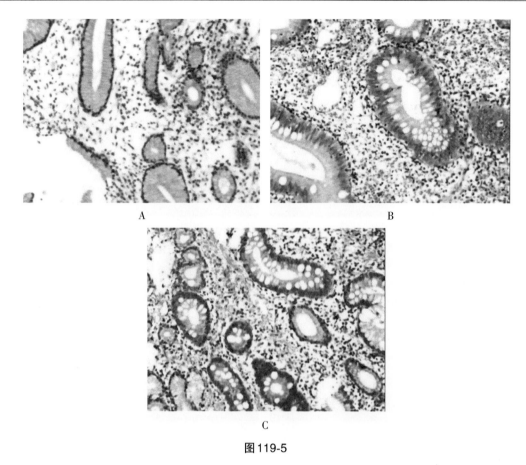

A

B

C

图119-5

（陈晓强）

病例 120

【简要病史】 女性，21岁。反复腹泻、腹痛3个月余。腹泻解黄色稀便，每天10次左右，伴有脐周阵发性隐痛。血常规：WBC 2.53×10^9/L，NEU 0.63×10^9/L，ESR 30mm/L。尿常规：酮体（+），蛋白（+），白细胞（+），隐血（+++）。自身免疫性抗体谱：抗核抗体-均质性（ANA-JZ）阳性，抗核抗体-颗粒型（ANA-KL）阳性，抗SSA抗体（SSAAB）（+++），抗核小体抗体（AnuA）+/-，抗组蛋白抗体（AHA）（+），抗核糖体P蛋白抗体（ARPA/Rib-P）（+++）。腹水常规+生化：黄色，WBC 224M/L，单核细胞90.2%，多核细胞9.8%，李凡他试验（+）；白蛋白25.3g/L。补体：C3 0.28g/L，C4 0.06g/L。24h尿蛋白定量：蛋白 182.0mg/24h。

【腹部B超】 腹水、盆腔积液。

【腹部CT】 ①腹腔及盆腔见较多量积液，小肠肠管内液体潴留（图120-1 A、B）；肝外叶见一类圆形低密度影，拟诊囊肿。②双侧胸腔少量积液伴邻近肺组织不张。

【最初诊断】 发热、腹泻查因：感染性肠炎？

【最后诊断】 系统性红斑狼疮并腹水。

【诊断依据】 ①青年女性，反复腹痛、腹泻3个月余。②抗核抗体、抗核小体抗体、抗SSA抗体阳性，补体降低。③24h尿蛋白定量偏高，尿常规提示尿蛋白（+）。④CT、B超等提示胸、腹、盆腔积液，小肠肠管较多积液。

【分析】 患者为青年女性，以反复发作的消化道症状为首发表现，同时出现较多胸、腹、盆腔积液，小肠肠管较多积液，多种自身抗体阳性，首先考虑多系统损害的慢性自身免疫性疾病。结合患者年龄、辅助检查，SLE可能性大。SLE诊断标准：①面部红斑；②盘状红斑；③光过敏；④口腔溃疡；⑤关节炎；⑥浆膜炎，多脏器积液；⑦肾病变；⑧神经病变；⑨血液学改变；⑩免疫学异常，抗ds-DNA抗体阳性等；⑪抗核抗体阳性。符合4项及以上，同时排除感染、肿瘤和其他结缔组织病后可明确诊断。本例患者符合SLE诊断标准

⑥⑨⑩⑪，同时患者出现尿蛋白，24h尿蛋白定量升高，提示早期肾脏损害，患者无发热、肿瘤指标、T-spot、感染等指标正常，排除结核、肿瘤、感染疾病，SLE诊断明确。本患者经过激素治疗后，胸、腹、盆腔积液减少，消化道症状好转，生命体征平稳，提示治疗有效。

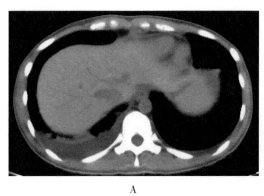 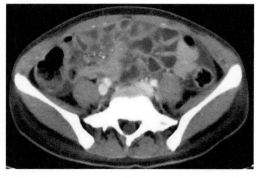

图 120-1

（张绍衡　毛　华）

病例　121

【简要病史】　女性，32岁。腹痛7d，为脐周胀痛，无发热、呕吐、腹泻等不适。查体：面部可见蝶形红斑，双下肢皮肤散在2～3处大小不等瘀斑，约3cm×4cm，无口腔溃疡，关节无压痛、红肿。双下肢轻度水肿。检查：C3 0.51 g/L，C4 0.03 g/L，ESR 130mm/1h。自身抗体三项：抗核抗体（ANA）（+），双链DNA（ds-DNA）（++），抗脱氧核糖蛋白抗体（DNP）（-）。免疫荧光染色+抗中性粒细胞胞浆抗体测定：抗中性粒细胞胞浆抗体（pANCA）（++++），c-ANCA（-），过氧化物酶抗体（MPO）（-），蛋白酶PR3（PR3）（-），抗内皮细胞抗体血清法（AECA）（-）；抗核提取物抗体测定（抗ENA抗体）：nRNp/Sm（-），Sm（-），SSA（-），Ro-52（-），SSB（-），Scl-70（-），PM-Scl（-），Jo-1（-），着丝点B（-），Nukleosomen（-），Histone（-），核糖体P蛋白（弱阳性），AMA-M2（-）。尿蛋白 1.0g/L。24h尿微量蛋白，424.2mg/24h。抗心磷脂抗体：ACA-IgA阳性（1∶1），ACA-IgG阳性（1∶1），ACA-IgM阳性（1∶1）。

Coombs试验阳性。

【胃镜】　胃体胃窦部可见多发类圆形红斑糜烂灶（图121-1 A、B）。

【腹部X线】　上腹部见多个小气液平，肠管未见明显扩张。诊断意见：不全小肠梗阻（图121-2 A、B）

【腹部CT】　脾脏体积增大。腹腔肠管广泛积气，积液，部分肠管扩张，管壁水肿（图121-3 A～D）。诊断意见：①脾大，少量腹水。②腹内肠壁水肿，缺血。

【最初诊断】　腹痛查因：急性胃肠炎？

【最后诊断】　系统性红斑狼疮伴肠梗阻、腹水。

【诊断依据】　青年女性，急性病程，以腹痛为首发症状，面部可见典型的蝶形红斑，双下肢散在瘀斑，C3 0.51 g/L，C4 0.03 g/L，ESR 130mm/1h。自身抗体三项：抗核抗体（ANA）（+），双链DNA（ds-DNA）（++），抗脱氧核糖蛋白抗体（DNP）（-）。免疫荧光染色+抗中性粒细胞胞浆抗体测定：抗中性

粒细胞胞浆抗体（pANCA）（++++），尿蛋白1.0g/L。24h尿微量蛋白424.2mg/24h。抗心磷脂抗体：ACA-IgA阳性（1:1），ACA-IgG阳性（1:1），ACA-IgM阳性（1:1）。Coombs试验阳性。胃镜见黏膜多发类圆形红斑糜烂灶，考虑为黏膜下出血。由于肠壁水肿引起不全肠梗阻，CT见脾明显增大，腹水。肠壁水肿、缺血。结合患者青年女性，面部典型的蝶形红斑，实验室检查多个免疫指标身高，多系统受累的，符合系统性红斑狼疮诊断。

【分析】 系统性红斑狼疮临床表现复杂多样，患者体内存在多种自身抗体，可损害各系统、器官、组织。SLE患者首发症状错综复杂，无固定模式，多数以发热、皮肤黏膜损害、关节痛为首发症状，也有部分以水肿为首发症状。SLE常累及消化系统，部分患者首发消化系统表现，但因不具特异性，易导致误诊误治。临床工作中，部分不明原因腹痛、腹泻、肠梗阻患者，直至出现关节痛、发热、体重下降等系统性疾病报警症状而行风湿免疫相关检查才得以确诊为SLE。SLE引起的消化系统表现多为腹痛、腹泻，部位多为中腹部或上腹部，可表现为隐痛、绞痛、胀痛，且多为间断性。典型的腹部CT检查可显示肠壁水肿、增厚，"靶征"及"双晕征"等影像学特征，免疫复合物广泛沉积于血管壁，可致胃肠道血管炎，胃和肠壁缺血、水肿和出血，从而表现为胃肠道壁水肿、增厚。由于黏膜下层疏松，水肿最严重，CT增强扫描后呈低密度影，黏膜层及浆膜层因小血管增生、扩张，CT增强扫描后呈高密度影，与扫描层面垂直的肠壁呈环形靶征，若黏膜下层和黏膜层均水肿明显呈低密度，测肠壁呈高低密度的双晕征。

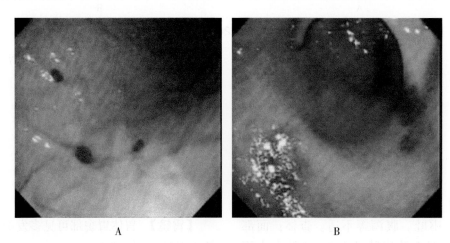

A　　　　　　　　　B

图121-1

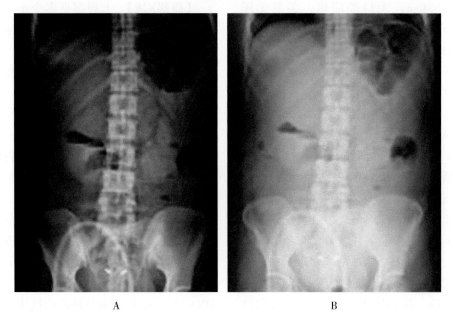

A　　　　　　　　　B

图121-2

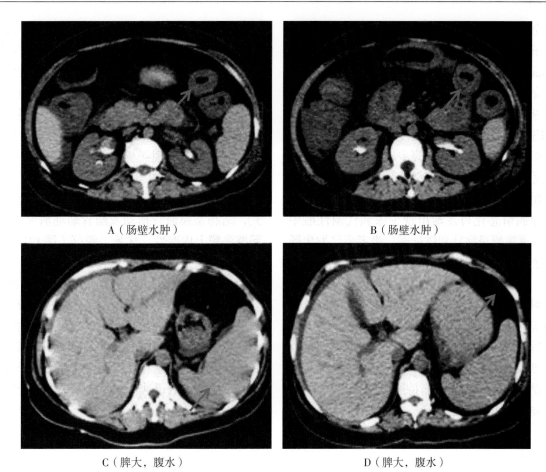

A（肠壁水肿）　　　　　　　　B（肠壁水肿）

C（脾大，腹水）　　　　　　　D（脾大，腹水）

图121-3

（谢婷婷　杨　辉）

病例　122

【简要病史】　女性，78岁。腹痛腹胀2d，腹痛呈阵发性绞痛，以左下腹痛明显，每次持续数十分钟至数小时，疼痛程度逐渐加重，伴腹胀、呕吐咖啡样胃内液一次，量少，呕吐物隐血阳性，无腹泻，无发热。既往习惯性便秘、高血压病史数年，未服降血压药治疗。6年前行胆囊切除术。查体：表情焦虑，腹部膨隆，无胃肠型或蠕动波，左侧腹部有压痛和反跳痛，肠鸣音未闻及。血常规WBC 11.91×10⁹/L、NEU% 93.9%；血清淀粉酶105U/L；K^+ 3.3mmol/L；D-二聚体 3970 μg/L。动脉血气分析：pH 7.262、$PaCO_2$ 3.76 kPa、PaO_2 11.00 kPa、AB 12.3mmol/L、SB 14.7mmol/L。查体：精神较差、全腹膨隆可见胃肠型，上腹及右中腹腹肌稍紧，有压

痛及反跳痛，腹部叩诊呈鼓音，移动性浊音阴性，考虑急性肠梗阻。

【腹部X线】　未见肠梗阻及气腹X线征（图122-1）。

【腹部CT】　升结肠延至乙状结肠远端及中远段回肠普遍扩张、积液，肠壁未见明确肿块，肠系膜水肿、渗出，麻痹性肠梗阻？肠缺血改变？（图122-2 A～C）。

【最初诊断】　肠梗阻。

【最后诊断】　肠系膜血管栓塞并急性绞窄性肠梗阻。

【诊断依据】　①老年女性，高血压病史，未规律治疗，便秘；②腹痛腹胀2d，程度进行性加重；

③查体全腹膨隆见胃肠型，上腹及右中腹腹肌稍紧，有压痛及反跳痛，腹部叩诊呈鼓音；④腹部CT升结肠延至乙状结肠远端及中远段回肠普遍扩张、积液。

【分析】 肠系膜动脉血栓形成多发生于老年人，起病缓慢，发病前多存在慢性肠功能不全或伴有动脉粥样硬化性疾病，如腹主动脉粥样硬化、冠状动脉粥样硬化等。因长期慢性肠系膜动脉缺血导致侧支循环的建立，所以临床上急性缺血症状较轻，但随病情恶化可逐渐出现少尿和代谢性酸中毒，当出现腹膜炎症状和体征时，患者多已发生肠坏死和穿孔。主要表现：①腹痛，发病前在很长一段时期，进食后出现弥漫性腹部绞痛，可从上腹向后背放射，20%～50%的患者腹痛发作与进食量呈正相关，一次发作可持续2～3h，但亦有表现为进食后胀满不适或钝痛；②恶心、呕吐、腹泻，有时剧烈绞痛可伴发恶心、呕吐，随症状进行性加重，发作日益频繁，疼痛持续时间也逐渐延长，肠道供血不足可有慢性腹泻，粪便量多，呈泡沫状，粪便中有大量的脂肪；③体重减轻，因慢性腹泻，营养大量丢失，患者可体重减轻和营养不良；④急腹症表现，一旦血栓形成，供应肠管的血液中断，即可出现剧烈的腹痛，可伴有频繁地呕吐，呕吐物为血性物，肠蠕动增强，进一步发展就会出现肠坏死及腹膜炎等症状，甚至导致休克。本病例腹部X线平片未发现肠梗阻，但腹部CT支持肠梗阻诊断，提示腹部CT较腹部X线平片能更早的发现肠梗阻。本例患者剖腹探查见全结肠变黑（图122-3），结肠系膜血管搏动及肠管蠕动消失。病理示：肠壁黏膜上皮变性、坏死、脱落（图122-3），黏膜下层水肿、血管扩张、血栓形成，肠壁肌层水肿、大量中性粒细胞浸润、微脓肿形成并平滑肌断裂（图122-4 A～D）。行"全结肠切除＋脾切除＋回肠造口术"术后综合治疗，康复出院。本例特殊点在于老年女性，长期便秘提示可能存在肠功能紊乱、高血压病提示可能有动脉硬化基础，对于老年、肠梗阻、病情进展迅速者应考虑肠系膜血栓等血供障碍性疾病导致。

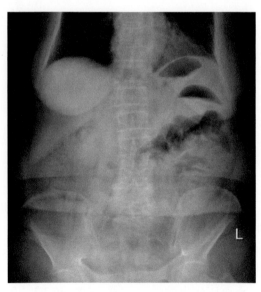

图122-1

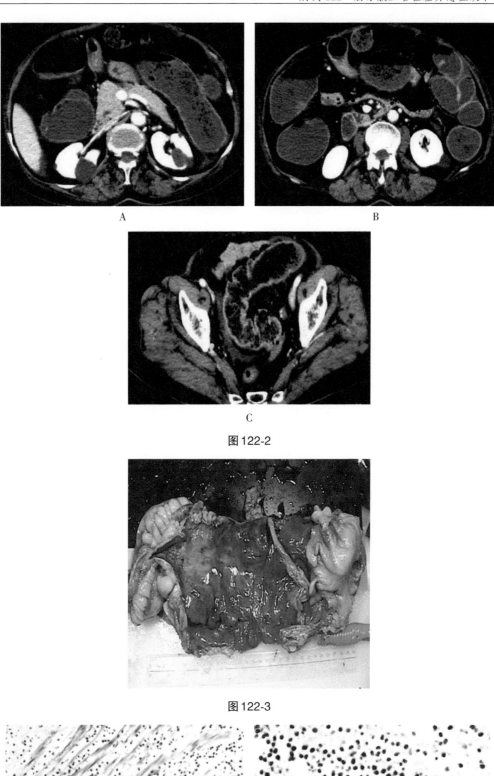

A

B

C

图122-2

图122-3

A

B

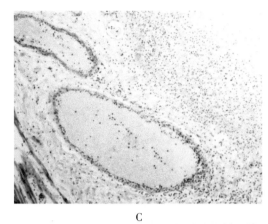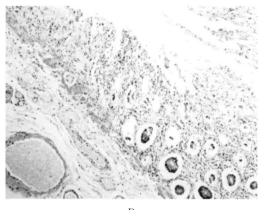

C   D

图122-4

（杨绮红　刘序友　许春玲　叶国荣　洪劲松　方　力）

病例　123

【简要病史】　男性，25岁。反复排黏液血便8个月，确诊"溃疡性结肠炎（直肠型）"。给予口服"柳氮磺吡啶"，以及"美沙拉嗪、地塞米松"保留灌肠治疗后病情好转。3个月前自行停止口服"柳氮磺吡啶"，仅"美沙拉嗪、地塞米松"保留灌肠，间断出现排便不畅伴有左中下腹胀痛。

【治疗前肠镜】　溃疡性结肠炎（直肠型）、乙状结肠扭转并降乙移行部缺血性肠炎（图123-1 A、B）。

【肠系膜血管造影】　显示肠系膜下动脉主要分支左结肠动脉及乙状结肠动脉供应降结肠中下段肠管壁末梢直动脉局部稀疏，肠壁实质期染色较淡（图123-2）。

【治疗后肠镜】　溃疡性结肠炎（直肠型，明显好转）（图123-3 A、B）。

【最初诊断】　溃疡性结肠炎（直肠型）。

【最后诊断】　溃疡性结肠炎合并缺血性结肠炎。

【诊断依据】　①青年男性，溃疡性结肠炎病史；②肠镜提示降乙移行部缺血性肠炎；③肠系膜血管造影提示左结肠动脉及乙状结肠动脉供血不足表现。

【分析】　缺血性结肠炎是由于结肠血管闭塞性或非闭塞性疾病所致的、以结肠供血不足为主要症状的一组综合征。1963年，Boley首先报道5例非医源性自发性结肠缺血性损伤病例，并在以后的动物实验中，通过结扎肠系膜下动脉模拟出与其临床所见相同的病变，从而证实肠系膜血供障碍可以引起结肠缺血性病变，并根据其临床转归将其分为可逆缺血性和不可逆缺血性2种。1966年，Marston将不明原因的自发性和局限性结肠缺血引起的结肠炎命名为缺血性结肠炎。进入20世纪80年代以后，随着人们对缺血性结肠炎认识的深入，发现临床上大多数节段性缺血性结肠炎的发生并不伴有肠系膜大血管的阻塞，而是由于各种原因引起的结肠血流灌注不足引起，并相继发现许多引起继发性结肠缺血性肠炎的原因，包括腹主动脉手术、严重胰腺炎、结肠梗阻以及腹腔内新生物侵犯内脏血管等。腹痛、腹泻和便血是最常见的临床表现，大部分患者为50岁以上的老年人，没有明显的诱发因素。腹痛的部位大多与结肠缺血病变部位一致，多为突然发作的剧烈腹痛，呈痉挛性发作，持续数小时或数天，继而出现腹泻，粪便少量带血，严重的患者可出现暗红色或鲜血便，常有恶心、呕吐和腹胀，同时伴有体温和血白细胞计数和中性粒细胞的升高。40%～50%的患者伴有肠腔狭窄造成不完全性肠梗阻表现，部分患者于发病后早期出现坏疽型结肠炎。大部分患者的梗阻发生于发病后2～4

周，由于病变部位有纤维化和瘢痕形成引起，此时腹痛、腹泻等临床症状已逐渐缓解。结肠镜检查对本病的鉴别诊断有很大帮助。本例发生缺血性结肠炎的原因可能与乙状结肠扭转、溃疡性结肠炎有关，提示临床上溃疡性结肠炎患者出现与病情不符的便血时，应考虑合并缺血性结肠炎可能。患者给予通便、美沙拉嗪口服、地塞米松保留灌肠、益生菌调节肠道菌群、复方丹参片活血化瘀等治疗后症状改善，治疗 2 周后复查结肠镜缺血性结肠炎表现消失。

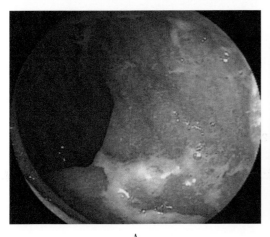 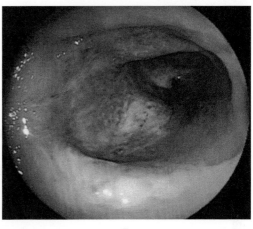

A　　　　　　　　　　　　　　　　B

图 123-1

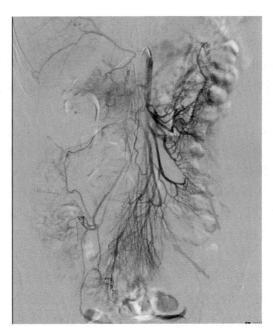

图 123-2

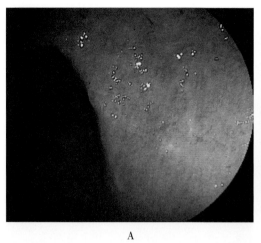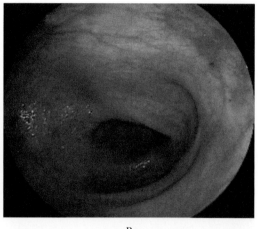

A   B

图123-3

（杨绮红　陈玉花　谭永宜　叶国荣　罗国彪　李振辉）

病例　124

【简要病史】　男性，68岁。进行性消瘦8个月。CEA 2540.00μg/L，CA19-9为26 730.00U/ml。

【腹部CT】　肝变形，肝各叶比例失调，边缘光整，肝左叶及肝右前叶上段见大片低密度区融合，约15.0cm×16.5cm×18.5cm范围大小，增强后病变周边及分隔见有强化。肝内胆管扩张。肝内门静脉左支未见显示。乙状结肠管壁不规则增厚，增强后呈不均匀强化，其周围脂肪间隙清晰。腹膜后见数个轻度肿大淋巴结，较大者大小约1.2cm×1.3cm，未见腹水征（图124-1 A～D）。

【最初诊断】　消瘦查因。

【最后诊断】　乙状结肠癌，并肝内转移。

【诊断依据】　老年男性，进行性消瘦8个月，肿瘤标志物明显升高，CT见乙状结肠不规则增厚及不均匀强化，肝内见大片低密度区融合，增强后周边及分隔强化。

【分析】　结直肠癌是临床常见的恶性肿瘤，其发病率居全球第3位，约25%的患者在初诊时即发现结直肠癌肝转移。肝转移是结直肠癌患者的首要死亡原因。CT表现主要为局部肠壁不规则的增厚，肠壁厚1～2.5cm，平扫呈软组织密度，增强后可见强化；肠腔狭窄；肠腔内软组织肿块；淋巴结大，主要为肠管周围淋巴结、肠系膜淋巴结、腹盆腔淋巴结及后腹膜淋巴结。远处转移可见肝、脾的多发转移灶，以及腹水等。原发弥漫浸润型结肠癌少见，其好发于直肠、乙状结肠，病变主要沿黏膜下并向肌层浸润，肿瘤与正常组织界线不明显。当病变范围过长时，狭窄段肠管逐渐移行，与正常肠段无明确界线，表现与炎性狭窄相似，鉴别困难。

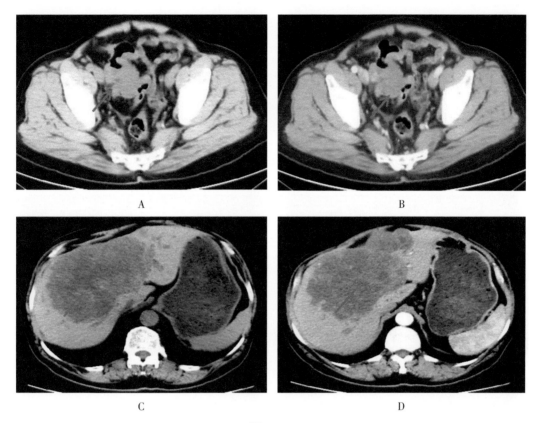

图124-1

（万　瑜　陈浩军）

病例　125

【简要病史】　女性，70岁。发现腹部包块1个月余。查体：腹平软，全腹无明显压痛和反跳痛，右上腹可及一圆形包块，大小约5cm×6cm，固定，表面光滑，有轻压痛。肿瘤标志物（-）。胃镜：胃体息肉，慢性浅表性胃炎伴隆起糜烂。肠镜：大肠未见异常。

【腹部CT】　升结肠见一不规则形肿块，边缘分叶状，平扫及增强扫描其密度不均匀，瘤体实性成分较明显强化并呈延迟强化，内见大片无强化坏死、液化区，病变累及肠壁全层，并突破浆膜浸润肠周脂肪间隙（图125-1 A～F）。

【最初诊断】　腹腔肿物。

【最后诊断】　结肠炎性恶性纤维组织细胞瘤。

【诊断依据】　①老年女性。②发现腹部包块1个月余。③查体：腹平软，全腹无明显压痛和反跳痛，右上腹可及一圆形包块，大小约5cm×6cm，

固定，表面光滑。④腹部CT。⑤病理及免疫组化支持炎性恶性纤维组织细胞瘤。

【分析】　原发性恶性纤维组织细胞瘤（malignant fibrous histiocytoma，MFH）是最常见的软组织恶性肿瘤之一，组织发生和发病机制尚有争议，但一般认为其来源于未分化的间充质细胞，并分化为纤维细胞和组织细胞。好发于老年男性，主要发生于四肢及腹膜后，约90%以上病变的部位较深，多在筋膜下发病。病因不明，放疗可能是MFH发生的重要因素之一。组织学上主要由类圆形组织细胞样细胞及纤维母细胞样梭形细胞混合组成，富含血管的胶原纤维是瘤体间质主要组成部分。病程数月至数年。症状不明显，较大的可有压迫症状。体征：无痛性的软组织肿块，质地较硬，边界常清楚，位于肌肉或沿筋膜发展，肿瘤生长缓慢或很快。本例患者经手术治疗，术中见横结肠中段系膜一肿物，与横结

肠部分粘连，结肠肿瘤长约4cm，侵犯浆膜，绕肠管生长近1周，肠腔狭窄变形，肿瘤堵塞肠腔，近端结肠扩张明显，肠壁水肿。病理提示：镜下（右半结肠）见肿瘤细胞，呈梭形，异型性明显，可见多核巨细胞，伴坏死及散在性炎症细胞浸润。免疫组化：Dog-1（−），CD34（−），CD117（−），CK（+++），Desmin（−），S-100（−），Ki-67约70%（+），MC（−），CR（−），WT1（−），CK5/6（−），CD68（+++），

CD163（+++）。综合以上考虑炎性恶性纤维组织细胞瘤。本病例肿瘤生长于横结肠系膜，侵犯浆膜，未累及黏膜面，故结肠镜未能发现病灶。本病例提示发生于中老年人，位于四肢、腹膜后及其他部位深部软组织的巨大肿块，尤其是呈类圆形分叶状或不规则长条状软组织肿块，边界不清，伴有邻近骨质破坏或骨膜反应，增强扫描呈明显不均匀强化者，应考虑MFH。

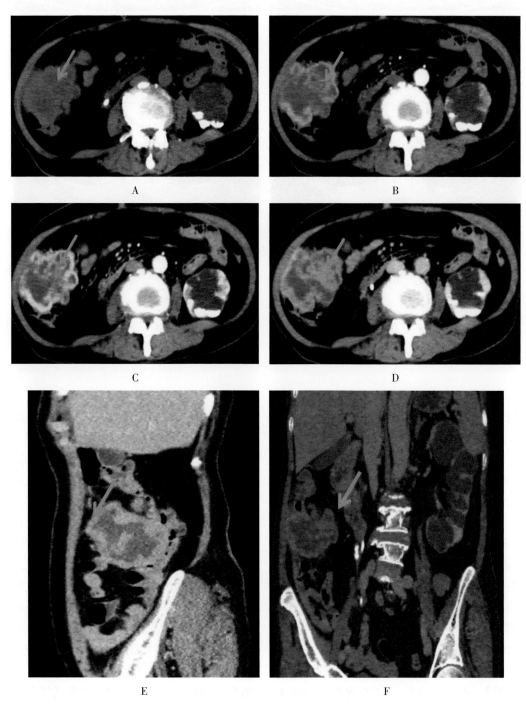

图 125-1

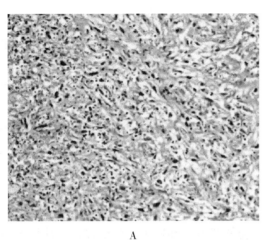

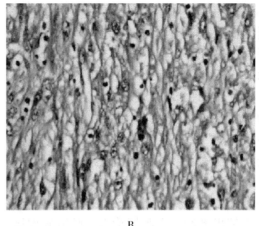

图125-2

（黄丹萍　莫蕾）

病例　126

【简要病史】　男性，35岁。反复头晕、面色苍白，伴排黑粪、腹泻18年，再发加重3个月，既往史、个人史、婚育史、家族史无特殊。近10余年反复出现粪便隐血试验阳性及贫血，白蛋白降低、CRP及PCT正常或轻度升高，体液免疫、自身抗体未见异常。查体：面色苍白，消瘦，入院查粪便隐血试验阳性，Hb 38g/L，ALB 11g/L，CRP 30mg/L，PCT 0.14ng/ml，体液免疫、自身抗体未见异常，输血前八项阴性。骨穿：铁染色缺如，缺铁性贫血。5年前因"小肠多发溃疡并小肠狭窄"行腹腔镜探查术＋病变小肠切除术，术后症状多次发作，给予泼尼松、英夫利昔单抗等治疗，症状仍反复。

【腹部X线】　小肠多发短小气液平（图126-1）。

【肠镜】　肠镜达回末约20cm，距回盲瓣6～20cm见3～4处环周活动期溃疡，表浅无苔，边缘锐利，节段分布，溃疡间黏膜正常，溃疡致肠腔环周稍狭窄（图126-2 A、B）。

【小肠镜】　①经口：送达回肠上段，可见环形溃疡并肠腔狭窄，溃疡表面覆白苔（图126-3A），小肠镜通过该狭窄后继续进镜约10cm可见肠腔明显狭窄，内镜无法通过（图126-3B），退镜至十二指肠可见另一环形狭窄灶（图126-3C）。②经肛：送达回肠中下段，见白色瘢痕期溃疡，呈放射状改变，伴环形狭窄（图126-3D），无法继续进镜（图

126-3 A～D）。

【小肠CTE】　全组小肠及回盲部肠壁增厚并强化，其中2、3组小肠为活动期病变，伴炎性狭窄（回肠：图126-4 A、B；空肠：图126-4 C；回盲部：图126-4D）。

【最初诊断】　克罗恩病。

【最后诊断】　隐源性多灶性溃疡性狭窄性小肠炎（CMUSE）。

【诊断依据】　患者呈反复发作的慢性贫血、营养不良，反复发作的不全性肠梗阻，无明显炎症反应（CRP正常或轻度升高），免疫指标正常，无瘘管等肠外表现，病变主要分布在小肠，小肠多发浅表溃疡，仅累及黏膜和黏膜下层，无小肠透壁性炎症或溃疡，小肠多发狭窄，无瘘管形成，使用类克肠镜下溃疡消失。

【分析】　隐源性多灶性溃疡性狭窄性小肠炎（cryptogenic multifocal ulcerous stenosing enteritis，CMUSE）于1957年由法国Cattn等首先描述了小肠多灶性溃疡性狭窄性症状；1964年，法国Debray等首次报道了CMUSE；日本称为小肠慢性非特异性多发溃疡（CNSU），病因及发病机制未明，可能与自身免疫异常、纤维组织过度形成、血管炎，编码胞质磷脂酶A2-α的基因OLA2G4A突变，补体缺乏相关。本病的特点：青少年和中年人出现不明

原因的多发、短节段的小肠狭窄，反复腹痛、贫血、低蛋白血症，但病理特征不明显，黏膜和黏膜下层发现浅表溃疡，可有闭塞性血管炎改变，病情反复，术后可复发，全身炎性反应不明显，炎症指标可轻度升高。病理组织学表现：局限于黏膜和黏膜下层的表浅溃疡，轻中度非特异性混合性炎性反应，中性粒细胞、浆细胞、淋巴细胞浸润，纤维化和炎性浸润可达深层组织，无巨细胞性肉芽肿、绒毛萎缩、隐窝脓肿或裂隙样溃疡，可伴有血管病表现，如小静脉增厚、扩张纤曲、血栓形成或静脉内膜炎等。本例患者经多次肠镜检查，肠镜病理显示：黏膜组织呈慢性炎症，隐窝腺体无明显萎缩，黏膜下层炎性增厚，以淋巴细胞聚集为主，可见少量炎性肉芽组织增生，细胞无明显的异型性（图126-5 A、B）。曾行腹腔镜下病变小肠切除术，手术病理显示：黏膜面（小肠）见多灶性散在溃疡，其下可见新生肉芽组织，部分区域可见裂隙状溃疡形成，溃疡底部及周边黏膜固有层、黏膜下层水肿，大量浆细胞、淋巴细胞和嗜酸性粒细胞浸润，局部纤维化，未见典型结节样肉芽肿，未见隐窝脓肿形成（图126-6 A～D）。

CMUSE/CNSU诊断标准：①胃肠道持续或隐匿性出血；②反复发作的小肠狭窄或肠梗阻；③排除其他小肠溃疡性疾病；④通过大体、影像或内镜明确的小肠病灶（a.环形或斜线形排列；b.与周围正常黏膜分界清楚；c.地图样或线形；d.肠内有多发溃疡，病灶间距＜4cm；e.溃疡表浅、未达肌层；f.溃疡瘢痕符合a～e愈合期特征）。

同CD的鉴别诊断：①缺乏炎性反应综合征的临床或实验室特征；②缺乏小肠透壁性炎症或溃疡；③缺乏小肠肉芽肿；④慢性复发性疾病但没有小肠瘘形成；⑤缺乏胃肠道其他部位（如胃或结肠）的疾病；⑥大多数患者缺乏克罗恩病肠外表现，如关节痛、神经性病变、光过敏、口腔溃疡。治疗方法仍在探索中，一般给予无渣饮食、肠内和肠外营养、补铁等对症治疗，美沙拉嗪治疗无效，部分患者糖皮质激素有效，免疫抑制药或生物制剂是否有效尚待进一步证实，小肠狭窄的患者可行内镜下球囊扩张和手术治疗。有报道，1例生物制剂有效、1例雌激素治疗有效；北京协和医院报道，2例免疫抑制药有效（激素+甲氨蝶呤）、2例沙利度胺有效。CMUSE临床少见，临床医师对该疾病认识不足，本患者18年来在多家医院一直诊断为克罗恩病，经过手术、激素、生物制剂的治疗，症状仍反复发作，因此对于临床治疗效果欠佳，或者对临床过程有怀疑的病例要勇于探索，加强对少见病的认识，加强对病理诊断的认识，生物制剂在本病的应用价值还有待观察，肠内、肠外营养对本病的治疗作用还在探索中。

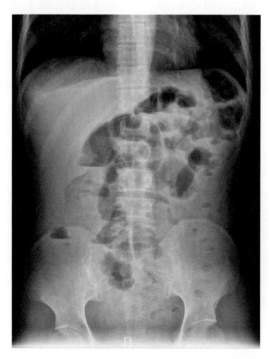

图126-1

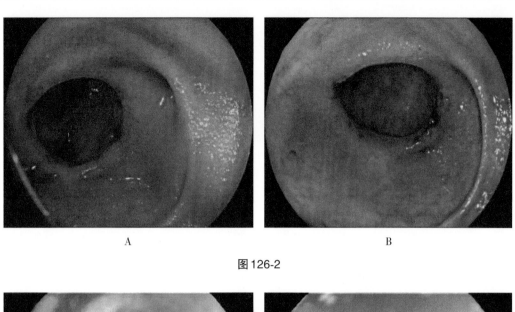

A

B

图 126-2

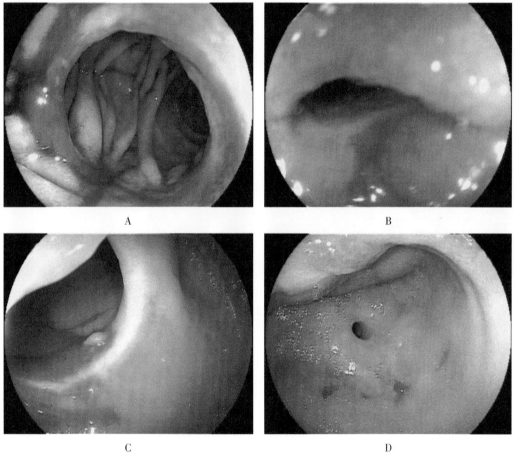

A

B

C

D

图 126-3

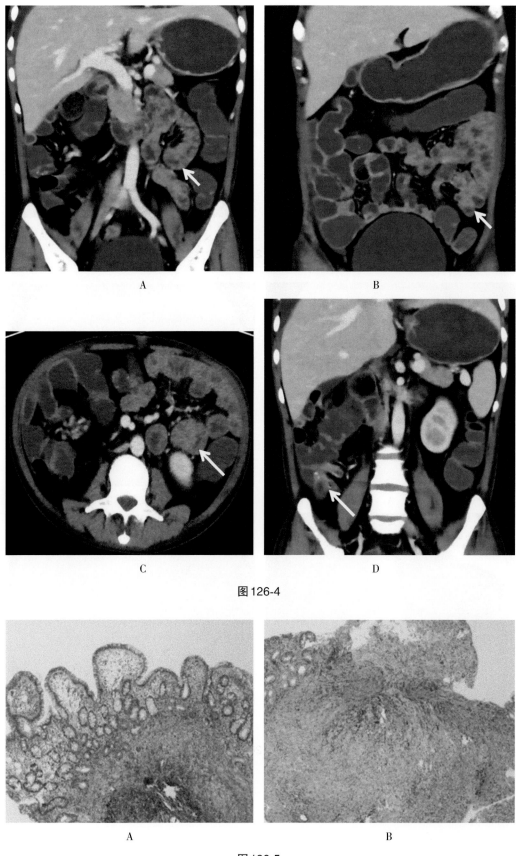

图 126-4

A   B

图 126-5

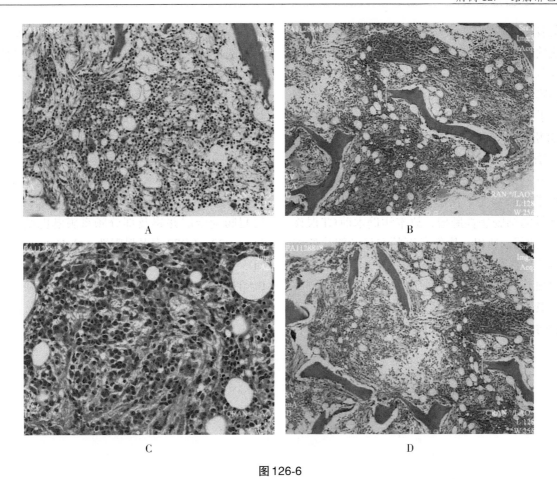

图126-6

（王新颖）

病例　127

【简要病史】　女性，74岁。粪便性状改变3个月余。粪便变细变烂、糊状不成形，里急后重感，有时排便困难，伴有腹胀，不伴畏寒、发热、腹痛，外院肠镜示升结肠癌。10余年前因颈部恶性淋巴瘤行放疗，病情已痊愈。查体：腹稍胀，右下腹可及10.0cm×6.0cm大小肿物，质中，边界不清，活动度欠佳，腹壁无紧张，无压痛、反跳痛。

【腹部CT】　升结肠近段明显环形不均匀增厚，局部形成软组织肿块，平扫CT值约48HU，增强扫描呈中度均匀强化，并持续强化。CT值分别为动脉早期60HU、动脉晚期75HU、静脉期约93HU，病变累及结肠壁全层，突破浆膜层，周围脂肪间隙浸润，并侵犯肠周组织器官（十二指肠及右侧、后

腹膜），周围脂肪间隙混浊，见数个肿大淋巴结，其强化方式与原发灶类似，大者约1.9cm×2.0cm，考虑肿瘤或肉芽肿性病变。CT平扫（图127-1 A、B），增强扫描（动脉早期，图127-1 C、D）、35s（动脉晚期，图127-1 E、F）及60s（静脉期，图127-1 G、H）扫描，门脉期图像行2mm薄层冠状位重建（图127-1 I），仿真内镜（图127-1 J）。

【最初诊断】　结肠恶性肿瘤。

【最后诊断】　结肠淋巴瘤（非霍奇金弥漫性大B细胞淋巴瘤）。

【诊断依据】　①老年女性，有颈部恶性淋巴瘤病史。②粪便性状改变3个月。③查体：右下腹可及10.0cm×6.0cm大小肿物，质中，边界不清，活

动度欠佳。④腹部CT示升结肠近段管壁环状增厚并形成软组织肿块，但管腔狭窄程度相对较轻，出现"动脉瘤样扩张"征，病变以黏膜下浸润为主，部分黏膜线尚完整，增强扫描病变中度均匀持续强化。⑤手术病理证实。

【分析】 本例患者升结肠淋巴瘤的生长及侵犯方式、临床症状与结肠癌有部分交叉，两者鉴别确实存在一定困难，当时临床未提供"患者有颈部恶性淋巴瘤病史"给影像科医师，而结肠癌又是最常见的结肠恶性肿瘤，故本病例术前CT误诊为"结肠癌"。所以，影像科医师在仔细阅片的同时，需认真查阅临床资料，尽量不要遗漏任何有助诊断的细节，分析时更应开阔诊断思路。本病例主要与结肠腺癌鉴别，回顾其CT表现，具有不同于结肠癌的一些特点，如升结肠管壁增厚明显但肠腔狭窄程度较轻，无肠梗阻，"动脉瘤样扩张"征是本病的特征性表现；另外，本病变均匀持续强化有别于结肠癌"快进快退"的强化方式，其强化程度亦低于结肠癌。本病例行腹腔镜探查见右半结肠肿物大小约10cm×8cm×6cm，呈菜花样生长，已穿透浆膜，与侧腹膜粘连紧密，因肿物体积较大且于十二指肠及后腹膜解剖关系不清，遂中途改为开腹手术，行肿瘤根治术。手术病理提示：右半结肠非霍奇金淋巴瘤，弥漫性大B细胞淋巴瘤，肿瘤组织侵犯肠壁全层并累及部分肠系膜淋巴结。免疫组化：CD20、CD79弥漫强阳性，MuM-1、Bcl-6阳性，CD3、CD5、CyclinD1、CD10、Perforin、Granzyme B、TIA-1、CD56均为阴性，Ki-67阳性率80%（图127-2 A ～ D）。术后经综合治疗症状改善，恢复良好。

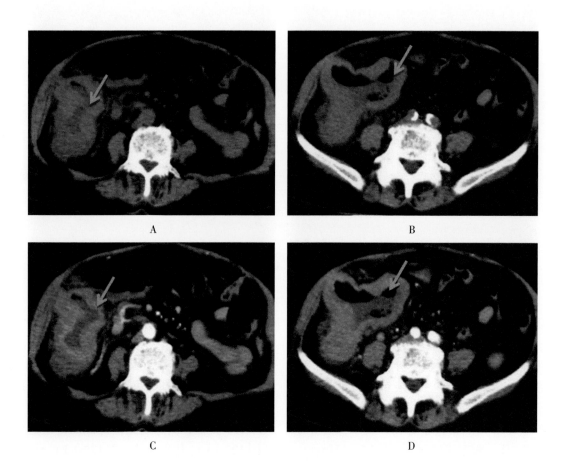

A

B

C

D

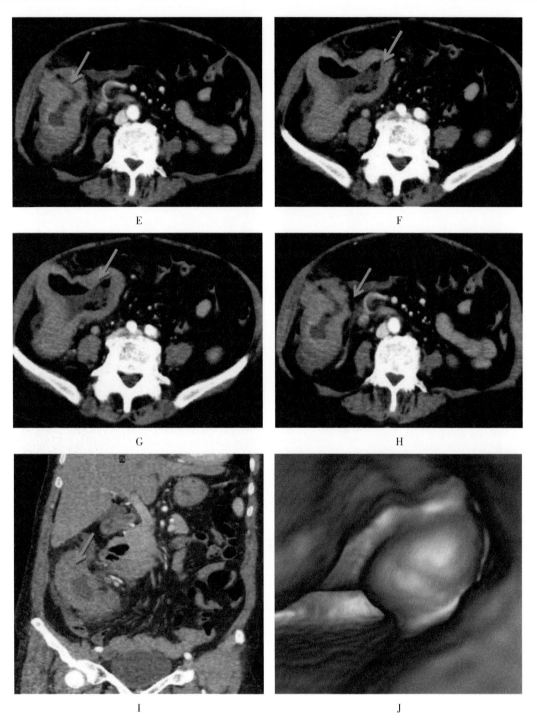

图 127-1

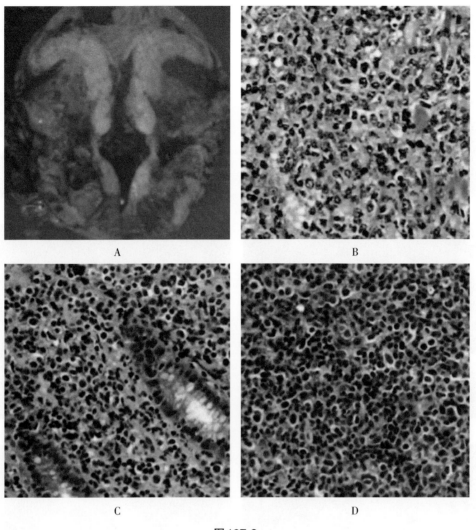

图127-2

（莫　蕾　江新青）

病例　128

【简要病史】　女性，50岁。因腰臀部疼痛1个月于当地医院就诊，外院MRI发现多发骨转移瘤、骶前盆腔左侧壁多发淋巴结转移、肝多发转移瘤，外院肝穿刺病理提示神经内分泌肿瘤。AFP、CEA正常，CA19-9升高，血嗜铬素A正常，血常规、肝肾功能等无明显异常。

【胸、腹部CT】　肝多发转移瘤（图128-1A）；盆腔多发淋巴结转移（图128-1B）；右侧骶髂关节髂骨面、骶骨、左侧髂骨翼、胸腰椎多发椎体及附件多发骨转移（图128-1C）。

【PET/CT】　直肠下段壁稍增厚（图128-2A、B）；直肠系膜、骶前多发淋巴结转移；胰腺（2处）、肝内多发转移瘤；全身多发骨转移。以上病灶生长抑素受体显像阳性（图128-2C），糖代谢未见增高（图128-2D）。

【肠镜】　距肛门5cm处见黏膜下隆起病灶，大小约2cm×1.6cm，表面光滑（图128-3）。

【最初诊断】　全身多发转移性神经内分泌肿瘤。

【最后诊断】　直肠神经内分泌肿瘤，肝、骨、淋巴结转移（G1，TXN1M1，Ⅳ期）。

【诊断依据】　中年女性，慢性病程。肠镜见直肠黏膜下隆起，CT显示肝、骨、盆腔淋巴结多发转移；PET/CT提示直肠病灶及全身多发转移灶生长抑素受体显像阳性，糖代谢未见升高。病理提示：神经内分泌肿瘤G1级。

【分析】　直肠是神经内分泌肿瘤最常见的发病部位之一，其病理诊断标准参照胃神经内分泌肿瘤病例直肠神经内分泌肿瘤多为高分化的神经内分泌瘤，神经内分泌癌非常少见。直肠神经内分泌肿瘤的转移概率与肿瘤大小密切相关，＜1cm的肿瘤发生转移的概率非常低（＜3%），直径1～2cm的肿瘤转移率为10%～15%，而对于肿瘤直径＞2cm的患者，其发生远处转移的概率显著升高（60%～80%），其中，肝转移最常见。分化良好的神经内分泌瘤糖代谢常不活跃，^{18}F-FDG PET/CT的灵敏度较低，而多数分化良好的神经内分泌瘤生长抑素受体表达阳性，^{68}Ga标记的生长抑素类似物PET/CT对于此类肿瘤敏感度和特异度都非常高，一方面，这种PET/CT有助于寻找远处转移病灶以对患者进行准确分期，另一方面，由于不少神经内分泌肿瘤在原发灶很小的时候便发生远处转移，这种PET/CT有助于确定伴有远处转移的神经内分泌肿瘤的原发灶。本例患者以腰臀部疼痛为首发表现，最初的MRI及CT检查均未能发现原发灶，外院曾行^{18}F-FDG PET/CT，亦未能寻找到原发灶，而^{68}Ga标记的生长抑素类似物PET/CT可清楚显示患者直肠的神经内分泌肿瘤原发病灶，肠镜示直肠的病灶直径已经达到2cm。肠镜病理：直肠病灶活检提示神经内分泌肿瘤（图128-4A）。免疫组化：CK散在少数细胞（+），CD56（+），Syn（+）（图128-4B），CgA（-）（图128-4C），Ki-67约2%（+）（图128-4D），SSTR2（+）（图128-4E）。此类患者治疗上以生物治疗和靶向治疗为主，首选长效生长抑素类似物（如长效奥曲肽），二线治疗可选用靶向治疗药物依维莫司。

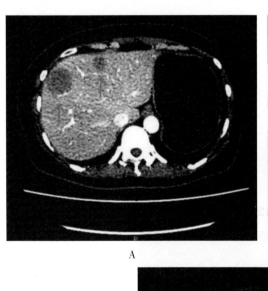

A

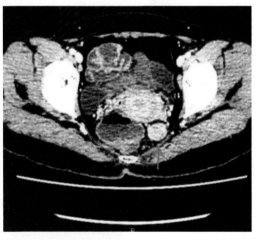

B

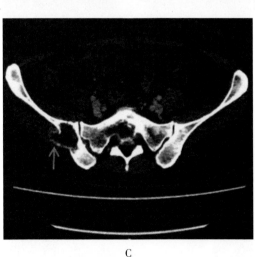

C

图128-1

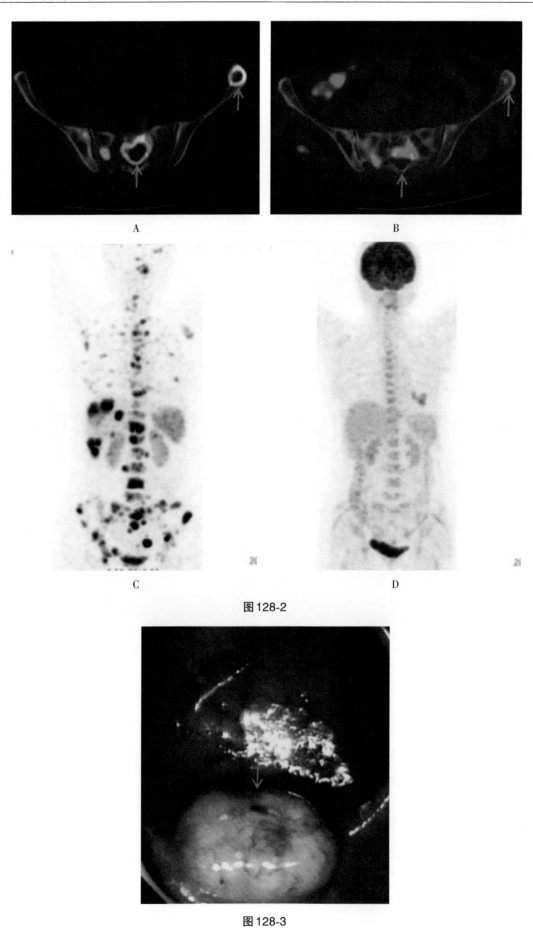

A

B

图128-2

C

D

图128-3

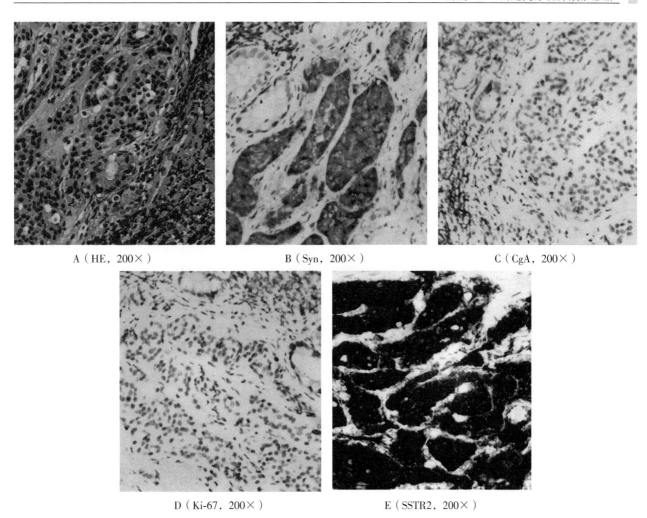

A（HE，200×）　　　　B（Syn，200×）　　　　C（CgA，200×）

D（Ki-67，200×）　　　　E（SSTR2，200×）

图128-4

（陈洛海　冯仕庭　叶子茵　陈　洁）

病例　129

【简要病史】　男性，62岁。消瘦，反复脐周痛1周，加重1d。体格检查：右腹部膨隆，腹肌稍紧张，右下腹压痛，麦氏点压痛，轻度反跳痛。既往无特殊病史和手术史。WBC $20.4×10^9$/L，NEU $16.2×10^9$/L，NEU% 79.7%，LY 9.0%，超敏C反应蛋白 172.7mg/L。

【腹部X线】　轻度肠淤张。

【腹部CT】　急性阑尾炎穿孔并腹腔脓肿形成（图129-1 A、B）。

【最初诊断】　腹痛查因：急性胃肠炎？不完全性小肠梗阻？

【最后诊断】　阑尾炎穿孔并腹腔脓肿。

【诊断依据】　老年男性，反复脐周痛1周，加重1d，腹痛以右下腹为主。体查：右腹压痛、反跳痛，腹肌紧张。腹部CT：提示阑尾炎穿孔并腹腔脓肿，给予抗感染等对症支持保守治疗后，腹痛症状明显好转。

【分析】　急性阑尾炎是外科常见病和多发病之一，而坏疽穿孔性阑尾炎病情更为复杂常导致的大范围的腹膜炎，腹腔脓肿也是急性坏疽穿孔性阑尾炎一个常见并发症。单纯依靠临床表现诊断阑尾炎穿孔并腹腔脓肿形成假阳性率较高，而影像学在穿孔性阑尾炎诊断方面发挥着重要作用，CT具有高的组织分辨力能直观地显示阑尾部位、大小、形态，还能显示阑尾周围情况，成为穿孔性阑尾炎诊断中最重要的检查手段。穿孔性阑尾炎的右下腹痛性包块主要是因为穿孔后腹腔内脓肿形成合并了腹膜炎所致，患者常伴有发热、纳差、厌食、白细胞及中性粒细胞增多等，临床处理更加棘手。因此，对于穿孔性阑尾炎并腹腔脓肿形成应在积极术前纠正水、电解质紊乱和酸碱失衡，抗生素有效控制感染基础上，充分引流。本例患者在抗感染及对症支持等保守治疗后，腹痛症状明显好转。

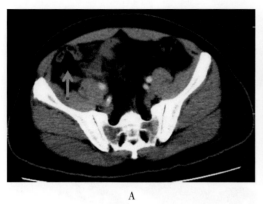 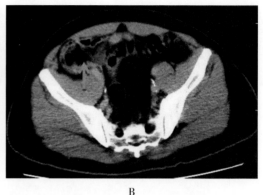

图 129-1

（刘　超　张　龙）

病例　130

【简要病史】　男性，65岁。反复纳差、黑粪1个月余，再发伴全身乏力3d。黑粪每天1～2次，每次量少，伴腹痛、恶心、呕吐少量胃内容物，非咖啡样液，无畏寒、发热，无咳嗽、咳痰，无腹泻。查体：体温36.8℃，腹部饱满，腹软，未见胃肠型及蠕动波，无压痛、反跳痛和肌紧张，全腹未扪及包块。血常规WBC 6.7×10^9/L，Hb 99g/L；粪便常规OB（+）、RBC（+）/HP、WBC（+++）/HP；粪便普通培养（－）。生化：钾2.3mmol/L、钙2.0mmol/L。ALB 26.3g/L；CEA、AFP、CA19-9均未见异常。

【腹部CT】　结肠全程肠壁水肿增厚，黏膜充血、黏膜下水肿，增强扫描可见"靶征"和"手风琴征"，肠周可见渗出（图130-1 A～J）。

【肠镜】　全结肠黏膜广泛水肿，黏膜透亮度增加，致肠腔狭窄，内镜可通过；退镜观察见阑尾开口、回盲瓣充血、糜烂，由盲肠至直肠黏膜可见多处黄色渗出物附着，冲洗后见渗出物下黏膜充血、糜烂，并有多处阿弗他小溃疡，溃疡周边黏膜充血，血管网模糊，未见活动出血、肿物（图130-2 A、B）。

【最初诊断】　乏力、黑粪原因待查。

【最后诊断】　伪膜性肠炎。

【诊断依据】　①老年男性；②反复纳差1个月余，再发伴全身乏力3d；③存在电解质紊乱、低蛋白血症；④腹部CT发现肠壁增厚、靶征、手风琴征；⑤肠镜提示全结肠黏膜广泛水肿，阑尾开口、回盲瓣充血、糜烂，由盲肠至直肠黏膜可见多处黄色渗出物附着，有多处阿弗他小溃疡（图130-2 A、B）；⑥经过相关治疗症状明显改善。

【分析】　伪膜性肠炎（pseudomembranous colitis，PMC）是一种主要发生于结肠的急性纤维渗出性炎性病变，以结肠黏膜上覆盖伪膜为特征。本病多系在应用抗生素后导致正常肠道菌群失调，难辨梭状芽孢杆菌（Clostridiumdifficile，CD）等致病菌大量繁殖，产生毒素而致病。因其与抗生素的应用关系密切亦称抗生素相关性腹泻（antibiotic associated diarrhea，AAD），其中头孢菌素和喹诺酮类药物为其最常见诱因。PMC可累及全结肠或节段性结肠，直肠、乙状结肠的病变率达80%～100%；常发生于老年、危重、免疫功能低下或外科大手术后等患者。PMC多在应用抗生素后5～10d起病，也可早到数小时或迟至停药后1～3个月。腹泻为主要症状，绝大多数为水样便，重症者可在排泄物中发现伪膜，但很少有血便者；其他伴随症状有腹痛、腹胀、发热等，约50%患者的白细胞升高。重型者可出现水和电解质紊乱、低蛋白血症、肠穿孔等。结肠镜下PMC表现不一，轻者仅见黏膜充血水肿；稍重者可见黏膜散在浅表糜烂，伪膜呈斑点状分布，严重者可见伪膜呈斑片状、地图状分布。内镜下见到伪膜为PMC结肠镜下特征性改变。CT表现：①肠壁增厚，增厚程度反映炎症的进展程度；可表现为斑片状、结节状或息肉状。结肠壁厚度＞4mm为异常，增厚程度可分为轻度（4～10mm）、中度（11～15mm）、重度（＞15mm）。②靶征，表现为CT增强图像上2～3层密度不同的同心圆征象，分别为强化的黏膜层、肌层及两者之间的低密度黏膜下层；提示黏膜充血、黏膜下水肿。③手风琴征，口服阳性造影剂聚积于宽大、增厚的结肠横行皱襞间形成；或当横行黏膜皱襞显著增厚、水肿时，即使不口服阳性造影剂，亦可见"手风琴征"；此为PMC较为特异性的征象。④肠周渗出，PMC仅肠道浆膜面模糊或结肠周围少许条索影，肠管与肠管间脂肪间隙存在，这是由于病变多累及黏膜及黏膜下层。肠周炎症较轻和明显增厚的肠壁可作为PMC与其他结肠炎的鉴别征象。⑤其他征象，如腹水，作为PMC的并发症常发生在较严重的病例；系膜淋巴结增多、增大，反映肠道炎症的严重程度和病程长短；周围血管反应性充血；少量胸腔积液；心包积液、皮下水肿等，提示患者肺部感染、低蛋白血症等。本病例具有较典型的伪膜性肠炎的CT表现。

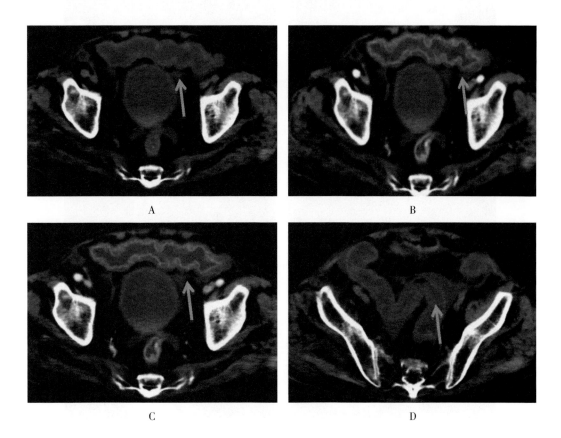

A

B

C

D

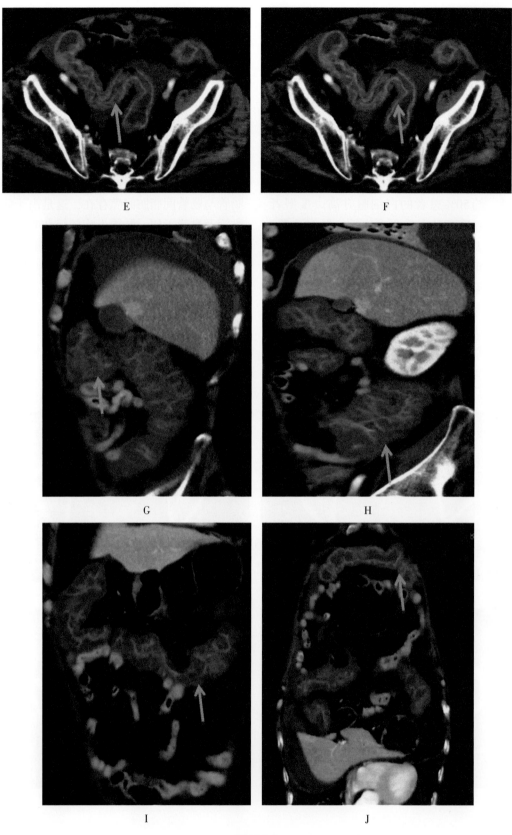

E

F

G

H

I

J

图130-1

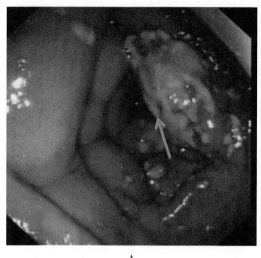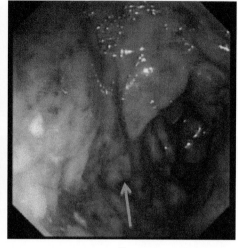

A　　　　　　　　　　　B

图 130-2

（谌丹丹　莫　蕾）

病例　131

【简要病史】　女性，72岁。腹胀、腹泻2d，为脐周持续性胀痛，伴腹泻，排水样便每天20余次。粪便白细胞（++），粪便隐血（++），Hb 108g/L，CEA、CA19-9升高。腹部X线平片：中腹部肠腔内较多积气，可见多个气液平面。

【腹部CT】　结肠全程壁增厚、水肿（图131-1A），增厚结肠以黏膜下层为主，增强扫描见"靶征"（图131-1 B、C）。乙状结肠有一段长约8cm的肠壁不均匀增厚，黏膜面略不平，形态略显僵硬，增强后增厚肠壁较明显强化（图131-1D）。

【肠镜】　左半结肠见较多白色伪膜样改变，肠黏膜充血（图131-2A），距离肛门16～18cm处黏膜硬，距离肛门12～16cm处肠腔狭窄，黏膜粗糙，质地脆，表面凹凸不平（图131-2B），多点取病理；余段直肠可见有散在分布的大量黄白色伪膜样改变。

【病理】　（直肠）中分化腺癌。

【最初诊断】　不完全性肠梗阻。

【最后诊断】　①伪膜性肠炎；②直肠中分化腺癌。

【诊断依据】　老年女性，腹胀、腹泻2d，每日排水样便20余次。腹部CT：结肠全程壁增厚、水

肿，增厚结肠以黏膜下层为主，增强扫描见"靶征"。乙状结肠有一段长约8cm的肠壁不均匀增厚，黏膜面略不平，形态略显僵硬，增强后增厚肠壁较明显强化。肠镜：左半结肠见较多白色伪膜样改变，距离肛门12～16cm处肠腔狭窄，黏膜粗糙，质地脆，表面凹凸不平，余段直肠可见有散在分布的大量黄白色伪膜样改变。

【分析】　伪膜性肠炎是由艰难梭状芽孢杆菌引起的结肠及小肠急性黏膜坏死性炎症，其特点为肠黏膜上有渗出性假膜形成，多发生在长期大量应用抗生素以及危重患者。病变多发生于结肠，个别累及回肠，主要在黏膜及黏膜下层，肉眼可见肠腔扩张，腔内液体增加，黏膜充血水肿，可有凝固性坏死，被以黄、棕或绿色斑状伪膜，坏死一般限于黏膜层，若累及肠壁全层则导致穿孔。临床表现为腹痛、腹泻、发热和外周血白细胞升高，严重时可出现毒血症甚至休克。X线表现为结肠扩张、结肠袋肥大、肠腔积液和指压痕。钡剂灌肠双重对比显示结肠黏膜紊乱，边缘呈毛刷状，黏膜表面多处形成不规则结节阴影，指压痕及溃疡改变。CT检查表面为肠壁增厚、密度减低，当水肿发生在黏膜和黏膜下层时，若口服对比剂后可出现"手风琴征"，

即高密度的对比剂填充于水肿增厚的中低密度的结肠皱襞之间，形成似手风琴形的条带状表现。增强CT扫描后可见"靶征（双晕征）"，即水肿增厚的肠壁表现为3层结构：内层和外层是高密度强化层，两者之间是低密度的中间层。伪膜性肠炎若处理不当，则病死率较高，一旦确诊应立即停止有关

抗生素，选用对梭状芽孢杆菌敏感的抗生素药物，如万古霉素、甲硝唑等，同时给予调节肠道菌群、抗休克等对症支持治疗。本例患者无明显用药史，伪膜性肠炎考虑与直肠癌并不完全性肠梗阻所致肠道菌群变化相关。

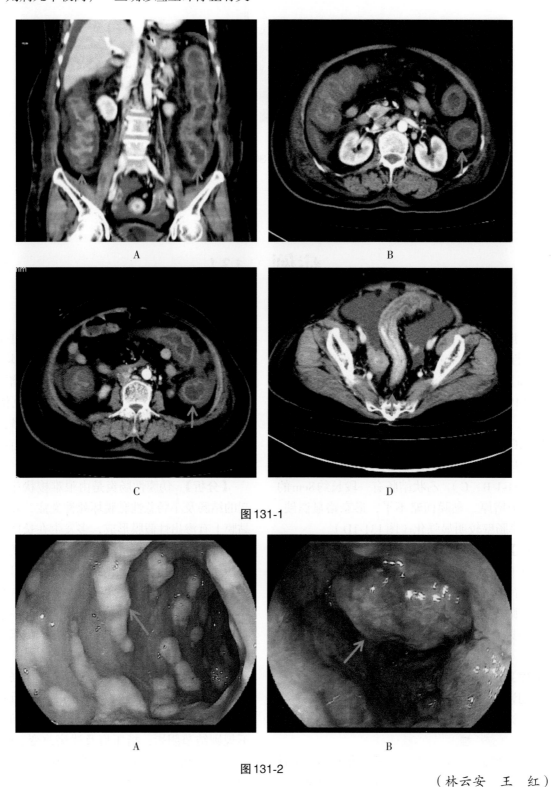

图 131-1

图 131-2

（林云安　王　红）

病例　132

【简要病史】　男性，1岁。11个月前无明显诱因反复出现腹胀、便秘，不能自主排便，伴呕吐胃内容物。查体：腹部稍膨隆，可见肠型，未见蠕动波，腹部柔软，无压痛、反跳痛及包块，肝脾肋下未触及，移动性浊音阴性，肠鸣音正常，直肠指诊未见异常，未触及肿物，指诊未见血污，粪便呈喷射样排出。体重8kg，在正常发育指标内偏低。血常规：WBC $5.2×10^9$/L、NEU $1.4×10^9$/L、RBC $5.28×10^{12}$/L、Hb 94g/L。生化：K^+ 4.42mmol/L，肝肾功能、凝血功能、便常规无异常。

【钡剂灌肠】　经肛门插管，注入硫酸钡适量，显示直乙交界段肠管扩张受限，余结肠管腔明显扩张，管壁较光整，未见充盈缺损或龛影，延迟24h摄片可见结肠钡剂残留，直乙交界段肠管未见扩张（图132-1 A～C）。

【最初诊断】　腹胀查因：先天性巨结肠？

【最后诊断】　先天性巨结肠。

【诊断依据】　①患儿腹胀、便秘11个月，伴呕吐，呕出胃内容物，需肛塞开塞露方可排便。②查体：腹部稍膨隆，可见肠型，体重8kg，在正常发育指标内偏低。③胃肠钡剂：示直乙交界段肠管扩张受限，余结肠管腔明显扩张，管壁较光整，未见充溢缺损或龛影，延迟24h摄片可见结肠钡剂残留，直乙交界段肠管未见扩张。④手术病理确诊。

【分析】　先天性巨结肠又称希尔施普龙病，是由于结肠缺乏神经节细胞导致肠管持续痉挛，粪便淤滞于近端结肠，近端结肠肥厚、扩张，是小儿常见的先天性肠道疾病之一。目前病因未清，多认为与遗传相关。钡剂灌肠或X线平片是常用的检查手段，均可提示低位肠梗阻，腹部立位X线片可见腹部气液平，而钡剂灌肠侧位和前后位照片中可见到典型的痉挛肠段和扩张肠段，排钡功能差，24h仍有钡剂存留。若上述两项不能确诊还可进行肛门直肠测压。治疗上保守治疗包括盐水灌肠、扩肛、甘油栓、缓泻药、结肠造瘘；根治手术包括Swenson手术、Soave手术、Duhamel手术等。本患儿有顽固性腹胀、便秘，伴有呕吐等典型症状，以及腹部膨隆、肠型，低体重、发育迟缓等体征，经手术治疗。手术病理提示：狭窄肠管黏膜下层及肌间神经丛可见，神经节细胞明显减少，可见少许神经节细胞；免疫组化示S-100蛋白（＋），NeuN（－），GFAP（－），SYN（－）。符合（结肠肠管）先天性巨结肠（图132-2 A～G）。手术后症状改善。

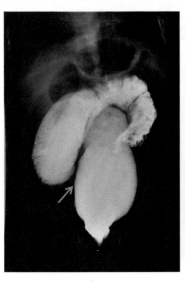
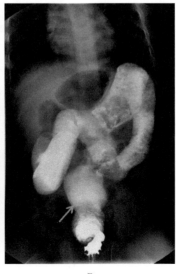
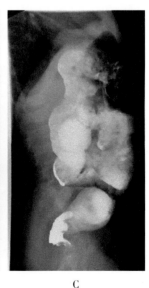

A　　　　　　　　　　B　　　　　　　　　　C

图132-1

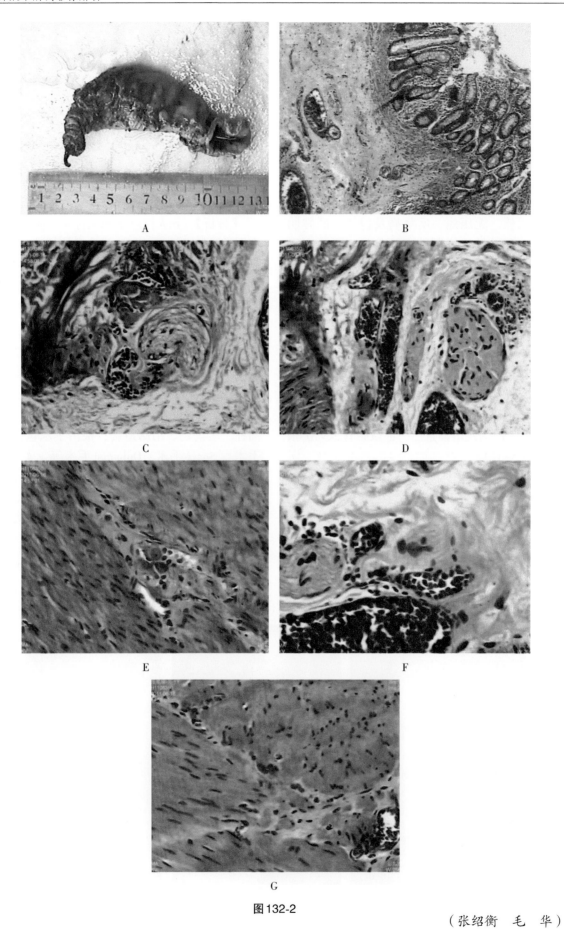

A

B

C

D

E

F

G

图132-2

（张绍衡　毛　华）

【简要病史】　男性，25岁。因间断发作的轻微腹痛行结肠镜检查，过程顺利，术后无特殊不适，肠镜检查结果也未见明显异常；1d后突然出现腹痛加重，再次入院，体查腹部有压痛及反跳痛，左侧肺部呼吸音减弱。胸部X线片及CT检查证实出现左侧膈疝，后行手术治疗，预后良好。

【胸部X线】　左侧膈及胃上移，膈疝？（图133-1）。

【CT检查】　左膈先天性发育不良并膈疝（左侧胸腔内可见大部分胃、脾、胰尾部、结肠脾曲等）（图133-2 A、B）。

【最初诊断】　腹痛查因。

【最后诊断】　膈疝。

【诊断依据】　青年男性，结肠镜检查后突然出现腹痛加重，并伴有腹膜刺激征及左侧呼吸音减弱；胸部X线片及CT检查均提示有腹腔脏器进入胸腔内，且CT检查提示膈肌发育不良；临床考虑为结肠镜检查导致的罕见并发症——膈疝，手术最终证实此诊断。

【分析】　膈疝一般继发于膈肌的缺失或者损伤后，分为先天性发育不良导致先天性膈疝及继发于外伤的创伤性膈疝。其中先天性膈疝发病率＜1/1万，多于儿童期发病，只有少部分程度较轻者于成年后发病。创伤性膈疝多继发于外伤，以交通伤居多。膈肌损伤可以发生在膈肌的任何部位，但由于左侧膈肌的后侧存在着胚胎性的相对薄弱部分，最可能发生放射状破裂，而右侧膈肌有肝的缓冲作用，故破裂少见。因此，膈疝多以左侧为主。临床症状包括腹腔脏器损伤引起的腹膜炎症状及体征；肺部压迫导致的呼吸困难及患侧呼吸音减弱或消失，部分患者患侧胸部可闻及肠鸣音；若疝入肠管可有肠梗阻表现。胸部X线片检查对于诊断有提示作用，CT检查可进一步确诊。早期诊断，及时手术治疗至关重要，术中行膈疝内容还纳及膈肌修补术。

结肠镜检查引起的膈疝极为罕见，但却是一个极其严重的并发症。目前全世界仅有零星的个案报道，无法统计具体的发生率。对于曾经有过膈肌外伤的患者，如结肠镜检查后出现腹痛应该想到膈疝的可能性，及时行胸部X线片检查可早期诊断。结肠镜检查过程中注意少注气、避免过度用力及牵拉、手法轻柔可最大程度避免膈疝的发生。

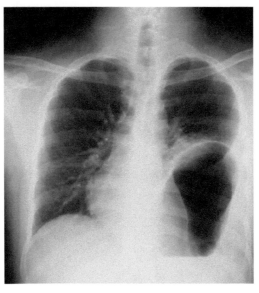

图133-1

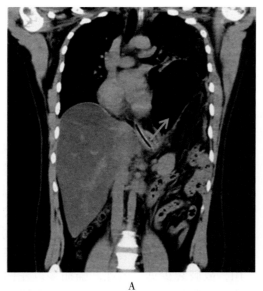 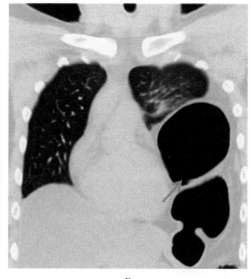

A　　　　　　　　　　　　　　B

图 133-2

（李永强）

病例　134

【简要病史】　男性，35岁。腹部摔伤伴疼痛21h。21h前在山上劳作时不慎摔倒致腹部外伤，当时即感持续性腹痛，头晕，无恶心、呕吐、胸闷、呼吸困难。查体：腹壁未见外伤，腹平坦，腹肌紧张，全腹压痛、反跳痛，肝浊音上界位于右锁骨中线第4肋间，移动性浊音阴性，肠鸣音2次/分。

【腹部CT】　腹腔积气，上腹部明显，盆腔积液，肠淤张，肠腔积气扩张，腹盆腔、肠周广泛积血积液，右侧中下腹部肠系膜间明显，明确出血来源观察不清，腹部实质脏器未见明显挫裂伤征象，考虑胃肠破裂（图134-1 A～D）。

【最初诊断】　腹部闭合性损伤；小肠破裂？急性弥漫性腹膜炎。

【最后诊断】　①腹部闭合性损伤；②空肠破裂；③急性弥漫性腹膜炎。

【诊断依据】　①中年男性，腹部摔伤伴疼痛21h，腹痛持续；②全腹压痛、伴反跳痛及肌紧张，肝浊音上界位于右锁骨中线第4肋间；③腹部CT提示腹腔积气、腹盆腔、肠周广泛积血积液，

腹部实质脏器未见明显挫裂伤征象；④手术确诊。

【分析】　腹部外伤以小肠损伤多见，其次为肝、脾损伤，最后为大肠损伤。小肠盘曲于中、下腹，腹部外伤时可发生多处肠管破裂、穿孔，有时伴有肠系膜血管破裂出血。小肠破裂，碱性小肠液流出形成强刺激的化学性腹膜炎，后继发为细菌性腹膜炎。主要表现：腹部特别是中腹部受伤后出现持续性腹痛，疼痛剧烈，腹膜刺激征阳性，膈下有游离气体，肠鸣音消失。若肠壁未完全破裂或伤口小被大网膜或邻近肠管粘连堵住则自觉症状较轻，主要表现为局部触痛和肠鸣音减弱。小肠损伤应急诊手术，修补破裂穿孔，损伤广泛者做肠切除吻合手术。本例患者入院后急诊手术探查，见距屈氏韧带约50cm空肠段有一个约2cm破口，腹腔内见大量胃肠内容物及脓苔，肝、脾、胰未见确切损伤，胃及其余肠管未见明显损伤。行空肠破裂修补术、肠粘连松解术、腹腔脓肿引流术。术后给予抗感染等综合治疗后痊愈。

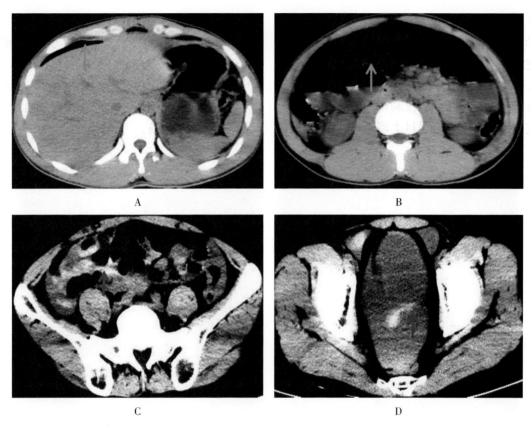

图 134-1

（陈晓强　梁　涛　杨海慧）

病例　135

【简要病史】　女性，43岁。反复腹痛1个月。查体：左下腹部有轻压痛，无反跳痛，无腹膜刺激征。实验室检查未见特殊异常。外院曾行腹部CT检查未见明显异常。

【结肠镜】　内镜下见乙状结肠有一长条形异物（牙签），其一端已插入肠壁内，局部可见有水肿，并见有少许白色渗出（图135-1 A、B）。

【腹部CT】　直肠-乙状结肠交界处腔内细条行密影，结合临床考虑异物残留，并穿透后壁可能性大（图135-2 A、B箭头所指）。

【结肠镜下异物取出术】　内镜下使用异物钳夹持牙签游离端沿轴向将之拔除肠壁外（图135-3A），并带出体外，再次进镜观察，见创面有水肿，未见出血及穿孔（图135-3B）。

【最初诊断】　乙状结肠异物（牙签）。

【最后诊断】　乙状结肠异物。

【分析】　误吞消化道异物临床上非常常见，大部分异物可以自行排出，但仍有10%～20%需要临床处理，甚至有1%左右需要手术处理。大部分消化道异物病例发生在儿童，尤其是6个月至6岁的儿童。在成年人，消化道异物大都发生于一些特殊人群，包括心理疾病患者、酗酒者、监狱囚犯、没有牙的老年人等。消化道异物的种类众多，其中长度超过6cm、具有尖端结构的异物自行通过消化道排出的概率较小，且出现并发症的概率较大，应该积极处理。其中较为常见的包括牙签、鸡骨、鱼骨等，这与中国人的饮食种类及习惯有关。虽然，大部分异物一旦通过食管进入胃腔后都能自行排除，但仍有35%左右的患者不能排出并出现相关并发症。因此，有条件的情况下，应该尽早进行内镜检查及取出异物。胃镜取出失败者，应该连续进行影像学监测，发现异物连续3d停止继续运动时，应该考虑外科手术干预。本例患者，反复追问病史，并无明确的误吞牙签的记忆，但确实有饭后使用牙签及口衔牙签的习惯。推断误吞可能发生在口衔牙签过程中，牙签顺利通过上消化道，但最终在

乙状结肠发生嵌顿，并有局限性腹膜炎表现。内镜下牙签等带尖端的异物的取出，可以使用异物钳、圈套器等各种工具。为避免拔出及带出体外过程中再次损伤黏膜，应该尽量使异物沿肠腔轴向拔出及移动，必要时可使用外套管，或者于内镜头端安装保护帽等辅助设备。

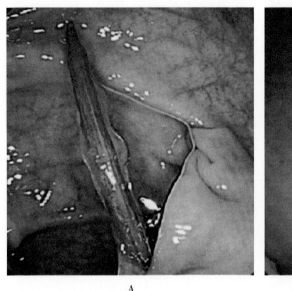 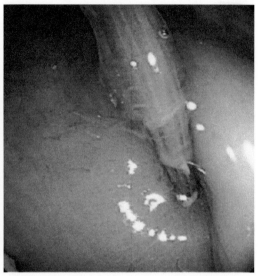

A   B

图 135-1

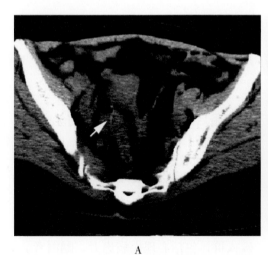 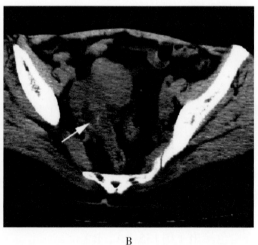

A   B

图 135-2

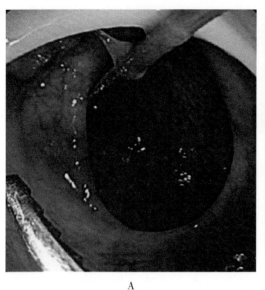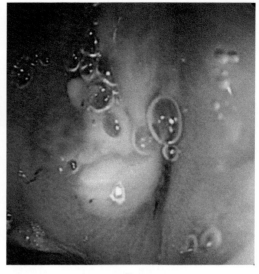

A
B

图 135-3

（李永强）

病例　136

【简要病史】　男性，43岁。自行经肛门塞入异物后腹痛19h，有精神刺激史，经检查确诊下消化道异物，存在直肠肛管破裂并弥漫腹膜炎，经肛门取出异物困难，随后选择手术治疗。

【腹部CT】　乙状结肠冗长，直肠-乙状结肠见瓶状异物影，周围脂肪间隙欠清晰，腹腔少量积液（图136-1 A～D）。

【最初诊断】　①直肠肛管异物；②直肠肛管破裂并弥漫腹膜炎。

【最后诊断】　①直肠异物；②直肠肛管破裂并弥漫腹膜炎。

【诊断依据】　中年男性，有精神刺激史，自行使用异物经肛门塞进肠腔致腹痛，腹部CT见明确玻璃瓶样异物影，手术证实。

【分析】　消化道异物是指不能被消化的物体进入到食管、胃及肠道内的一种病理状态；非外伤性肠道异物的种类很多，但是根据来源大体可分为3类：①经过口吞咽下的固体异物。②经肛门塞入固体异物；经肛门塞入的异物于门急诊比较多见，原因多为特殊性癖、精神异常、恶作剧等。③在胃

肠道形成的毛粪石。消化道异物初诊通常行腹部 X 线平片检查，可以发现金属异物的大致位置、是否合并腹腔游离气体或肠梗阻。某些情况下，CT扫描可能有用，但是，对透X线的异物，CT扫描可能阴性，三维重建技术可提高异物检出的阳性率。消化道异物多滞留在食管的三个生理狭窄部位、幽门、回盲部、乙状结肠。凡是能通过食管、贲门的异物，大都也可以通过整个胃肠道。消化道异物是一种常见的消化道疾病，其可造成消化道黏膜出血、溃疡、糜烂甚至穿孔，因此引起相应的症状。下消化道异物，如直肠肛管异物可引起肛门疼痛、便鲜血、黏液便及黏液脓血便，排便障碍、肛门坠胀、腹痛、腹胀、腹膜刺激征或肠梗阻表现等。

消化道异物的大小、形状及滞留部位是确定治疗方法的决定因素。一般情况下形态较规则的、边缘较钝、直径较小或质地较软的肠道异物或直肠指检可触及的大多数能自行排出；但比较尖锐细长、边缘锐利直径较大或质地较软体积又较大的异物均难以自行排出体外，需要早期外科手术干预。如排出困难，则需了解异物情况，再行相关处理，切忌

使用暴力取异物，以免加重黏膜损伤。对于直肠较高位置的玻璃瓶、灯泡等易碎易损伤肠道的异物，可用数根带气囊导尿管插入异物近端，导尿管气囊充气拖出异物。本例患者为直肠较高位置的玻璃瓶异物，一般取出手段难以顺利取出异物，最终选择开腹探查术+直肠肛管异物取出术+直肠破裂修补术+乙状结肠造瘘术+肛管探查清创缝合术，术后患者康复出院。

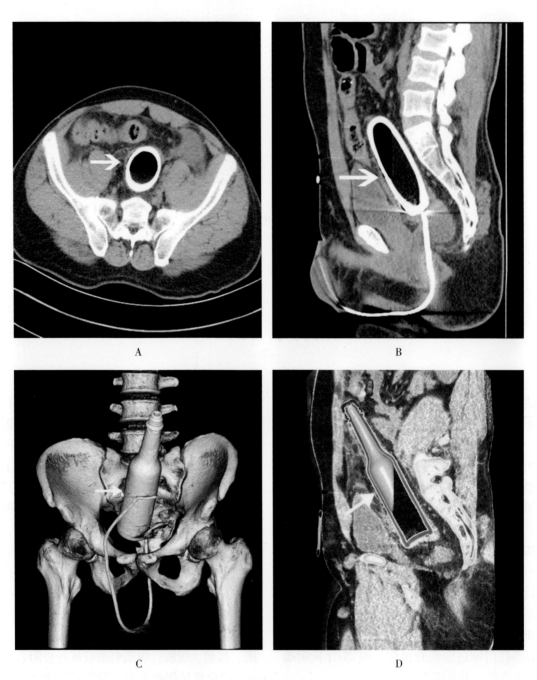

A　　　　　　　　　　B

C　　　　　　　　　　D

图136-1

（梁杏花　刘志锋）